餐桌上的养生经

总主编　宋天彬　刘占文

这样吃最养肾

主编　王丽妮

上海浦江教育出版社
（原上海中医药大学出版社）

图书在版编目（CIP）数据

这样吃最养肾 / 王丽妮主编．—上海：上海浦江教育出版社有限公司，2016.2

（餐桌上的养生经 / 宋天彬，刘占文主编）

ISBN 978-7-81121-405-5

Ⅰ．①这… Ⅱ．①王… Ⅲ．①补肾－食物疗法 Ⅳ．① R247.1

中国版本图书馆 CIP 数据核字（2016）第 012121 号

上海浦江教育出版社（原上海中医药大学出版社）出版

总社社址：上海市海港大道 1550 号上海海事大学校内　邮政编码：201306

分社社址：上海市蔡伦路 1200 号上海中医药大学校内　邮政编码：201203

电话：（021）38284910（12）（发行）　38284923（总编室）　38284910（传真）

E-mail: cbs@shmtu.edu.cn　URL：http://www.pujiangpress.cn

上海市印刷七厂有限公司印装　上海浦江教育出版社发行

幅面尺寸：169 mm × 230 mm　印张：18.25　字数：300 千字

2016 年 2 月第 1 版　2016 年 2 月第 1 次印刷

责任编辑：倪项根　封面设计：孔庆虎

定价：48.00 元

《餐桌上的养生经》编委会

主　编　宋天彬　刘占文

副主编　赵鲲鹏

编　委　（按姓氏笔画为序）

王丽妮　刘占文　宋天彬

张玉苹　周　俭　赵鲲鹏

高淥汶

《这样吃最养肾》编委会

主　编　王丽妮

副主编　张　宁

编　委　（按姓氏笔画为序）

于　琦　王丽妮　刘占文

张玉苹　张　宁　赵鲲鹏

序

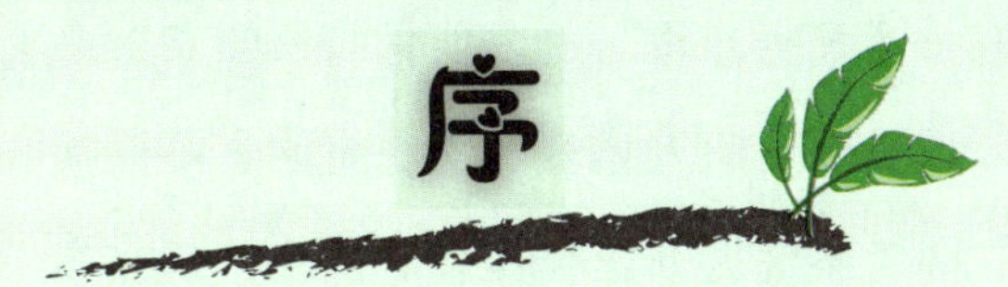

21世纪是以人为本的世纪，而人以健康为本。有了健康才可能拥有其他；失去了健康，就必然失去一切。那么，怎样才能维护健康呢？当今全人类已形成共识，这就是世界卫生组织提倡的健康四大基石：合理饮食、适量运动、心理平衡、戒烟限酒。可见饮食居四者之首，其实我们的祖先早就说过民以食为天。最近美国加州新起点健康中心提出“新起点健康生活计划”，又把这四大基石具体化为健康生活八大原则：营养、运动、休息、节制、心态平和、阳光、空气、水，也是把饮食营养摆在第一位，真是“英雄所见略同”啊！

中医药是中华民族的主要养生保健手段，追溯其悠久的历史，大家都认同“医食同源”说，所以最早就有“食医”这种医学分科。几千年来，中医学在食疗、食养方面，积累了丰富的经验。俗话说药补不如食补，唐代名医孙思邈，被后人尊为“药王”，他在《千金翼方》中就强调：“若能用食平疴（疾病），释情遣疾者（心理治疗），可谓良工（好医生），长年饵生之奇法（生食），极养生之术也（是很好的养生术）。夫为医者，当须先洞晓病源，知其所犯，以食治之，食之不愈，然后命药。”他还引用古代神医扁鹊的话说：“不知食宜者，不足以存生也；不明药忌者，不能以除病也……”由此可见中医对食疗、食养的重视。

中医食疗营养学的特色，在于对人体机能状态进行宏观调控。人的机能状态过强为阳，过低为阴。在中医看来，任何食品都能对调节人体阴阳平衡发挥作用。而人能保持阴阳相对平衡的状态，就能健康长寿。这与西医生理学的人体内环境稳定学说不谋而合。西医的长处在于微观分析，其营养学讲究分析食品营养成分，研究各种营养成分在机体新陈代谢过程中所发挥的微观调控作用。但是在日常生活中，我们总不能每天都抽血化验，看看什么成分多了，什么成分少了，以此来指导饮食安排。所以还是得用中医整体调控阴阳平衡的理论来指导日常生活。凡事“勿太过与不及”，饮食要多样化，给身体以自动调节、自由选择的余地，好吃的也要适可而止，以免营养失衡。对于人体这样复杂的系统，中医的调控艺术是充分利用人体本能的自动调节，这就是抓住影响全局的关键部分，首先从整体上调整好，即“虚则补之，实则泻之，寒则热之，热则寒之”。至于微观层次的生物化学反应，则由人体自动调节机能来完成。当然，如果在病理情况下，人体的自动调节机能难以完成任务，现代医学通过化验分析，进行微观调控也是十分必要的。此外，现代医学使我们对于自身的了解细致入微，也有利于减少宏观调控的盲目性。因此，我们主张中西医结合，取长补短，以利于指导养生实践。

《餐桌上的养生经》系列丛书，就是在上述理念指导下，广泛收集中华民族千百年来饮食保健的宝贵经验，并结合现代研究的验证，以确保其内容的科学性。尽管从主观愿望上，想以古今实践和现代研究为基础，深入浅出地介绍一些必要的中西医学知识，做到通俗易懂，方便实用，以便利用餐桌来维护身心健康，但是学识水平所限，难免有不尽人意甚至谬误之处，诚恳希望同道和读者批评指正。

宋天彬　刘占文　谨识

乙酉年　孟春　于静心斋

前言

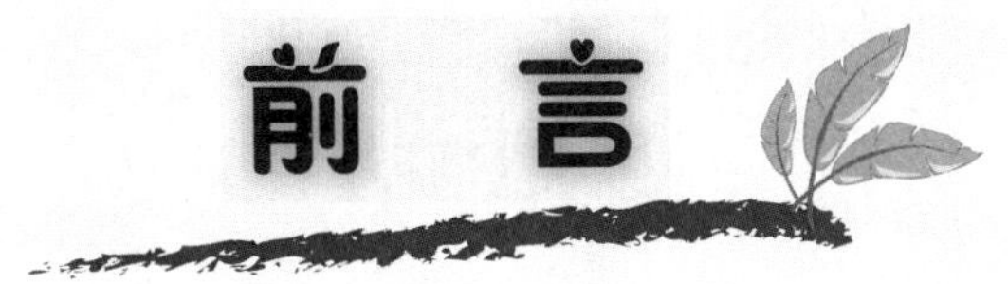

肾是人体的重要脏器，由于文化背景和理论基础的差异，中西医对肾及其功能的认识，有很大的差异。西医认为，它具有排泄、保持内环境的相对恒定和内分泌三大功能；中医则认为，肾为人的“先天之本”，具有主水、主骨、藏精、主生殖等重要功能，与人的生老病死息息相关。由此可见，尽管中西医学对肾的功能的具体描述有所不同，但对其重要性的认识，总体说来，还是十分相似的。

肾也是多种疾病的“好发地带”，常见的疾病，如急慢性肾炎、肾盂肾炎、肾结石等；此外，中医认为，尿路感染、骨质疏松、更年期综合征、男子的阳痿与早泄等，也与肾有关。好在随着医学科学的发展，治疗肾病的方法也日益增多，中西药物、手术、理疗等均可供人们选用；除此之外，食疗药膳的作用也不容忽视，它可以用于肾病的预防、治疗和康复等各个阶段。有鉴于此，我们编写了《餐桌上的养生经》之《这样吃最养肾》。全书分三大部分：上篇主要介绍肾与常见肾病的中西医学基础知识；中篇分五谷、五菜、五果、五畜及药食两用品和调味品五大类，择要介绍常用的肾病食疗食品；下篇以疾病为纲介绍常见肾病的食疗方案，供肾病患者及其家属参阅。

由于我们水平有限，加之时间较紧，书中肯定存在某些不足，恳切地希望读者给予批评指正，以便在重印时改正。

编　者

2015年8月10日

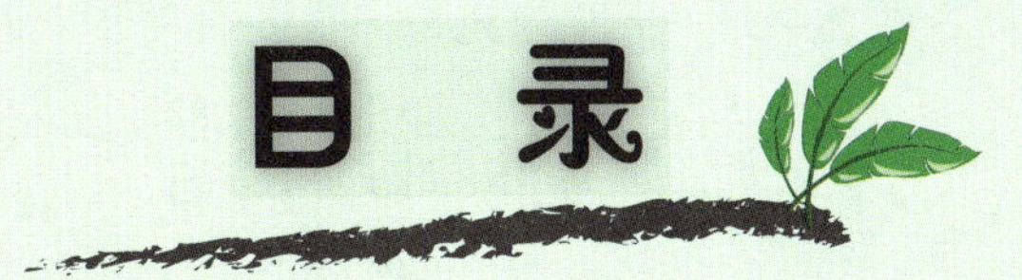

目录

上篇：认识肾

中篇：“吃掉”肾病

四时蔬菜——五菜为充……………………………………………… 62

水果坚果——五果为助……………………………………………… 113

下篇：强肾大套餐

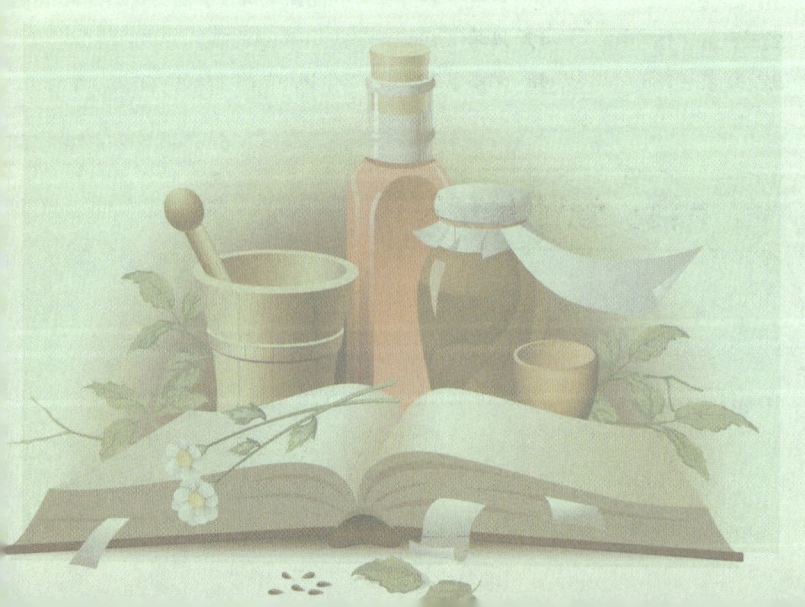

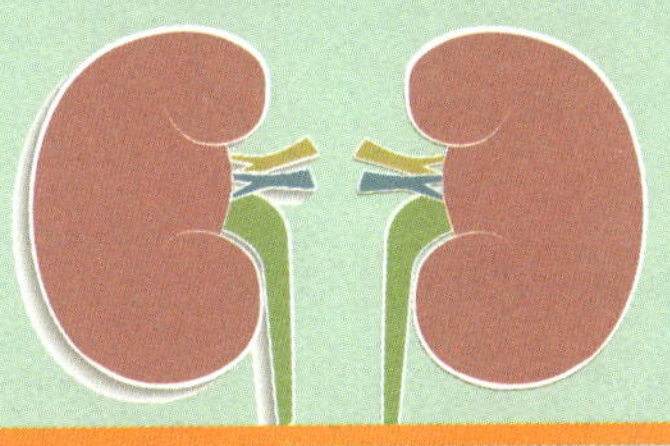

上篇：认识肾

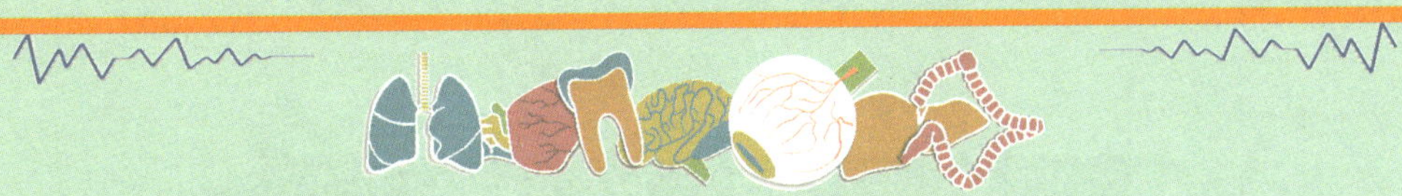

肾为“水脏”，古人称之为“作强之官”。《辞海》对肾的解释是：“①人和高等脊椎动物的造尿器官。②中医学名词。五脏之一。”肾居腰部，俗称“腰子”，与肾上腺相邻、与脊柱为伴，通过输尿管和尿道与外界交通。它以其独特的泌尿功能，将机体代谢产生的废物连同多余的水液一起排出体外；还兼有多种重要“职务”，如“主生殖”“藏精”“主骨”……

“肾病”的“家谱”也很复杂，包括大家较为熟悉的急性肾炎、慢性肾炎、肾功能不全等；以及“主生殖”“主骨”等功能失常所导致的病变，如性功能减退、骨质疏松、更年期综合征……

为了正确地掌握“强肾”的基本知识与方法，我们以“认识肾”为“开篇”，使大家对肾的结构、功能，以及常见的病变有一个大概的了解……

肾是人体重要的内脏器官之一，“担负”着许多重要的生理功能；同时，也是许多疾病的好发部位。因此，我们必须重视护肾强肾，为此，首先应该大致了解——

肾的“长相”与“居处”

1 肾的外貌

人体的肾左右各一个，在腰部的脊柱两旁。成人的肾脏长约11~12厘米，宽5~6厘米，厚3~4厘米，看起来像个巨大的蚕豆。一般来说，每个肾脏只有120~180克重。

2 肾的结构

左右两边的两个肾脏分别都连接着一根细长的输尿管，它们都与膀胱相通，形成一个倒置的三角形。而膀胱又与尿道相连，形成最基本的泌尿系统，当然，肾脏拥有绝对的“领导”地位。

别看肾脏这么小，它内部的结构还比较复杂。肾脏面朝内侧稍凹的部分，称为肾门，是血管、神经、淋巴管和输尿管出入的关口。肾门是肾的中心门户，由此进入，向周围扩展依次为肾的髓质和皮质。肾脏最基本的结构和功能单位称为肾单位，一个肾约有100万个肾单位组合。

肾单位中最重要的结构为肾小球和肾小管。肾小球看起来像个毛线球，由一团盘曲的毛细血管网构成，它与肾小管相通，再经过漏斗状的肾盏、肾盂出肾门就与输尿管相通。

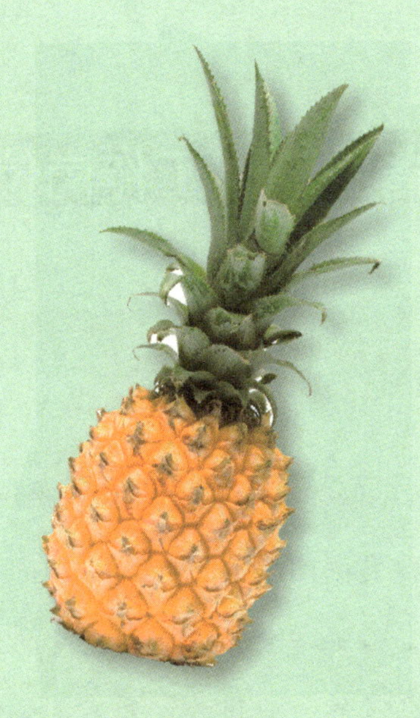

在大致了解了肾的形态、位置之后，还必须对其功能有所了解。肾及其相关器官，是一个专门与水“打交道”的系统，人体多余的水液、代谢产生的废物的排出，主要由肾脏来完成。所以要强肾就要了解——

肾脏的“工作岗位”

1 排尿排毒

肾脏的首要“工作”就是分泌尿液，排出代谢废物。

别看肾脏的体积和重量都算不上显赫，但是每分钟流经它的血液量却仅次于心脏。据统计，心脏每分钟输送到全身的血液量将近1／4都需要流经肾脏。肾脏接受这么多的血液供给，并不是仅仅需要吸收其中的氧气，更重要的是为了去除血液中身体不需要的物质。

血液通过肾小球的毛细血管进行过滤，然后再经肾小管的重吸收，余下的就成了尿液，经肾盏、肾盂流经输尿管，进入膀胱。当膀胱蓄积到一定程度时，从尿道将尿液排出体外。

人体的排尿是一个非常有意义的过程。通过排尿，可以有效地清除机体在代谢过程中产生的大量废物——包括含氮的代谢产物尿素、尿酸、肌酐等，无机盐类磷酸盐、草酸盐，以及经肝脏解毒的产物，如酚类、马尿酸、四环素、庆大霉素等。

当肾脏有病变时，这个功能将发生障碍，排尿出现异常，代谢产物蓄积在体内，干扰人体正常的生理功能，后果有时会不堪设想。

2 维护内环境稳定

人体就好像一个小社会，也需要长治久安。只有环境稳定，才能继续“发展建设”。对于维护人体内环境的稳定，肾脏是功不可没的。

肾脏稳定内环境的功能主要表现在以下两个方面：

（1）肾脏能够协调机体体液的平衡。我们都知道，人体是由无数各种各样的细胞组成的，对于每一个细胞来讲，里面的液体是细胞内液，外面的是细胞外液。内液和外液合起来构成体液。肾脏通过排尿控制着液体的出入量，是体内水平衡的调控官。

（2）组织细胞的正常活动还需要有适宜的环境，也就是酸碱平衡。而机体细胞在代谢过程中，会不断产生大量酸性和碱性的物质，要想维持这个平衡，就必须借助肾脏的缓冲系统。我们的肾在滤过血液的过程中，对血液中的电解质重新进行再分配，从而起到调节酸碱平衡的作用。

3 调节机体功能

当然，肾脏所肩负的重任不仅仅是上面的两个方面，还影响着内分泌，所以肾脏一旦患病，情况会相当复杂。

肾脏的内分泌功能，表现在能够合成分泌一些非常重要的物质来调节机体功能。那么，它能够分泌哪些物质呢?

肾素——促使生成血管紧张素，收缩血管，所以肾病患者可能会出现高血压。

前列腺素——参与所有细胞代谢，与炎症、过敏、免疫相关。

红细胞生成素——刺激骨髓造血，产生红细胞，如果肾脏病了，就可能会贫血。

活性维生素D_3——进入肠管，可使肠管更多地吸收钙，人体骨骼会更加强壮。如果肾脏病了，小儿会产生佝偻病，成人骨骼会变软弱，甚至出现疼痛、骨折。

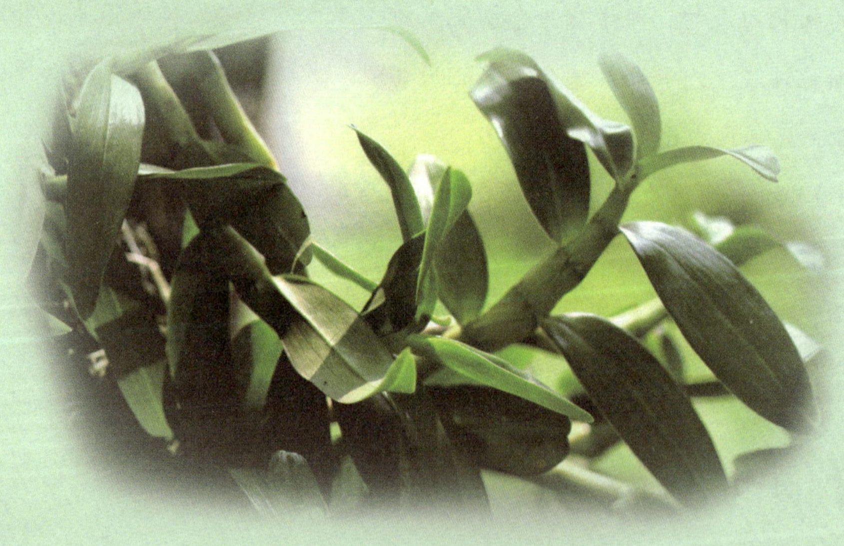

为了强肾，我们应该同时采用中西医两种方法。但是，由于文化背景和理论体系的差异，中西医学对肾的认识有很大的不同。请看——

中医论肾

上面谈到的仅仅是西医对肾脏的认识，而实际上，中医对于肾的认识可要比这丰富得多。中医认为，肾不仅仅是一个排泄和分泌的器官，而且还是一个综合性的功能单位，其生理功能包括西医的神经、内分泌、免疫、血液、生殖、泌尿、呼吸系统等方方面面。

1 生命之源，健康之本

中医常说“肾为先天之本”，这实在是一个相当高的评价。人体五脏六腑，为什么独独选中肾作为其根本呢？这是因为：肾藏精，主生殖、发育。

中医认为，肾中闭藏着人体最重要的物质——精！俗话说做人要有“精、气、神”。精位列第一，地位非同一般，它是生命的物质基础。

“精”有两层含义：狭义上是说父母的生殖之精，是每个人出生的时候就从娘胎里面带出来的，是在出生之前就已经形成的，称为先天之精，这类似于我们现在所说的遗传基因。广义上来看，则泛指一切精微到肉眼不可见但作用十分重要的物质，是构成我们形体的微观物质。平时工作、学习、运动等一切生命活动的能量，都来源于精所化生的气，所以说肾是生命之源，健康之本。

肾中所藏的精气在我们人体里面，并不是固定不移的，它不断地消耗，不断地补充，不断地更新，处于一种动态的平衡中。

那么，消耗的精气用来做什么呢?

中医的经典著作《黄帝内经》，曾经记载了人体生长、发育、生殖的过程，无论是男性还是女性，在生命发展的各个不同阶段，肾精都起决定性的作用。

幼年开始，肾中精气开始充盛，人体生长、发育迅速，生机勃勃，在七八岁时，由于肾中精气的逐渐充盛，出现换牙齿、头发长得快等生理变化。

到了青壮年，肾中精气更加充盛，生殖能力逐步成熟，身体强壮，筋骨坚强，精神饱满，牙齿坚固，头发黑亮，处于人生中身体最强壮的时期。

进入老年期，由于肾中精气开始衰减，人的形体逐渐衰老，不仅生殖功能丧失，而且头发斑白，牙齿动摇，弯腰驼背，步履不稳，耳聋失聪，面憔无华。

可见肾精同其他事物一样，也遵循着由新生到发展，到成熟再到衰退的过程。

如果肾精不足，会有如下的表现：

在幼年时期，肾中精气不足，则生长、发育迟缓，智力低下，中医称之为“五迟”（立迟、行迟、齿迟、语迟、发迟）、“五软”（手足软、头软、颈软、肌肉软、口软）；在成年时期，如肾中精气亏损，则可能未老先衰，表现为发脱齿摇，头晕耳鸣，记忆力减退，性功能衰退，不孕或不育等。

从这个意义上说，护养肾脏是一件关乎生活质量和生命延续的大事。

2 肾为影响长寿的器官

现代科学证实，自然界动物的自然寿命，是根据生长期的长短来推算的。一般来讲，动物的自然寿命是生长期的5~7倍。例如：猫的生长期为1.5年，它的寿命是8~10年；狗的生长期为2年，它的寿命是10~15年；牛的生长期是4年，它的寿命是20~30年。以此推算，人的生长期是20~25年，那么，人的自然寿命是多少年呢？答案是：100~175年！

然而，由于种种原因，大多数人都未能尽享天年就离世而去！“人生七十古来稀”，当然现在是七八十不稀奇了，这与生活条件改善，从而强健了肾脏有关。

如何避免病理性衰老，推迟生理性衰老的到来，对于延长人类的寿命，有非常重要的意义。而肾的保健，是其中相当重要的一个环节。

肾能够影响到人体的寿命，也是基于肾藏精这个功能。人在青壮年时期，肾精充足，筋骨强劲，肌肉壮实，气血津液充足，各项生命活动都能保持正常运行，而到中年以后，肾中精气逐渐衰少，生殖功能逐步减退，生殖器官萎缩，其他各种生理功能也开始下降，最终出现衰老。可以这样说，衰老是肾精从充盛到衰少的体现。历代养生家都把保精护肾作为抗衰老的基本措施。肾精充足，机体强盛，才能对抗外界的不利因素，延缓衰老的到来，达到长寿的目的。在这方面，食疗、食养将发挥重要的作用。

3 肾为智慧器官

人人都希望有一个聪慧敏捷的大脑。随着年龄的增长，人的智力、活动力、记忆力都发生减退，这是衰老的很重要的表现。

在美国，痴呆是仅次于肿瘤、脑血管病、心血管病而居死亡原因第四位的人类杀手。据不完全统计，美国65岁以上的老人中每6个人就有1个患有某种形式的痴呆，其前总统里根也长期受到此种疾病的折磨。此外，英国目前也大约有50万的痴呆患者。随着出生率的下降和寿命的延长，老年性痴呆已经成为医学领域一个非常棘手的问题，如何益智、增智也逐步受到全社会的关注。中医认为肾与人的智慧相关。

中医里有“肾主骨生髓”“肾气通于脑”的观点，这里的髓又有骨髓和脊髓之分。骨髓用来营养骨骼，而脊髓则上通于脑，营养大脑。脑主持精神情志活动，一切的智慧都在于脑的发育程度。脑和脊髓都是通过肾精来充养的，所以说，肾精还肩负着充养大脑的重任。肾精充足，则脑力强健、思维敏捷，肾精亏损则脑衰健忘。

补肾强肾是增长智慧的有效手段。对于正在发育阶段的儿童、青少年要想科学健脑就一定要学会科学益肾。益肾补脑应该被作为一种理念来推广和接受。

4 生命源动力——肾阳与肾阴

万物分阴阳。任何事物都存在着互相对立统一、依存制约的两个方面。什么是阳？凡是向阳光的、外向的、明亮的、上升的、温热的、永恒运动的，都属于阳。什么是阴？凡是背阳光的、内守的、晦暗的、下降的、寒冷的、相对静止的，都属于阴。

阴阳的对立统一，消长转化，推动事物的发生、发展、衰退、灭亡。

同理，肾也是分阴阳的。说得简单些，肾阴与肾阳指的是肾中精气所具有的两种相反的功能。肾中的阳气是人体阳气的根本，它处于不断地运动变化中，由肾精化生，到达全身各处，包括五脏六腑、全身经络、肢体关节等，转化为全身各处功能活动的动力。肾阳最主要的作用是给人体生命运动以活力。

肾阳旺盛，则全身的阳气都旺盛，而肾阳不足，则全身的阳气都不足。肾阳不足，会出现面色苍白、畏寒、肢冷、浮肿、萎靡、反应迟钝，腰酸、腿软、生殖功能衰退等症状。肾阳不足发展到出现“亡阳”，也就是肾阳消耗殆尽，则生命也就完结了。

肾阴是人体阴液的根本，对各脏腑组织起着濡润、滋养的作用。肾阴之所以有这个作用，是因为它能够促进津液和血液的生成，津液和血液又承担着滋润和濡养的功能。肾阴充足，则全身之阴皆足；肾阴衰，则全身之阴皆衰，表现出潮热、手足心发热、烦躁不安、口干咽燥、遗精、早泄等症状；肾阴虚到极点，出现“亡阴”，则全身的阴液枯竭，阳气也失去物质基础，人也必然会死亡的。

肾阳与肾阴对于人的生命都是至关重要的。它俩犹如水火不容，但是却一同寄于肾内，所以古人又有“肾为水火之宅”的说法。肾阴和肾阳相互制约、相互依存，使人不寒也不热，维持着生理上的动态平衡。

5 肾主水液代谢

肾的这个功能，理解起来可能相对容易些。从西医角度来看，肾与尿液的分泌和排泄密切相关。

中医所讲的水液代谢，是一个大工程。与肺、脾、肝、肾等多个脏腑都相关，但是，起主导作用的还是肾。肾对水液代谢的调节作用，贯穿在水液代谢过程的始终。

具体来说，肾主水液的作用主要表现在以下三个方面：

（1）升清降浊：听起来挺玄乎的，又是清，又是浊。其实，理解起来并不很复杂。清指含有营养成分的部分水液，如唾液、胃液等；浊指含有各种代谢废物的水液，如汗液、尿液等。

重量轻的，向上升；重量重的，向下沉，这是事物的普遍规律。水液也一样，清者上升，浊者下降，是其在体内运动变化的总趋势。

首先是脾胃将人体所受纳的食物进行消化、吸收、运输。其中精微成分转输到肺。肺有宣散的作用，清的，也就是有营养的上升向周围布散；浊的，也就是代谢废物，下降归于肾。归于肾的水液虽名为浊，但其中仍含有清的成分，故在肾阳蒸化作用下，浊中之清可进一步被蒸腾气化，重新上升于肺，再次布散周身，这种生理过程，称为“肾的升清功能”；其中的浊中之浊，则注入膀胱为尿，这个生理过程称为“肾的降浊功能”。

（2）司开合：膀胱的主要功能是储尿、排尿，与肾的气化作用密切相关。储尿要依靠肾气的固摄能力，排尿也要依靠其控制能力，故称此作用为肾司开合。开，则使尿液顺利排出体外；合，则使水津保留于体内，维持体内水液量的相对恒定。

（3）对肺、脾、肝、三焦等脏腑的功能活动有促进作用：肾阳为一身阳气的根本，是各脏腑功能活动的强大动力，只有在肾中阳气的温煦和蒸化作用下，脾、肺、肝、三焦、膀胱才能各司其职，协调一致，达到水液代谢的平衡。

如果肾有病变并出现功能紊乱，失去主持水液代谢的作用，则会出现尿少、水肿等病理表现；如果肾阳不足，失去温化蒸腾作用，则表现为小便清长或尿量明显增多等症状。

机体的排泄出现问题，该排出去的污浊气排不出去，当然对健康有不利的影响。所以，在日常生活中，我们需要小心呵护肾脏，提高警惕，保持小便的通畅，预防感染。

6 肾系“大家族”

中医所说的肾，并不仅仅指的是肾脏，它是一个作用庞大的大系统，其功能相当多。

（1）主骨生髓：人体的骨骼靠骨髓来充养，骨髓又是靠肾中精气来化生，所以说肾“主骨生髓”。肾中精气充盛，则骨髓充盈，骨骼充实健壮；肾精不足，骨髓空虚，则会引起骨骼发育不良或过早老化。

小儿骨软，成人骨质疏松，容易骨折的现象，用中医的话来解释，就是肾精不足，骨髓化生不足，骨失所养的表现。所以，人过中年之后，适当注意调补肾脏，对于预防这些情况的出现是很有必要的。

“齿为骨之余”，齿与骨同出一源，牙齿也由肾中精气所充养。小儿防龋齿，成年人健齿，老年防脱齿，都与强肾相关。

（2）开窍于耳和二阴：耳是人体接受信息的重要窗口之一。现代全息论认为，小小的耳朵，储藏着全身的信息。肾开窍于耳，肾精充沛，则听觉灵敏。有的学者认为，通过观察人的耳，还能够判断机体的健康情况，推测其寿夭。衰老后出现的听力减退，通过补肾益肾，能获得一定的疗效。

肾开窍于二阴，还表现在其对二便的影响上。比方说小儿的遗尿、老年人的夜尿频、五更泻，都与肾虚有关。防治保健则以补肾为主。

老年人出现的便秘，不少情况下也与肾阴虚损、肠液不足有关。故在服用润肠药的同时，还要注意滋补肾阴。

（3）其华在发：头发的光彩与肾精的充盛也有很密切的关系。肾精充盛，则头发乌黑有光泽，如果肾精不足，则发质分叉、枯黄无泽。人们都知道，如果头发的质地不好，应该多吃核桃、黑芝麻，其实这些东西在很大程度上就是用来强壮补肾的。

（4）在液为唾：中医认为五脏所化之液，分别是泪（肝）、汗（心）、涎（脾）、涕（肺）、唾（肾）。通过五行的归属，肾是与唾相应的。唾是口水中黏稠度很低而多泡沫的液体，一般称为唾沫。它是人体津液的一部分，为肾精化生的，中医将其誉为神水、甘露。

古时候有户人家的小姐得了个异常消瘦的病，请了位“郎中”来诊治。“郎中”问了半天，诊了半天，觉得不太像是感情问题导致的，正在纳闷的时候，看见门口有不少的瓜子壳。“郎中”猛然醒悟，对小姐的父亲说，您女儿是因为唾液流失过多才得了这个病，罪魁祸首呢，就是这些瓜子。嘱咐家丁将瓜子壳收集起来熬水，给小姐喝了，小姐的病才慢慢好起来。这个传说虽然不一定科学，但说明燥伤津液也是致病的原因。

老人经常流口水或口干，则多由肾虚引起，治当补肾。

我国古代的导引家认为唾液是非常宝贝的东西，称其为金津、玉液，主张以舌抵上腭，让舌下唾液缓缓泌出，然后将其慢慢咽下，能补养肾精，达到延缓衰老的目的。

（5）肾的好帮手——膀胱：膀胱与肾有经脉相联系，它俩互为表里。膀胱作为六腑之一，位于小腹的中央。膀胱主要是辅助肾脏，完成储尿和排尿的工作。它是在肾气的主导下完成这些工作的，如果肾气不足，则容易出现遗尿或者小便失禁。老年人常出现的夜尿频，就得从肾入手治疗。

总之，肾系是一个大家族。它属五脏之一，是人体生命的根本，故有“肾为先天之本”之说。它藏精、主骨、生髓、通脑、主水液，与膀胱互为表里。其华在发，开窍于耳，通于二阴。可以这样说，肾就是生命之源，就是健康之本，是长寿与智慧的执行官。人体在其生命发展的各个阶段无不取决于肾的影响。如此重要的一个器官，怎能不悉心呵护它？

中医认为，人体是一个整体，构成这个整体的所有组织、器官之间，存在着许多相互依赖、相互制约的关系。内脏也不例外，各个内脏之间、内脏与体表之间，均有依赖与制约关系。但是，肾在其中起的作用还是不应被忽视的，因此——

全民健身，应当护肾

身轻体健、神采飞扬、青春常驻是每一个人都希望达到的生命状态。在物质条件相对富裕的今天，虽然人们不可能改变人体生、长、壮、老、死的必经过程，但却可以想办法延长生命和提高生活质量。全民健康的口号，正是居于上述思路提出来的。健身的核心是护肾。只有掌握正确的益肾之道，才可以活得更健康、更长寿。

还是那句话，知己知彼，百战百胜。只有知道是谁影响并伤害了肾，才能找出解决的办法。

1 为什么肾会出毛病

（1）先天因素：《黄帝内经》中有一篇提到“人之所生也，有刚有柔，有弱有强，有短有长，有阴有阳”。人生来就是有差异性的，这从现代科学的观点看来即表现为一定的遗传素质。

现代医学研究表明，多数肾病的发生具有一定的遗传背景，也就是中医所说的先天禀赋。在相同的致病因素作用下，不同的禀赋体质，表现也不同。如有研究显示在我国狼疮性肾炎患者中，皮肤损害和关节炎多见于雌激素受体为pPppXx型者，血液学异常、高血压、毛细血管血栓及肾小球硬化则更多见于ppxx型患者。

（2）药毒伤肾：在患病的整个病程中，患者不可避免地要接受多种药物的治疗。药物多有其两面性，一方面能治疗疾病；另一方面也能对人体造成负面影响，尤其是伤害肝、胃。所以，我们应重视“药毒伤肾”。

药毒伤肾主要包括“毒药伤肾”“误用损肾”两个方面。

多种抗生素、造影剂、非甾体类消炎药等对肾脏的损害有目共睹，滥用关木通、汉防己、龙胆泻肝丸等含有马兜铃酸的中药材或其制剂引起的肾脏损害，已引起了人们的高度重视。

误治亦会造成肾损害，如对于气阴两虚型患者，错误地运用温补肾阳之品，结果会造成机体蛋白质的高分解代谢，增加肾脏的负担，加重肾损害。

（3）久病及肾：多种外感内伤疾病，久病不愈，迁延反复，耗气伤精，伤阴损阳，伤及肾脏，会导致多种肾脏疾病，特别是继发性肾脏病变。如高血压肾损害、糖尿病肾病、狼疮性肾炎、尿酸性肾病等均为原发病迁延不愈，导致的肾脏损害。因此，平时应重视慢性病的长期治疗与保健，对于如高血压、糖尿病、高脂血症、痛风等尤应加以注意，以避免并发症的发生。

（4）饮食不当：饮食不当，导致水谷精微不循常道，酿湿生瘀，会加速病情进展。如进食大量蛋白质，肾脏不能有效地分清泌浊，含氮代谢废物形成“浊毒之邪”，积累体内，损伤肾脏，毒害机体。饮食不节是许多疾病发生的诱因，尤其是部分肾脏疾病急性发作的诱因，如对于紫癜性肾炎患者，进食部分异种蛋白质，造成过敏反应，会引发病情急性发作或加重。

（5）年老肾衰：年纪大了，体质渐衰，肾气亏损，机体失养，更容易感受外邪，发生病变。

如果提高护肾的意识，悉心呵护它，我们完全有能力拥有健康的肾。

2 女性补肾——为健康美丽添彩

每位女性都希望自己能够永远地美丽动人。但是，随着岁月的流逝，细腻的皮肤会变得粗糙松弛，靓丽的容颜开始晦暗憔悴，玲珑的身材慢慢走样变形。美丽容颜的消失，只不过是内在变化的反映。衰退，包括内分泌功能的减弱、免疫功能的下降、代谢的失调……所以美丽与健康日渐远去。

据有关研究报道，全世界每年有25 000名女性发生急性肾衰竭，每4个女人中就有1人遭遇过不同程度的肾脏疾患。而男性的肾病发生率仅为1／100。

为什么会这样呢？

专门从事女性生理保健的医学专家在经过长期的研究后得出：女人的肾是美丽的发动机。肾具有藏精、生髓、主生殖发育的作用。肾精充盛，女人就朝气蓬勃，健康美丽；肾精衰竭，女人就萎靡不振、百病缠身。再加上女性特有的经期、孕期、哺乳期，耗伤精血，最易损伤“肾中精气”，导致肾亏。因此，女性补肾，是为健康美丽添动力。

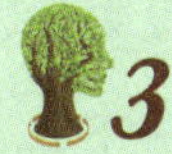3 男性护肾——谨防误区

男性护肾一直存在着很多误区：

（1）十男九虚：这实在是夸大其辞。无论是在杂志还是电视上，频频出现男性补肾的广告，甚至不少年轻人也总是怀疑自己是肾虚。“十个男人九个虚，”中国男性真有那么多肾虚吗?

其实这些所谓肾虚，主要是指性功能障碍，如果不分阴阳虚实，一味壮阳补肾，结果往往适得其反。现在随着生活水平的提高，身体素质的增强，肾虚正在逐渐减少。男性的肾需要护养，但补养应当辨证，不可太过。

（2）阳痿即是肾虚：这也是一大误区。很多男性认为，性功能不好就是肾虚引起的。其实肾虚仅仅是阳痿的原因之一。有研究报道，经对700多例阳痿患者调查发现，属肾虚的只占32.9%，而大多属情志心理因素，以及湿热瘀毒的前列腺炎等实证。

（3）补肾即是服用壮阳药：广告中的补肾药常常误导消费者。让消费者误认为补肾药是“壮阳药”，以为“一吃就灵”。其实，这世上根本没有“壮阳药”，即使是伟哥也不过是血管扩张药。

肾虚是一个综合的中医概念。包括肾阴虚与肾阳虚的不同。中医讲究辨证施治，合理用药，如果诊断为肾阴虚就应该服用滋补肾阴的药，诊断为肾阳虚就要服用滋补肾阳的药。如果用反了，比如肾阴虚的患者吃了补肾阳虚的药，就会出现症状加重，热盛的表现，如周身发热、头昏脑胀、耳痛咽肿等。食疗食养也是同理。

中国性学会和保健时报社主办了“男性健康‘生命塔体’的专家论坛”，权威专家们指出：在中医所说的“肾”这个整体概念中，下丘脑—垂体—甲状腺—性腺—肾上腺—肾构成的这个组织系统起着关键性的作用。男性护肾，关键是要谨防误区，合理调养，促使整体达到一种平衡状态。

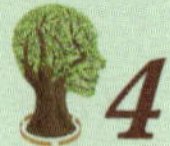4 更年期护肾——平稳度过多事之秋

更年期并非女性的专利。它是人体生理发展过程的必经阶段，男性、女性都存在。其产生的主要原因与体内的性激素水平改变有关。

女性在这个时期，会出现阵发性烦热、出汗、胸闷、易激动、情绪不稳；而男性则性情变得抑郁，缺乏自信，好忘事，干啥事都力不从心。

我国早在《黄帝内经》中就有描述：女子七七，任脉虚，太冲脉衰少，天癸竭，地道不通，故形坏而无子……男子七八，肝气衰，筋不能动，天癸竭，精少，肾脏衰，形体皆极。更年期对于男性、女性来讲，都是非常重要的阶段。

一方面，更年期的体内性激素水平的下降，引起内分泌系统失去平衡，心血管系统、生殖系统、泌尿系统等的抵抗力下降，功能受到影响，于是心脏病、泌尿系统感染、癌症等疾病接踵而至；另一方面，更年期情绪的不稳定，也会对工作与家庭产生影响，引发各种危机。

肾精对于人体各个发展阶段影响深远。在更年期阶段，护养肾精，合理调节，可以延缓衰老，平稳度过这个生理期，缓解更年期诸多症状。

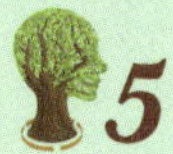

5 警惕骨质疏松——腰活腿也壮

现代科学研究证实，一般男性32岁，女性28岁以后，骨钙每年以0.1%~0.5%的速度减少。到60岁时竟会有50%的骨钙减少，此时就易出现骨质疏松症。

骨质疏松会引发种种症状：①疼痛：以腰背痛多见，占疼痛患者中的70%~80%。②身长缩短、驼背：老年人骨质疏松时椎体压缩，每椎体缩短2毫米左右，身长平均缩短3~6厘米。③骨折：这是退行性骨质疏松症最常见和最严重的并发症。④呼吸功能下降：骨质疏松对呼吸也有影响。胸、腰椎压缩性骨折后，脊椎后弯，胸廓畸形，会导致肺活量和最大换气量显著减少，患者往往可出现胸闷、气短、呼吸困难等症状。

肾主骨，骨骼的健康离不开肾精的充养。护肾强身，能保证你到了老年仍然腰活腿也壮。

6 生活中的强肾学问

生活中的强肾强调从点滴做起。肾的护养是从生活中的一点一滴做起的：例如：①严禁乱服各种药物。尤其是各种抗生素，因为它们大部分都是从肾脏排泄的，对肾脏有一定的损害。②严格控制易造成肾脏损害的疾病。预防高血压、糖尿病、痛风、高脂血症等疾病的发生。③定期进行有关肾功能的检查。如尿常规，血肌酐、尿素氮等。④饮食控制。这正是本书要介绍的重点。

如果忽视了日常生活中的肾的保健，肾系统就会发生紊乱，发展下去，不仅仅是影响功能，器质性病变也将在这个基础上发生。

随着医学科学的进步与发展，治疗肾病的药物越来越多。但是，俗话说的好，“是药三分毒”，因此，不用药或少用药，是医生和患者的共同愿望。食疗、药膳就是一种理想的非药物疗法，正确地应用食疗、药膳能——

“吃强”肾脏，“吃掉”肾病

肾的本身需要较大量的蛋白质和糖类，所以，在选择护养肾脏的饮食时要把握高蛋白、高维生素、低脂肪、低胆固醇、低盐的原则。而高脂（高胆固醇）则都会引起肾动脉硬化，使肾脏萎缩变形；高盐会影响水液代谢，不利健康。

1 正确选择强肾食物

中医认为，食物对人体的营养作用，与其对人体脏腑、经络的选择性作用有关。

（1）归肾经的食物：大蒜、荠菜、香椿、豇豆、韭子、花椒、小茴香、韭菜、盐、大酱、蚕豆、小米、小麦、海蜇、海藻、鳗鱼、海参、鲤鱼、鳝鱼、淡菜、虾、海马、黄鱼、火腿、猪肉、猪肾、猪肝、猪血、猪髓、猪耳、鹌鹑蛋、燕窝、熊掌、白鸭肉、羊乳、羊肉、狗肉、紫河车、鸽蛋、蛏肉、蚌肉、黑大豆、白薯、樱桃、石榴、芡实、桑椹、黑芝麻、薏苡仁、栗子、李子、葡萄、枸杞子、胡桃肉、肉桂、莲子、猪心等。

（2）归膀胱经的食物：蕨菜、小茴香、刀豆、玉米、冬瓜、田螺、西瓜、肉桂、猕猴桃、丝瓜、黄瓜、莴苣、西瓜、白菜、芹菜、青蛙、豌豆、绿豆等。

（3）美发的食物：熟地黄、桑椹、枸杞子、何首乌、黑米、燕麦、面筋、玉米、黑豆、黄豆、花生仁、葵花子、西瓜子、南瓜子、动物肝脏、蛋黄、木耳、豆类、金针菜、苜蓿、芥菜、红菜苔、芹菜、苋菜、芝麻、海带、豆芽菜、麦芽、海带、豆腐、牛肉、鱼肉、乳类、蛋类、胡萝卜、洋葱、草莓、桑椹、苹果、梨、杏、猕猴桃、西瓜、甜瓜等。

（4）健脑的食物：核桃、鱼头、鸡头、板栗、黑枣、木果、黑芝麻、花生、葵花子、芝麻、松子、榛子、黄花菜等。

（5）固齿强骨的食物：核桃、鸭梨、枸杞子、大枣、蜂蜜等。

（6）聪耳的食物：胡桃肉、枸杞子、桑椹、猪肾、黑大豆、菊花等。

（7）提高性欲，改善性功能的食物：大豆制品、鱼类、动物的肝脏和胰脏、肉类、贝壳类、牛奶、谷类、马铃薯、红糖、菠菜、韭菜、芹菜、胡萝卜、南瓜、红薯、干辣椒、番茄、谷胚、蛋黄、豆类、植物油、鸡肉、麦胚、麦片、面包、花生、芝麻、鲜枣及各种水果等。

2 当心药物损害肾脏

有些药物能引发肾脏损害，使用时要引起注意。

（1）抗生素类：按照毒性强弱，分为四等：①肾毒性大的抗生素：二性青霉素B、新霉素、先锋霉素Ⅱ。②中度肾毒性抗生素：庆大霉素、卡那霉素、丁胺卡那霉素、妥布霉素、链霉素、多黏菌素、万古霉素、四环素、磺胺类。③肾毒性较小的抗生素：青霉素G、新青霉素Ⅰ、新青霉素Ⅱ、氨苄青霉素、羧苄青霉素、先锋霉素Ⅲ、先锋霉素Ⅴ、先锋霉素Ⅵ、土霉素、利福平。④不引起或较少引起肾损害的抗生素：红霉素、氯霉素、强力霉素、洁霉素、邻氯青霉素、菌必治、先锋必素、乙胺丁醇等。

氨基苷类抗生素、磺胺药、多黏菌素及二性霉素B作为常用抗生素及在某些特殊致病菌感染必须选用的抗生素，都有较大的肾毒性作用，应密切注意，及时发现。

（2）解热镇痛药：解热镇痛药是指非甾体类抗炎药物，包括阿司匹林（乙酸水杨酸）、非那西丁、布洛芬、芬必得、保泰松、消炎痛、炎痛喜康等，都对肾脏有影响。

（3）某些中草药：一般人认为服用中草药安全、无毒副作用，其实不然。中药是根据其药性之偏来治疗疾病的，辨证准确，起治疗作用，辨证错误，产生副作用。服用超量或在禁忌情况下应用，也可能对肝、肾及消化道等脏器产生损害。如雷公藤作为一种免疫抑制剂，木通作为一种利尿药，益母草作为一种活血止血药，常用于治疗多种疾病，但若过量应用，可导致急性肾衰竭。大黄作为一种泻药，广泛应用于肾衰竭，但长期服用会引起高钾血症，危及患者安全。另外草乌、苍耳子、苦楝皮、天花粉等中草药都有导致肾脏损害的报道。

3 养肾食物“点将台”

药物和食物好比世间众人，形形色色，但都是有血有肉、性格迥异的，也好比是《水浒传》一百零八条好汉，有的善文，有的善武。文将中也各有所长，有的擅长出谋划策，有的擅长撰文治印；能打会斗者也分“专业”，神行太保戴宗，一个字就是能“跑”，黑旋风李逵也是一个字“拼”。记得徐灵胎写过一篇文章叫《用药如用兵论》，文中称医病要“知己知彼”，除了认识病情外，还应该了解每一味药物的性味归经、升降浮沉等等。

在临床治疗疾病，多数情况下需要同时服用二三种，甚至更多种药物，我们当然希望这些药物能“协同作战，一致对外”，而不要出现“自相残杀”的惨剧。这就好比大家在一块儿办事，一个人的力量不够，但人多了会闹别扭，这时就需要领导的艺术了。药物、食物的搭配与人之间的配合一样，有的能协同作战，一致对外；有的则相互拧劲儿，作用就小多了。如补气利水的黄芪与利水健脾的茯苓配合时，茯苓能提高黄芪的治疗效果；再如清热燥湿的黄芩与攻下泻热的大黄配合使用，大黄能提高黄芩清热泻火的治疗效果。而人参和生萝卜就“自相残杀”。为了避免发生这种情况，服用含有人参的药物时，绝不要吃莱菔子（萝卜子），因为萝卜子能降低人参的补气作用。

4 肾病饮食“321”

肾脏得了病，对于食物的选择，更要小心谨慎。既要营养身体，又要有利于病情。

肾病食疗总原则可以概括为“321”。“3”为“三低”，即低优质蛋白质、低盐、低脂肪。“2”为“二高”，即高糖、高维生素。“1”为“利水”，如果出现水肿，就要选择有利于利尿消肿的食物。

（1）低优质蛋白：蛋白质是依靠肾脏的排泄作用来排除其产生的代谢废物的。肾病患者的排泄功能减弱，一旦摄入蛋白质过量，在其新陈代谢过程中产生的毒素排不出去，蓄积在血中就会造成高氮质血症，进而引起威胁人体生命的尿毒症。所以，肾病患者当限制蛋白质的摄入量。但是，蛋白质是人体生命中必需的营养物质，因此，在总量减少的情况下，必须选择优质蛋白质，以做到“以一抵十”。什么是优质蛋白质呢？优质蛋白主要是指动物蛋白，尤其鸡蛋、牛奶、鱼肉、瘦肉中的蛋白质，因为动物蛋白质含有人体必需的氨基酸，而且各种氨基酸消化吸收率高，营养价值非常大。一般来说，正常成人每天约需吃按体重计算每千克体重1.2克的蛋白质，假如你的体重是60千克，那么每天所需要的蛋白质就为72克。当然，上面所介绍的含有优质蛋白的那些食物中并不仅仅是由蛋白质构成的，还含有水分和其他的营养成分，蛋白质只占11.8%~26.6%，并非吃1克鸡蛋或喝1毫升牛奶就相当于吃进1克蛋白质，所以我们需要兼顾多种，全面补充。此外，植物蛋白质中的大豆蛋白质也是优质蛋白质，但它的吸收利用率不如动物蛋白。动、植物蛋白存在一个互补作用，两者混合吃，可以提高蛋白质的营养价值。建议肾病患者每天饮食以优质动物蛋白为主，优质植物蛋白大豆制品为辅，其摄入量较正常成人每天约低40克以上。

（2）低盐：得了肾病，在饮食调养的注意事项上，医生往往都再三叮嘱患者要低盐饮食。为什么一定要低盐呢？食盐的化学成分是氯化钠，盐吃得多，血液中钠离子的含量就会增高，肾病患者本来水和钠的排泄就失常，血钠增高，更易形成水钠潴留。水钠潴留有两个方面的危害：一是增加心脏负担，引起心力衰竭；二是引起或加重高血压，进而又加重肾脏的损害，所以必须要低盐饮食。如果肾病患者出现重度水肿和高血压，还应进食无盐饮食。

俗话说“有盐才有味”，没有盐，淡而无味的食物确实让人难以下咽。怎么办呢？日本学者建议可用芹菜、鸭儿芹、青紫苏等一些带有香气的食物，以及柑橘类的酸味来增加味道，刺激食欲。如果肾病患者不在少尿、无尿期，还可以多食含钾丰富的黄绿色蔬菜、芋头、豆类和水果以及冬瓜、西瓜等，因为钾可以帮助将多余的盐分通过利尿排泄出去。

如果肾病患者没有水肿或高血压就不必限盐，可与正常人一样每天进盐5~6克。限制盐的摄入量主要是针对水肿和高血压的患者，因为不限制盐的摄入量可加重水钠潴留，使水肿难以消退，引起血压升高。一般每天控制盐摄入量在2~3克，尿少、血钾升高者应限制钾盐摄入量。

（3）低脂肪：众所周知，动物脂肪中含有高胆固醇。胆固醇喜欢沉积在动脉血管的血管壁上，像糜粥一样堵塞血管，它与钙质混合，形成斑块，使血管变狭窄、变硬，形成我们通常所说的动脉粥样硬化。动脉粥样硬化形成的部位不同，会产生相应的疾病。沉积在冠状动脉的，形成冠心病；沉积在肾动脉的，会引起肾病；沉积在脑动脉的，引起脑动脉硬化，调护不当，很容易导致中风。为了保护我们的血管，防止胆固醇增加，一定要坚持低脂肪饮食。大鱼大肉和含胆固醇高的动物内脏（肝、肾、肠、脑、髓之类），劝君要禁口。但是，动物脂肪又有其本身的功用，肾病患者需要的维生素A、D、K、E只有溶解在脂肪里才能发挥它们最大的营养价值。为了解决这个问题，需在炒菜时用点动植物混合油即可。瘦肉中也含少量动物脂肪，所以也可不必再用动物油。植物油虽不含胆固醇，但也不能用量过多，太多则易形成氧化脂质，也会造成血管硬化、老化。一般每天炒菜用植物油20毫升左右为宜。动植物油混合用也有互补作用，可提高营养价值。

食谱中去除大鱼大肉，动物脂肪每天也限制在20克以内，且多与植物油混合用于炒蔬菜，这样就可防止胆固醇增加，并有利于肾病患者需要的脂溶性维生素的溶解吸收和利用。食谱中保证每天500克左右的新鲜蔬菜，就是为了确保肾病患者需要的高维生素C和叶酸，加上水果就能完全满足需要。

（4）高糖、高维生素：肾病患者也需要补充热量和能量。产生热能的营养素有三类：蛋白质、脂肪和糖类。蛋白质和脂肪因为肾病病情的需要，受到限制，热能就只有依靠糖类来产生了，这主要从面粉、大米等主食中获得。需要指出的是，大米特别是精制大米维生素含量很少，而小麦粉、薯类（红薯、土豆），不仅含有丰富的糖类，还含有对肾病患者有益的维生素。混合饮食较单吃其中一种食物可提高营养价值3~8倍，所以提倡肾病患者的主食应以小麦面，或麦类淀粉和薯类为主，主食量控制在每天300克左右为宜。

高维生素指的是高维生素B_1、维生素C和叶酸。

维生素B_1参与糖代谢，能增进食欲，刺激肠蠕动，促进肠中食物排空，还能防治心衰水肿。维生素B_1的这些功能是肾病患者所需要的，富含维生素B_1的食物有麦麸、米糠、谷胚、豆类、薯类等。

维生素C能增加人体抵抗力，增强肾病患者的免疫功能，防止感染诱发或加重肾病；并能解铅、砷、汞的毒，防止重金属对肾脏的毒害，富含维生素C的食物有新鲜水果、大枣和新鲜蔬菜等。

叶酸参与血红蛋白、核酸和蛋白质的合成，肾病患者因血尿、蛋白尿，存在着不同程度的贫血，而且叶酸对肾脏血管的硬化有改善作用，所以肾病患者需要补充叶酸，富含叶酸的食物有菠菜、黄豆、西红柿、小白菜、花生、豆腐干等。因此，要求肾病患者每天吃新鲜蔬菜500克左右、新鲜水果200克左右。

（5）利水：肾脏病患者如果没有尿少、水肿的情况是不需控制水的摄入量的，水肿患者主要应根据尿量及水肿的程度来掌握水的摄入量。一般而言，若水肿明显时，除进食以外，水的摄入量最好限制在每天500~800毫升较为适宜。患尿路感染之后，为避免和减少细菌在尿路停留与繁殖，患者应多饮水，勤排尿，以达到经常冲洗膀胱和尿道的目的。

肾病患者应忌食辛辣、刺激性食物及海腥等发物，如鹅、公鸡、猪头肉、带鱼、黄鱼等，忌食煎炸食物，戒除烟、酒。浮肿明显者宜多食萝卜、冬瓜、西瓜、黑豆、丝瓜等；兼见血尿者，宜食莲藕、白茅根、花生、茄子等；伴高血压者宜食芹菜、菠菜、木耳、豆芽、玉米等。

肾的功能多，肾的疾病种类也多，而且这些疾病的性质不一、表现不一，对人体健康的影响也不相同。它们中有的“来得快、去得也快”，有的发展缓慢，但缠绵难愈，还有的则有传染性……这里我们择要向读者展示——

肾脏病“家族谱”

为了避免混乱，我们这里只谈西医所说的肾病。常见的肾脏病总体来说大致可分为三类：

第一类为原发性肾病，是指发病原因不清楚的肾脏本身的疾病。有原发性肾小球肾炎，一般笼统称为肾炎，包括急性肾炎、慢性肾炎，还有肾病综合征。这一类疾病在青少年中发病率高，危害大。

第二类为继发性肾病，是指由其他疾病引起的肾脏损害。如系统性红斑狼疮肾炎、过敏性紫癜性肾炎、糖尿病肾病、高血压肾病、高血脂肾病、尿酸性肾病等。

第三类为细菌感染引起的肾病，如肾盂肾炎、肾结核等。此外，还有先天性或遗传性肾病，如家族性肾炎、多囊肾及肾结石、肾脏肿瘤等。

1 急性肾炎

急性肾炎又称急性肾小球肾炎，儿童、青少年最易患本病，成人、老年人也有患的。发病前1周多有上呼吸道感染、扁桃体炎、皮肤脓疱疮、猩红热等。它的症状主要表现在：浮肿（先有眼睑浮肿，目下如卧蚕样肿起，继而可见下肢水肿）、血尿（查尿有红细胞）、高血压（肾病引起的高血压，称为肾性高血压）。这是急性肾炎所表现出来的主要三个症状，但有的时候，也可以不出现高血压。另外，在实验室检查时，还可以发现尿蛋白。

严重时，患者表现出心慌、气短，甚至哮喘。心电图检查显示心脏扩大，心跳加快；B超检查显示肝脏肿大，这些都是心力衰竭的征象。为什么会出现心力衰竭呢？这是因为肾炎急性期，会出现少尿，导致水钠潴留和小动脉痉挛，影响心肌的营养和收缩。

少数患者会因血压突然升高而并发高血压脑病，出现头痛、呕吐、抽搐、嗜睡、视力模糊等症状。还有一种叫“急进性肾炎”，有人又称之为“急性坏死性肾炎”，起病急骤，病情迅速恶化，可在数周或数月内死于尿毒症。当然，这种肾炎临床较为少见。

2 慢性肾炎

同急性肾炎一样，慢性肾炎是慢性肾小球性肾炎的简称，在中、青年中最多见，男性发病率高于女性。一般来讲，儿童的急性肾炎不会迁延成慢性肾炎，所以儿童的急性肾炎一旦治愈，基本上没有什么后顾之忧。

中、青年急性肾炎迁延成慢性肾炎的也极少。通过临床观察，绝大多数慢性肾炎是由原发性肾小球病变而引起的。

前面我们已经谈到，肾小球是由一团盘曲的毛细血管网构成的。这团毛细血管网构成的小球中，有系膜，有血管。所以一旦产生病变，系膜、血管都脱不了干系。绝大多数慢性肾炎就是由系膜增生性肾炎（包括IgA肾病）、系膜毛细血管性肾炎、膜性肾病、肾小动脉硬化等直接迁延发展而来。

诱发因素主要有：①感染细菌或病毒，如扁桃体炎、牙周炎等，尤其是链球菌感染后使机体产生变态反应（免疫反应）。②肾小球基底膜遭到药物的破坏，如阿司匹林、磺胺类、卡那霉素和某些抗癌药物。③食盐、烟酒等都会对肾脏造成损害。绝大多数慢性肾炎刚开始的时候并没有明显的症状，很不容易被发现。等到出现浮肿、肾性高血压引起的头晕头痛时，一化验就发现有尿蛋白、尿管型、红细胞了，医生才作出诊断。慢性肾炎急性发作型也有类似急性肾炎的临床表现，但急性发作控制后，原有的慢性肾炎病情仍然存在。

3 急性肾盂肾炎

现在，我们来回顾一下，肾脏的结构：肾的微细结构中除了肾小球外，还有肾盂。它俩是通过肾小管来连接的。肾盂也有生病的时候，我们管之为肾盂肾炎。肾盂肾炎按起病的不同阶段，分为急性肾盂肾炎和慢性肾盂肾炎两种。

急性肾盂肾炎是肾盂被细菌感染而引起的。一旦出现急性腰痛、寒战、发热、头痛等全身症状，同时伴有尿频、尿急和尿痛的膀胱刺激症状时，就应该引起警惕！

一般化验尿可见脓球、白细胞、红细胞（甚至肉眼都能看到血尿），尿蛋白较少；尿液细菌培养，1毫升尿液菌落数多超过10万个，再结合前面的症状，医生即可诊断为急性肾盂肾炎。一般来说，急性肾盂肾炎不会产生高血压。

4 慢性肾盂肾炎

如果急性肾盂肾炎治疗得不及时，不彻底，病程超过6个月就会转成慢性肾盂肾炎。也有些患者在急性期表现不太明显，发现时已成慢性。

慢性肾盂肾炎患者的膀胱刺激症状，也就是尿频、尿急、尿痛症状不明显。一般病史较长，经久难愈。常有不规则发热，腰酸、腰痛，全身乏力，消瘦。尿常规检查可见脓细胞、白细胞和红细胞，尿蛋白很少。一般无水肿和高血压，晚期也可发展为肾衰竭。

5 肾病综合征

肾病综合征就是我们通常所说的“肾病”，它是多种原因引起肾小球疾病所表现出来的一组临床症状。这组临床症状是以高蛋白尿、低蛋白血症、高度浮肿及高胆固醇血症为主要特征。

它并非单一疾病引起，可由原发性肾脏病引起，也可由继发性肾脏病如系统性红斑狼疮肾炎、过敏性紫癜性肾炎等诱发。但以原发性肾病如慢性肾炎转化而来较为多见，任何年龄都可能发生肾病综合征。

对于肾病综合征，我们最关键的就是要记住，它是一组证候群，任何肾脏疾患发展到一定程度都会出现，不要掉以轻心哦！

6 高血压肾病

高血压肾病和肾性高血压，从字面上来看，两者差不多，往往容易弄混。其实，两者是不一样的。有何区别呢？它们的不同就表现在这字面的前后顺序上！前者是先患有高血压，再有肾病；而后者是先有肾病，然后再有高血压。两者的原发病不一样。

高血压的日积月累，最终会引起肾小动脉的粥样硬化，弹性降低，管腔变小。这样，通过肾小球的血流量也随着减少，肾脏是需要血液来营养的，血流量的不足，肾实质也随之发生损害，出现肾病。这样产生的就是高血压肾病。

而肾性高血压，是先由肾脏本身病变引起肾动脉粥样硬化，肾动脉狭窄，肾素增加，激发肾素—血管紧张素系统而引起的高血压。

高血压肾病和肾性高血压可以互为因果，形成恶性循环。

7 糖尿病肾病

糖尿病患者发展到一定阶段，肾脏也会出现问题。显微镜下观察这些患者的尿液，会发现白蛋白。临床诊断中，我们以24小时尿中白蛋白大于300毫克来界定糖尿病肾病。

出现这一疾病，患者的病程多有10~20年的糖尿病病史。有资料统计显示，大概半数以上的患者会伴见肾小动脉硬化，肾小动脉硬化出现蛋白尿，最终形成糖尿病肾病。肥胖的糖尿病患者尤其要引起注意，肥胖导致脂肪代谢紊乱，更易加重动脉粥样硬化，诱发糖尿病肾病。糖尿病患者控制体重真的不容忽视！

8 过敏性紫癜性肾炎

诸多过敏因素如寒冷季节细菌、病毒引起上呼吸道感染，药物过敏或食物（如鱼、虾、蟹、乳类、蛤蚧等）过敏等因素引起过敏性紫癜，造成肾脏损害，从而发生过敏性紫癜性肾炎。主要症状是皮肤出现紫红色斑点，而同时又有急慢性肾炎或肾病综合征的表现。

9 肾结石

长在肾盏、肾盂中的结石称为肾结石。这些结石并不是固定不移的，它们常常会顺着泌尿系统的一些管道滑到各个地方，常说的输尿管结石、膀胱结石，总称为尿路结石。尿路结石的形成与饮食的关系非常密切，如果饮水少，吃鱼、肉、糖多，就容易发生尿路结石。另外，经常大量吃含草酸钙多的食物易形成草酸钙结石，常吃动物内脏的则易发生尿酸结石。肾结石最典型的症状就是出现剧烈的肾绞痛，镜下观察可见血尿，严重的甚至可以引起肾衰竭、尿毒症等。

10 多囊肾

别看肾脏小小的，它也会长小囊肿。一般多囊肾的患者在幼年时肾脏大小与普通人并没有太大区别，有的略小，偶尔可发现一些小的囊肿，但是随着年龄增长，囊肿的数目和大小也逐步增加。30岁以后症状才比较典型。肾囊肿有哪些症状呢？

（1）腰腹部不适、疼痛：肾中囊肿增大，牵拉肾包膜，引起包膜张力增加，触动肾蒂血管神经而引起的。有时候患者可能出现突然加剧的疼痛，这就需要引起注意，可能是囊内出血、继发感染，合并结石或者出血后血块堵塞输尿管。

（2）影像学检查，见肾脏肿大：肾脏肿大早期不太容易发现，中晚期，借助影像学检查，可以发现，囊肿肾大于正常肾的5~6倍，两侧可有明显的差别。

（3）蛋白尿和白细胞尿：20~40岁的患者中20%~40%有轻度持续性蛋白尿，24小时尿蛋白定量一般在1克以下；白细胞尿多见，但不一定是尿路感染。

（4）高血压：是本病早期的常见表现，并直接影响预后。据报道，无氮质血症的患者近60%发生高血压；肾功能正常的患者中，合并高血压时肾脏明显大于血压正常者。

（5）肾功能损害：一般30岁之前很少发生慢性肾衰竭，至59岁时约有半数患者已丧失肾功能而需替代治疗。

11 肾衰竭

肾衰竭有急性、慢性之分。

（1）急性肾衰竭：是指各种原因引起的少尿或无尿，肾小管急性坏死，不能排泄血中毒素，会迅速出现氮质血症，水、电解质及酸碱平衡紊乱，产生一系列临床综合征。

大多数患者都要出现少尿、多尿、恢复期三个阶段。

少尿期（1~2周）易出现酸中毒、高钾血症，特别是尿毒症。尿毒症的特点是血中尿素氮（BUN）、肌酐（SCR）含量迅速升高，有恶心、呕吐、口中有尿臭味等症状；多尿期（1~2周）易出现脱水、低血钾、低血钠，或高血钙等；多尿期后进入恢复期，恢复时间一般为3~12个月。

（2）慢性肾衰竭：又称慢性肾功能不全、慢性肾衰、慢性尿毒症。各种慢性肾病未及时治疗，逐步加重，肾功能恶化的结果即是导致慢性肾衰。轻者表现为头昏头痛，夜间多尿，严重者口有尿味，恶心呕吐，呼出气体中有氨味，牙龈出血，贫血，皮肤瘙痒，腹泻，心力衰竭，心律失常等症状。化验血有氮质血症（血中尿素氮、肌酐超出正常范围）。是肾病发展到尿毒症阶段的结果，死亡率极高。

大凡肾脏病患者及其家属都有这样的体会，每次就医都会有许多化验单，而面对这些化验单上的“+”“-”和“↑”“↓”，及许多外文字母，往往会一筹莫展，或是似懂非懂。为此，我们在此教你——

学看肾脏病化验单

肾脏病在起病的初始阶段，往往表现不出明显的症状，一旦出现了，则已经是病情相当严重了。因此，对于肾脏病的预防及早期诊断治疗非常重要，为此，大家不要忽视定期检查。

1 尿常规检查

（1）尿量：正常成人的尿量一般来说是每天1 500~2 000毫升，肾病出现浮肿时会减少，肾功能不全出现代偿时，则增至2 000~3 000毫升。

（2）尿蛋白：尿中如果持续有蛋白质，应视为病理现象。常见于急性肾炎、慢性肾炎及各种原因引起的肾病综合征；泌尿系感染，如肾盂肾炎、膀胱炎、肾结核等。

化验单上，我们常常看到“尿蛋白”一栏中有这样的符号（+）或（±）。（–）表示无蛋白；（±）表示有极少量蛋白质，一般在0.1 g／L以下；（+）表示有少量蛋白质，一般为0.1~0.5 g／L；（++）表示有中等量蛋白质，一般为1.0 g／L；（+++）表示有多量蛋白质，多为2~3 g／L；（++++）表示有极多量蛋白质，多在5.0 g／L以上。

（3）尿糖：（–）表示无葡萄糖；（±）表示有极微量葡萄糖，一般小于5.5 mmol／L；（+）表示有微量葡萄糖，一般小于27.8 mmol／L；（++）表示有少量葡萄糖，27.8~55 mmol／L；（+++）表示有中等量葡萄糖，55~111.1 mmol／L；（++++）表示有多量葡萄糖，多大于111.1 mmol／L。

尿糖这个指标，主要是用来作为观察糖尿病。糖尿病晚期，常常会伴随肾脏的病理性改变，出现糖尿病肾病。此时的肾脏，由于发生肾小动脉硬化，导致肾血流量的减少，肾小球滤过率渐退，肾小管回收正常，则可能出现血糖的升高，而尿糖却呈现阴性的反应。

（4）尿沉渣：镜下观察出现上皮细胞：上皮细胞的出现，提示有泌尿道炎症；而白细胞增多，也多见于泌尿系炎症；红细胞增多，常见于泌尿系结石、结核、肿瘤、肾炎、肾盂肾炎、急性膀胱炎及外伤等；还可以见于尿路邻近器官的疾病，如前列腺、盆腔、阑尾的炎症，直肠、子宫的癌肿等疾病；若在新鲜尿液中找到癌细胞，则提示泌尿系有肿瘤存在，特别是膀胱癌，需要进行下一步的详细检查。

（5）管型：什么是管型呢？管型是蛋白质在肾小管内凝聚而成，由于成管状，故而得名。尿里面出现管型是肾实质病变的标志。①透明管型：患发热性疾病时偶尔可以一过性地出现。如果持续性出现大量的管型，则应该引起注意了，它提示有肾脏疾患，常见于急性肾炎、慢性肾炎或肾病等。②颗粒管型：是指在管型中含有退行性细胞碎屑，表示肾脏的器质性病变，如急性肾炎、慢性肾炎。③脂肪管型：指管型中含有脂肪颗粒，见于慢性肾炎及类脂性肾病。④上皮细胞管型：表示肾小管细胞有剥离变性，见于肾病、长期高热、子痫以及一些化学物质中毒等。⑤红细胞管型：伴有肾脏出血的肾脏炎症。⑥白细胞管型：见于肾脏的化脓性疾病。此外，如果服用磺胺类药后，尿中出现大量的磺胺结晶时，应该引起警惕，立即停药。

2 肾功能检查

尿液检查可以初步判断肾脏有无疾病，但是，如果想进一步了解肾脏病变到一种什么样的程度时，则需要借助肾功能检查。肾功能的检查方法有很多，下面就常用的检查项目介绍一下。

（1）肾的浓缩与稀释功能试验：肾浓缩和稀释尿液功能测定主要是检测远端肾小管和集合管的功能。当人体缺水或血容量不足时，肾小管和集合管对水的重吸收明显增多，使尿液浓缩，比重上升至1.020以上。反之，在大量饮水或服用利尿药后，肾小管和集合管对水的重吸收减少，使尿稀释，比重降低至1.010以下，夜尿增多。基于上述道理，在一定饮食条件下，观察患者的尿量与尿比重的变化，有助于判断肾浓缩与稀释功能，称之为浓缩稀释试验。其测定方法甚多，有连续尿比重测定、尿渗量测定，自由水清除率测定等。这里仅介绍昼夜尿比重试验法。①每3小时尿比重试验：患者在一般膳食情况下，一昼夜24小时中，每隔3小时收集尿1次，共8次，分别测定和记录尿量及比重。正常人日间尿量（上午8时至下午8时）

占全日总尿量的2／3~3／4。在收集各次标本中，如果有一份尿液比重达到1.025或以上，说明浓缩功能良好；有一份尿液比重低至1.003，表示稀释功能良好。夜间尿量超过日间尿量时，提示肾功能减退。②昼夜尿比重试验：试验日按平时饮食，每餐含水量限在500~600毫升，除正常进餐外不再饮任何液体，上午8时排尿弃去，并开始记时，每隔2小时留尿1次，共留6次昼尿。晚上8时至次晨8时，收集全部夜尿。然后分别测定7份尿量和比重。

正常参考值：24小时尿量为1 000~2 000毫升，昼尿量与夜尿量之比为3~4：1；夜尿量<750毫升，尿液最高比重在1.020以上，最高比重与最低比重之差，不应少于0.009。

提示：慢性肾炎累及肾髓质时，可出现浓缩功能障碍，尿量增多，常在2 500毫升／24小时以上，尿液最高比重低于1.018，最高与最低比重之差小于0.009；病程晚期尿比重固定1.010，说明肾小管重吸收功能很差。

慢性肾盂肾炎时肾小管损害比肾小球为重，夜尿增多，尿比重降低，发展至晚期比重更低而固定。此外，高血压病至肾功能失代偿期，亦有肾小管浓缩功能障碍，出现夜尿多且比重降低。

（2）血清尿素氮测定：血中尿素氮（BUN）主要经肾小球滤过而随尿排出。当肾实质受损时，肾小球滤过率（GFR）降低，致使血中BUN浓度增加，因此，有助于观察肾小球滤过功能。BUN由肝脏合成，当严重肝功能不全时，其含量亦可减少。

正常参考值：成人3.2~7.1 mmol／L，婴儿、儿童1.8~6.50 mmol／L。

增高：可见下列三种情况：①肾性增高：见于急性肾炎、慢性肾炎、中毒性肾炎、严重肾盂肾炎、肾结核、肾血管硬化症、先天性多囊肾和肾肿瘤等引起的肾功能障碍。②肾前性增高：见于充血性心力衰竭、重度烧伤、休克、消化道大出血、脱水、严重感染、糖尿病酸中毒、肾上腺皮质功能减退、肝肾综合征等。③肾后性增高：见于因尿路梗阻增加肾组织压力，使肾小球滤过压降低时，如前列腺肥大、肿瘤压迫所致的尿道梗阻或两侧输尿管结石等。

减少：其临床意义较小，偶见于急性肝萎缩、中毒性肝炎、类脂质肾病等。

（3）血清肌酐测定：参考值：全血肌酐88.4~176.8μmol／L，血清肌酐：男性53~106μmol／L，女性44~97μmol／L。

意义：血清肌酐测定对晚期肾脏疾病临床意义较大。在正常肾血流条件下，肌酐浓度如升高至176~353μmol／L时，提示中度或严重肾损害。此外，重度充血性心力衰竭，因肾肌酐排泄量减少，致血肌酐浓度升高。至于巨人症、肢端肥大症等，由于体内肌酐生成过多，血清肌酐亦见增高。

血清肌酐与尿素氮若同时升高，表示肾功能受损。当肌酐＞200μmol／L，提示病情继续恶化，有发展成尿毒症危险；＞400μmol／L，预后较差。如仅有尿素氮升高，而血肌酐仍在正常范围内，可能由肾外原因所致，如尿路梗阻或消化道出血所引起。

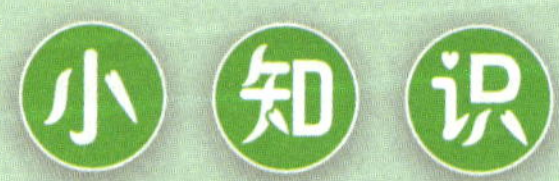

发物

一般是指富有营养且富有刺激性的食物，容易使疮疖或某些病状发生变化。如羊肉、鱼虾、韭菜、香菜等。在肿瘤学中，特指可能会使肿瘤症状加重或促使其转移或引起其复发的食物。但它的实际意义和所指范围，在学术界尚有争议。

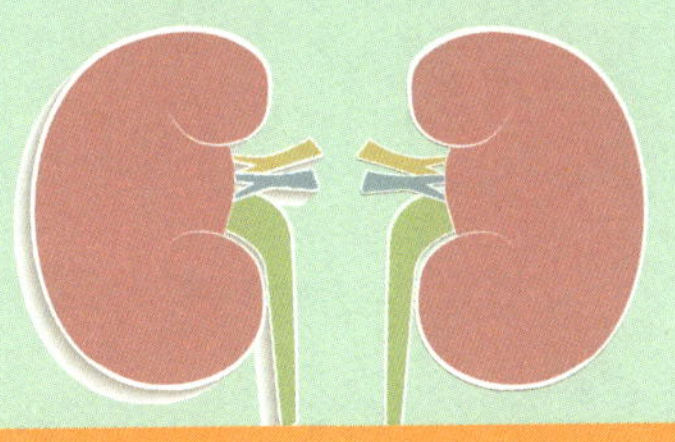

中篇："吃掉"肾病

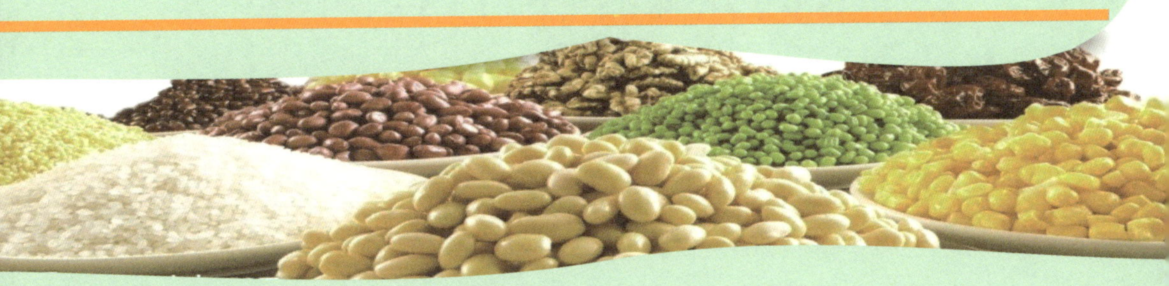

肾病的种类繁多，表现形式不一，对人体的危害程度也各不相同。它们中间有的来势凶险，有的看似"温柔"，但可"置人于死地"；还有的则……

肾病虽多，防治的方法也不少，运动锻炼、心理调摄，可以起到预防作用；开刀移植、吃药打针，可以起到治疗作用；而正确合理的饮食安排，无论对于"肾病"的预防、治疗，还是康复，都有十分重要的意义。科学地进食，可以"吃得"健康，"吃掉""肾病"，"吃出"……

为了使读者理解和掌握"肾病"食疗的基本知识，我们遵"五谷为养、五菜为充、五果为助、五畜为益、毒药为攻"之古训，从日常食物中选择具有一定强肾护肾和改善患者常见症状作用之品，逐一介绍其作用、用途，以及它们的……

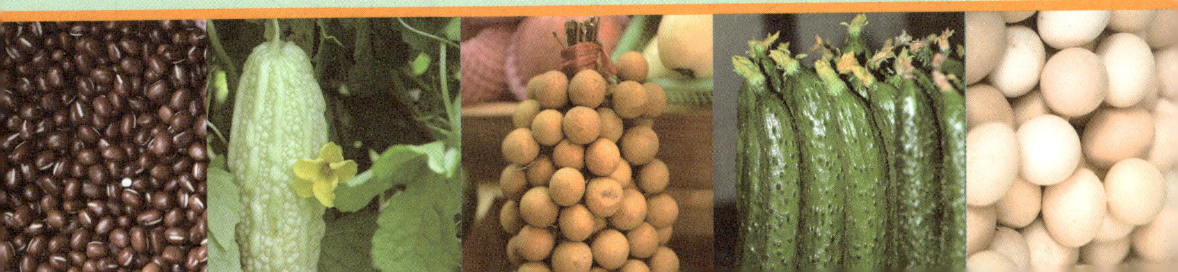

玉米、小麦、大麦、小米……林林总总的五谷杂粮，由于其含有多种营养物质，所以是人们平时养生保健的基本原料；同时它们还有某些特殊的成分，具有一定的药用价值，因此，对于肾病的食疗，我们首先提倡选用——

米面杂粮——五谷为养

1. 玉米

作用概说 对于玉米，读者已经很熟悉了。中医认为，玉米性平，味甘淡，有益肺宁心、健脾开胃的功效。玉米有很高的营养价值，

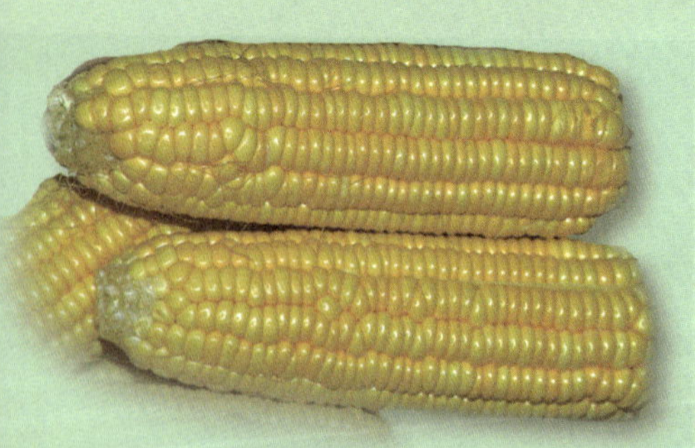

富含维生素E、钾、锰、镁、硒及丰富的胡萝卜素、B族维生素、钙、铁、铜、锌等。玉米胚中含脂肪52%，仅次于大豆，其蛋白质、脂肪含量均高于大米，其特有胶原蛋白占30%。现代营养学研究发现，玉米同豆类、米或面等混合食用，可大大提高其营养价值。对于脾胃气虚、气血不足、营养不良者，宜食玉米。经常食用玉米，对于改善动脉硬化、高血压、高脂血症、冠心病等心血管疾病也很有效果。此外，它还适用于肥胖症、脂肪肝、癌症等患者，中老年记忆力减退者也可食用。所以想要减肥的朋友不要错过哦！

应用举例

（1）玉米须茶：玉米须100克。每天用玉米须煎汤代茶饮，具利尿消

蛋白之功。适用于各种肾脏病蛋白尿患者。

（2）玉冬赤豆汤：玉米须、冬瓜皮、赤小豆各适量。煮汤代茶，持续服用。适用于肾脏病水肿者。

温馨提示 玉米如果储放于潮湿之地，易变质产生黄曲霉素，这就不是治癌而是致癌了，应当忌食。

2. 薏苡仁

作用概说 薏苡仁又名苡仁、苡米等，味甘、淡，性凉，有利水渗湿、健脾止泄的功效，适用于脾肺虚弱、风湿痹痛、脾虚泄泻的患者。现代营养学研究表明，薏苡仁营养素成分中主含糖类、蛋白质、脂肪、膳食纤维等，还含有钾、钠、钙、镁、铁、锰、锌、铜、磷等矿物质。每100克薏苡仁中含钾238毫克，钠3.6毫克，其K指数（K／Na比）为66.11，由此可见，薏苡仁具有较好的利尿、降压作用，适用于急性肾炎患者病期调理服食。现代中医临床，对肾炎患者水湿泛滥、浮肿尿少者，宜煮粥食。薏苡仁性偏寒凉，与绿豆相配，更增强利湿清热的作用，可增强人体对气候潮湿、天气闷热的适应能力。

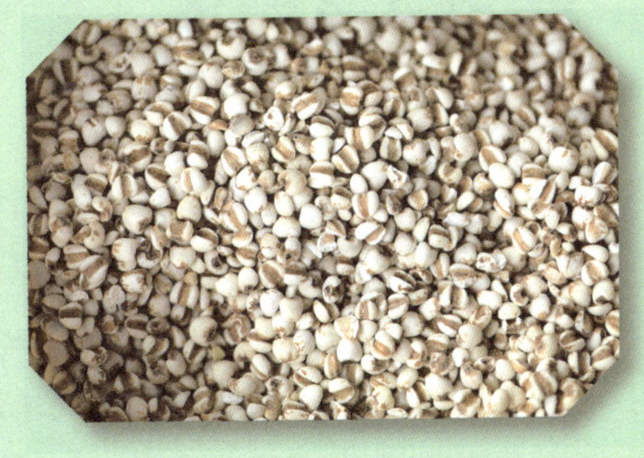

应用举例

（1）薏米绿豆百合粥：薏苡仁50克，绿豆25克，鲜百合100克，白糖适量。将百合掰成瓣，去内膜洗净，绿豆、薏苡仁加水煮八成熟后放入百合，用文火煮烂，加糖适量即成。

（2）鲤鱼苡仁粥：鲜鲤鱼250~500克，薏苡仁60克，赤小豆30克。先煮薏苡仁、赤小豆熟透，再入鱼一起熬煮，鱼熟后加少许食盐。适用于肾病综合征水肿难消者。

温馨提示 一般而言，薏苡仁性味平和，补虚抗癌，似乎没有什么禁忌，但根据前人经验来看，妇女怀孕早期应当忌食；大便燥结、滑精、孕妇及津液不足、小便多等患者不宜服用。

3. 黑豆

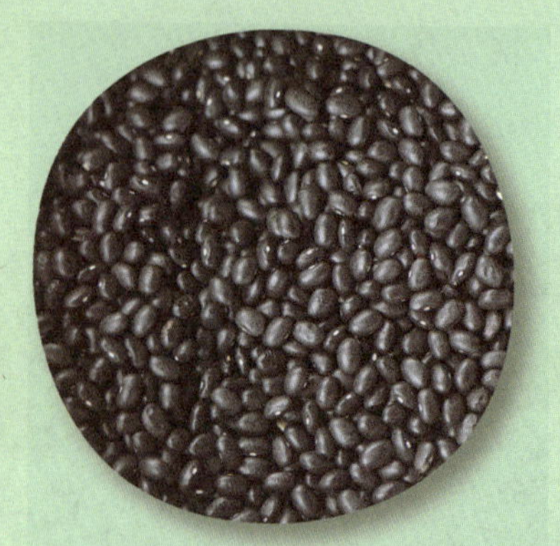

作用概说 黑豆性温，味甘，无毒，具有滋阴补肾、补血明目、除湿利水的功效，适用于肾虚腰酸、腰痛、血虚目暗、腹胀水肿等患者。现代营养学研究表明，黑豆与黄豆一样，均为高钾、低钠食品。每100克黑豆（干品）食部含钾1.377毫克，含钠仅3.0毫克，其*K*指数为459，有降血压、降血糖、降血脂、利尿的作用。且其所含钙、镁、锰、锌、铜、磷、硒等矿物质，均优于黄豆。另外，黑豆含有的维生素含量很丰富，并主含亚油酸等成分，人体摄入后可提供足够的抗病“原料”，能有效地增强和保护血管的活力，这对肾脏肾小球血管壁正常功能的恢复，并保持其健康状态，具有特别重要的意义。在食用黑豆（包括黄豆等）时，要注意的是，黑豆的蛋白质含量相当高，占干品食部的36.1%，因而，食用时，要适量有度。李时珍在《本草纲目》中说，大豆多食会壅气、生痰、咳嗽，令人身重。另有报道，慢性肾炎患者，当血清非蛋白氮处于相对高限时，应少食毛豆（可作蔬菜入馔的带荚嫩毛豆），以防血清中非蛋白氮成分增加。

应用举例

（1）龙眼黑豆大枣饮：龙眼肉15克，黑豆30克，大枣1枚。将黑豆用水煮熟留取豆汁，去除黑豆再加入大枣煮熟，放入龙眼肉微煮，成黑红色药饮。每天1次。本品长久饮用有补血安神作用，对贫血、心悸、失眠有较好疗效。

（2）黑豆炖猪肉：黑豆50克，瘦肉100克。将猪肉于水中煮开，去汤后再下黑豆共炖至烂，加适量调味品，食肉饮汤。有补肾、健脾、利尿的作用。

温馨提示

（1）小儿不宜多食，忌与蓖麻子、厚朴同食。

（2）根据历代医家经验，凡遇食物中毒或药物中毒，均可饮黑豆汁以解毒。但明代李时珍结合其亲身实践，认为黑豆必与甘草煎汤服，才有解毒作用。

4. 绿豆

作用概说 绿豆又称青小豆，性凉，味甘，无毒，具有消暑止渴、利水消肿、解毒降压、滋阴益肾的功效，可以治疗各类水肿。现代营养学研究表明，绿豆含有蛋白质、糖类、脂肪、胡萝卜素及多种维生素，还含有钾、钠、磷、钙、铁等多种矿物质，且含钾量高，而含钠量低，其*K*指数达245.94，国内外医学专家都一致认定，绿豆具有改善急性肾炎血压升高症状的作用。所含微量元素，不仅可增强血细胞的活力，而且可改善

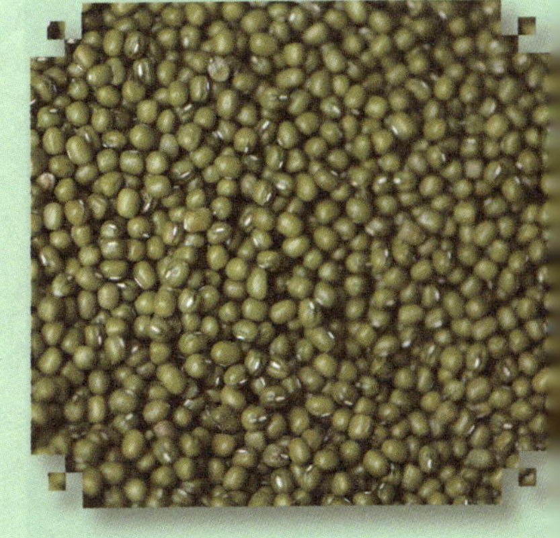

血液黏滞度，使血液循环的阻力降低，也能起到降低血压的作用。运用绿豆粥、羹、糊、饼、糕等食疗方法有助于急性肾炎患者的康复。

应用举例

（1）绿豆汤：绿豆适量加水煮汤，代茶频饮，有祛暑解毒之功。适用于暑热天气或中暑时烦躁闷乱、咽干口渴之者；另外，患有疮疖痈肿、丹毒等热毒所致的皮肤感染、高血压、水肿、红眼病、食物中毒、药草中毒、矿物药中毒、农药中毒、煤气中毒、磷化锌中毒时也均可食用。

（2）绿豆附片汤：绿豆90克，熟附片6克。煮汁，空腹饮服。每天2次。适用于急性肾炎患者。

温馨提示

（1）绿豆性属寒凉，故脾胃虚寒易泻者忌食。

（2）根据前人经验，绿豆反榧子，忌鲤鱼。

5. 赤小豆

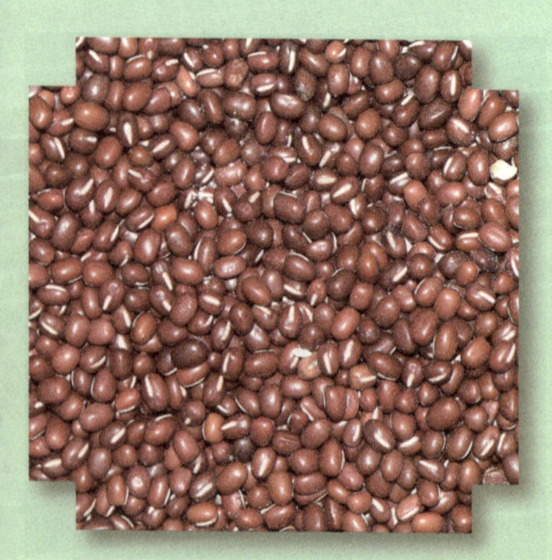

作用概说 赤小豆又称红豆、红饭豆等，性平，味甘、微酸，能健脾止泻、利水祛湿，适用于水肿等患者。现代营养学研究表明，赤小豆含热量偏低，含膳食纤维较高，且富含维生素E，以及钾、镁、磷、锌、硒等微量元素，其*K*指数大于390，具有降血压、降血脂、降血糖的作用。适用于急性肾炎伴高血压、高血脂、高血糖等患者。现代研究还表明，赤小豆有利尿、抗菌消炎、解除毒素等作用，且其利水解毒等药用功能胜于其他豆类。《食疗本草》说："和鲤鱼煮烂食之，甚治脚气及大腹水肿。"

《产书方》说："下乳汁，煮赤小豆取汁饮。"《本草纲目》认为："通乳汁，和鲤鱼、鲫鱼、黄雌鸡煮食。"

应用举例

（1）赤小豆汤：赤小豆适量，加水煮汤，频饮。适用于各类型水肿患者，包括肾源性水肿、心源性水肿、肝硬化腹水、营养不良性水肿等。如能配合乌鱼、鲤鱼或黄母鸡同食，消肿作用更好；也适用于产后缺奶和产后浮肿者，同时还适用于肥胖症患者。

（2）赤小豆羹：赤小豆水煮软烂，加红糖适量。每天2次，每次15~30克，至愈为止。

温馨提示

（1）赤小豆能通利水道，故尿多者忌食。

（2）还要提醒注意的是，赤小豆与相思子两者外形相似，均有"红豆"之别名。相思子产于广东，外形特征是半粒红半粒黑，过去曾有误把相思子当作赤小豆食用而引起中毒的，食用时不可混淆。

6. 蚕豆

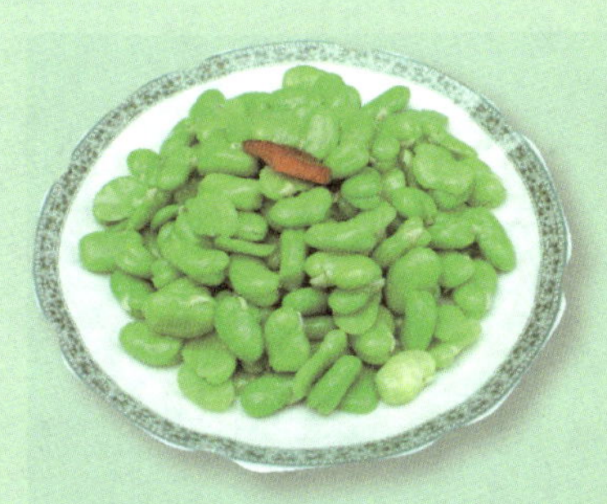

作用概说 蚕豆性平，味甘，具有益气健脾、利湿消肿的功效，适用于多种肾脏病水肿患者。中医认为，蚕豆能健脾、止血、利尿。《现代实用中药》说，蚕豆能"治水肿，脚气，小便不通"。现代营养学研究表明，蚕豆中含有多种营养物质，每100克蚕豆中含蛋白质28.2克，仅次于大豆；含脂肪0.8克，碳水化合物49克，粗纤维6.7克，钙71毫克，磷340毫克，铁7毫克，维生素B_1 0.39毫克，维生素B_2 0.27毫克，烟酸2.6毫克，同时还含有磷脂、胆碱及其他谷物中缺乏的微量元素等物质。这些营养成分均为肾炎患者所必需，多食蚕豆可避免许多营养成分缺乏的不良病症。据现代研究表明，蚕豆亦含有植物凝集素，具有消肿退瘤、防癌抗癌的作用。

应用举例

（1）**豆板汤**：蚕豆去皮，煮汤佐餐。适用于脾胃气虚、胃呆少纳、不思饮食、大便溏薄、慢性肾炎、肾病水肿、食管癌、胃癌、宫颈癌等患者。

（2）**蚕豆煮牛肉**：鲜蚕豆或水发干蚕豆250克，瘦牛肉500克，盐少许。将牛肉切块与蚕豆、盐同放锅内，煨炖熟烂即可食用，每天2次，随量食。适用于慢性肾炎患者。

（3）**蚕豆羹**：老蚕豆200克，红糖100克。加水煮成500毫升。每天早晨空腹时服100毫升，并同时吃蚕豆，5天1剂，间隔2天后再服第2剂。坚持服30天。有增加血红蛋白，血清总蛋白、白蛋白的功效。

温馨提示

（1）蚕豆所含的巢菜碱苷是引起“蚕豆黄病”的因素之一，有些人吃蚕豆或吸入蚕豆花粉后，会发生急性溶血性贫血，又称蚕豆黄病，产生眩晕、黄疸等症状，严重时会发生休克。所以，对有家族发病史及既往病史中有此类病症者，应忌食。

（2）蚕豆多滞，食之过多，令人腹胀。

7. 粟米

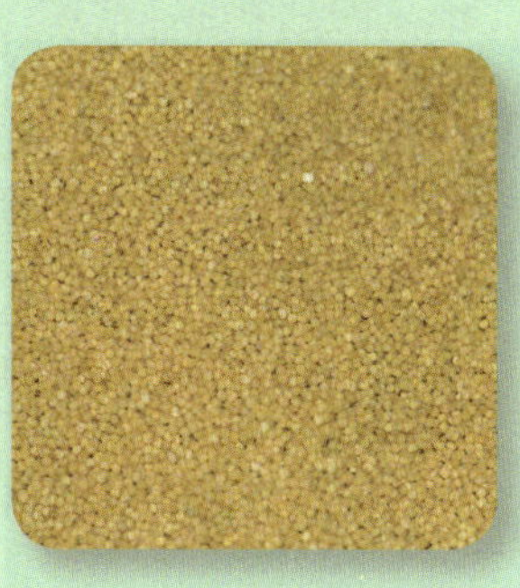

作用概说 粟米又称小米、黏米等，性凉，味甘、咸，有益气、补脾、和胃、安眠的作用，适用于脾胃虚弱、反胃、呕吐、泄泻、失眠，或伤食腹胀，或体虚低热等患者，一般宜用来煮粥。

应用举例

（1）小米大枣赤小豆山药粥： 小米、大枣、赤小豆、山药（鲜）各适量。加水共煮成粥，熬时加适量食碱。经常服用。适用于慢性肾衰竭的贫血患者。有健脾利水、和胃养血的功效。

（2）小米大枣莲子粥： 小米60克，大枣10枚，莲子18克。共煮成粥。

温馨提示 《日用本草》载："与杏仁同食，令人吐泻。"根据经验，粟米不宜与杏仁同吃。

8. 糯米

作用概说 糯米又称为元米、江米等，性温，味甘，有补中益气、健脾养胃、止虚汗的作用，适用于身体弱、自汗、盗汗（也就是夜晚出汗）、多汗、血虚、头晕眼花、脾虚腹泻、肺结核、神经衰弱、病后产后体虚等患者。糯米一般用来煮粥，不仅营养丰富，而且其营养物质极易被消化吸收。现代研究证实，它含有蛋白质、脂肪、糖类、钙、磷、铁、维生素B_1、维生素B_2、烟酸及淀粉等，营养丰富，为温补强壮食品。

应用举例

（1）糯米芡实粥： 糯米30克，芡实30克，白果10枚。白果去壳去芯，

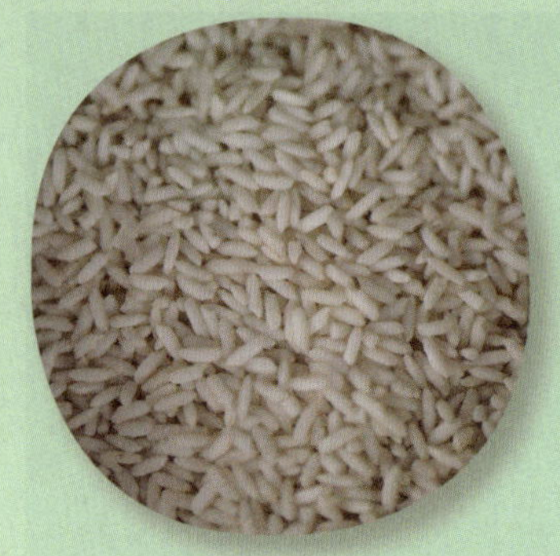

洗净，将白果与芡实、糯米共同煮成粥。每天1次，10天为1个疗程。有平肝潜阳、固肾的作用。

（2）糯米固肠粥：炒糯米30克，怀山药15克。共煮粥，熟后加胡椒末少许，稍加糖或盐食用。

温馨提示

（1）糯米易助湿生痰，所以体质湿热、痰火偏盛者不宜食。

（2）发热、咳嗽痰黄、黄疸、腹胀者忌食。

（3）糯米黏腻，若作糕饼，更难消化，故婴幼儿及老年人和病后消化力弱者忌食。

9. 锅巴

作用概说 锅巴在《本草纲目拾遗》中就有记载，言其能补气、运脾、消食、止泄泻。它性平，味甘，有厚肠胃、助消化的作用。适用于胃弱及慢性胃炎、不思饮食，脾虚消化不良、久泻不愈的老人、小儿及病后消化力弱、食积腹痛者食用。

应用举例

（1）锅巴炭：饭锅巴50克。炒成炭，研细末，每次3~6克，每天2次。适用于急性肠炎腹泻的患者。

（2）小偏方：就是将锅巴炒焦后，煮水喝，适用于消化不良者。

温馨提示 糖尿病、干燥综合征及阴虚火旺者忌食。

10. 高粱

作用概说　高粱性温，味甘涩，有补气、健脾、养胃的功效，适用于小儿消化不良、脾胃气虚、大便溏薄者。唐代药王孙思邈称："黍米肺之谷也，肺病宜食之；稷米脾之谷也，脾病宜食之。"

应用举例　高粱米粥：高粱米50克，桑螵蛸10克。将桑螵蛸装入纱布袋中，放水中煮沸数分钟后取出，再将高粱米放入此汁中，慢火将米煮烂即可。每天1次，饮服。有健脾缩尿的功用，适用于脾胃虚弱，小便清长之人。

温馨提示

（1）糖尿病患者不宜食用。

（2）唐代名医孟诜对于饮食也有很深的研究，认为稷米不可与瓠子及中药附子同食。

11. 小麦

作用概说　小麦性凉，味甘，有养心神、敛虚汗之功，适用于心血不足的失眠多梦、心悸不安、多呵欠、喜悲伤欲哭，古称"妇人脏燥"（癔病）者。患有脚气病、末梢神经炎者宜食小麦；体虚自汗、盗汗、多汗者，宜食浮小麦。

应用举例

（1）**小麦大枣汤：**小麦麸30克，大枣10枚。先将麦麸炒黄，加适量红糖拌和，再用大枣煮汤冲服，每天2次。适用于全身浮肿者。

（2）甘麦大枣汤： 甘草20克，小麦60克，大枣15枚。水同煎，早晚2次。适用于失眠，妇女脏燥者（癔病）。

（3）麦黑欢饮： 小麦30克，黑豆20克，合欢花（布包）6克。水煎后去合欢花，喝汤食麦、豆。适用于失眠患者。

（4）小麦红枣龙眼汤： 小麦30克，红枣10枚，龙眼肉10克。加水煮熟后连渣食。适用于自汗（不论天寒天热，白天常常出汗）患者。

温馨提示

（1）糖尿病患者，适当忌食。

（2）妇人脏燥者，小麦宜与大枣、甘草同食。

（3）对自汗、盗汗者，小麦宜与大枣、黄芪同食。

（4）漂浮水面的干瘪小麦称浮小麦，有很好的止汗作用。

12. 大麦

作用概说 大麦性凉，味甘，有益气宽中、化食回乳、助消化的作用，适用于胃气虚弱、消化不良者。凡肝病、食欲不振、伤食后胃满腹胀者及妇女回乳时乳房胀痛者宜食大麦芽。

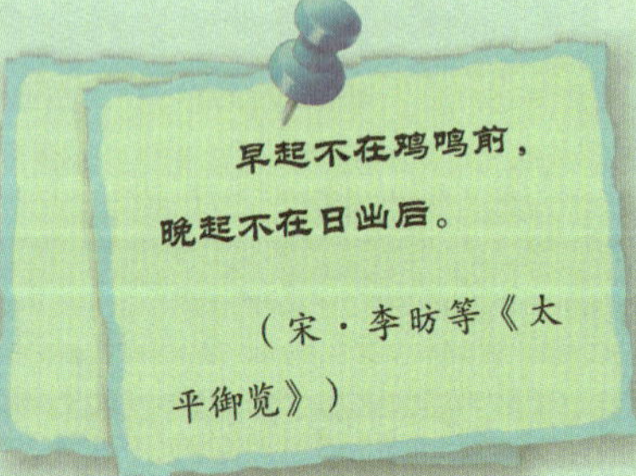

应用举例 大麦姜汁：大麦100克，生姜50克，蜂蜜少许。大麦、生姜洗净，用清水煎汁，去渣，加蜂蜜调味，分3次饭前服用。适用于小便淋漓涩痛者。

温馨提示

（1）妇女在怀孕期间和哺乳期内忌食大麦芽，因大麦芽可回乳或减少乳汁分泌。

（2）用大麦芽回乳，必须注意：用量过小或萌芽过短者，均可影响疗效。未长出芽之大麦，服后不但无回乳的功效，反而可增加乳汁。

13. 荞麦

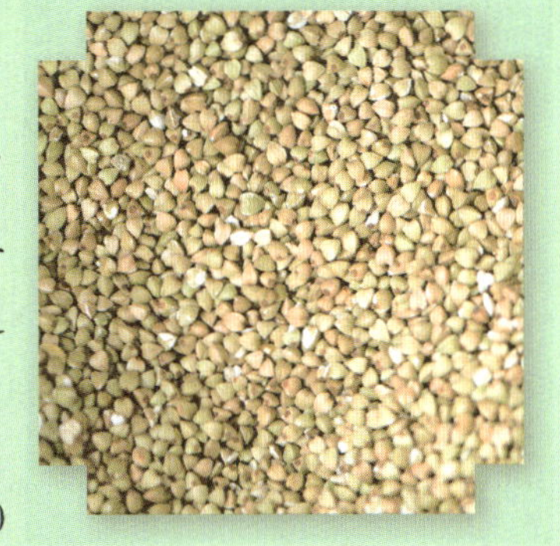

作用概说 荞麦性凉，味甘，有健胃、消积、止汗的作用，适用于食欲不振、饮食不香、肠胃积滞、慢性泄泻、出黄汗和夏季痧证者食用。现代研究表明，荞麦中含有丰富的蛋白质、脂肪、维生素等。

应用举例 荞麦叶藕节汤：荞麦叶100克，藕节4个，冰糖适量。水煎服。每天2次。适用于血热，妄行型原发性血小板减少性紫癜。

温馨提示

（1）体虚气弱者不宜多食。

（2）根据前人经验，荞麦忌与野鸡肉一同食用。

14. 燕麦

作用概说 燕麦性温，味甘，有补虚、止汗的功效，适用于产妇、婴幼儿、老年人、慢性病、脂肪肝、糖尿病、浮肿、习惯性便秘、体虚自汗、多汗、易汗、盗汗、高血压、高脂血症、动脉硬化等患者。燕麦可作为一种普通的粮食作物，营养价值很高，其蛋白质、脂肪的含量和所含热量在大米、小米、白面、高粱粉、玉米粉等9种粮食中居首位，尤其是脂肪的含量，是白面、大米的4~5倍，人体必需的8种氨基酸和维生素E的含量也高于白面和大米，微量元素钙、磷、铁等的含量也比较丰富。燕麦所含的燕麦精，具有谷类特有的香味。因此，有些地区把燕麦面汤作为产妇、婴幼儿、慢性疾病患者和空勤、海勤人员的食疗补品。现代研究表明，燕麦是动脉粥样硬化，高血压、冠心病患者的理想食物。燕麦中含有极其丰富的亚油酸，可占全部不饱和脂肪酸的35%~52%。30克精燕麦面中的亚油酸量，相当于10粒益寿灵或脉通。所以，这对脂肪肝、糖尿病、浮肿、便秘等病症也有辅助疗效，对老年人增强体力，延年益寿也是大有裨益的。目前，以此为原料精加工而成的麦片、燕麦饼干糕点、膨化燕麦料、速食燕麦片等已风靡全球。

应用举例 玉米燕麦粥：玉米粉150克，燕麦仁100克。将燕麦仁去杂质，洗净，放入锅内，加水适量煮至熟而开花，再用冷水调成的稀玉米糊徐徐倒入煮熟的燕麦仁锅内，用勺不停搅匀，烧沸后改用小火稍煮，即可出锅。适用于脂肪肝、糖尿病、浮肿、习惯性便秘等患者。

温馨提示 燕麦补虚，诸无所忌。

15. 谷芽

作用概说 谷芽性温，味甘，有健脾开胃、和中消食的作用，适用于宿食不化、消化不良、伤食胀满、不思纳谷等患者。宜煎水当茶饮，或用谷芽蒸馏取露，为谷芽露，用以代茶。

应用举例 麦芽煎：生谷芽、麦芽各15克，山药10克，莲子肉15克，水煎服，每天3次，每次40~60毫升。适用于肾病消化不良者。

16. 青稞

作用概说 性平，味咸。在我国西北、华北及内蒙、西藏等地区均有栽培。有健脾养胃、益气止泄、强筋力的作用。适用于脾胃气虚、倦怠无力、腹泻便溏、胸膈胀满等患者。《本草纲目拾遗》说，青稞能下气宽中，除湿发汗，宜于脾虚泄泻。现代研究表明，青稞含有蛋白质、脂肪、糖类、磷、钙等。

应用举例 青稞粥：青稞面60克，加水适量，煮稠粥食用，治慢性腹泻。

温馨提示 青稞为西南青藏高原居民的主食，不易消化，不宜多食；虚寒证者不宜食用。

17. 芝麻

作用概说 性平，味甘，有补肝、益肾、润肠、通乳、养发、强身体、延缓衰老的作用。在我国古代，芝麻历来被视为延年益寿食品。宋代大诗人苏东坡认为，芝麻能强身体，抗衰老，"以九蒸胡麻，同去皮茯苓，少入白蜜为面食，日久气力不衰，百病自去，此乃长生要诀"。现代研究证明，芝麻中的确含有防病抗老的物质，含亚油酸、棕榈酸、花牛酸等不饱和脂肪酸达60%，能有效地阻止动脉硬化，防止心血管疾病，特别是芝麻中还含有丰富的抗衰老物质维生素E。所以，古代养生学家陶弘景曾说："八谷之中，惟此为良，仙家作饭饵之，断谷长生。"

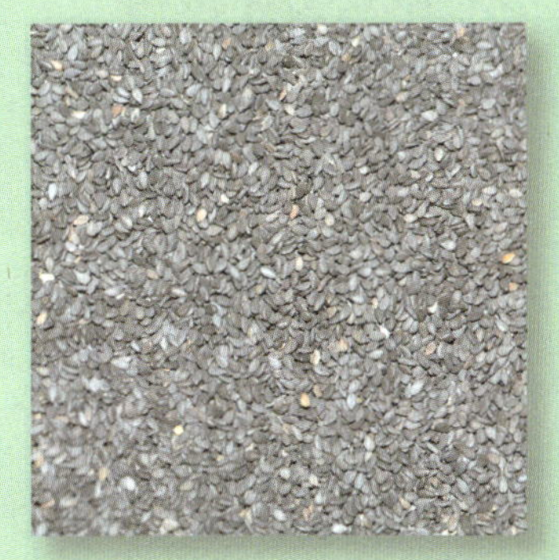

应用举例

（1）芝麻糊：芝麻适量炒熟，碾碎后加热开水调成糊状（可加少量白糖），即可。适用于肝肾不足所致的眩晕、眼花、视物不清、腰酸腿软、耳鸣耳聋、发枯发落、须发早白、妇女产后乳汁缺乏等，或身体虚弱、贫血、高脂血症、高血压、老年哮喘、肺结核及荨麻疹、习惯性便秘等患者。

（2）海参炖芝麻：海参30克，黑芝麻60克，炖服。有补肾益肾作用。

（3）芝桑桑椹糊：黑芝麻60克，桑椹60克，白糖10克，大米50克。将黑芝麻、桑椹、大米洗净后，一同放入盘中捣碎，再放入锅内加清水3碗，煮成糊状后，加入白糖即可食用。每天2次。可用来降低血脂。

温馨提示 慢性肠炎、便溏腹泻者忌食。

18. 黄豆

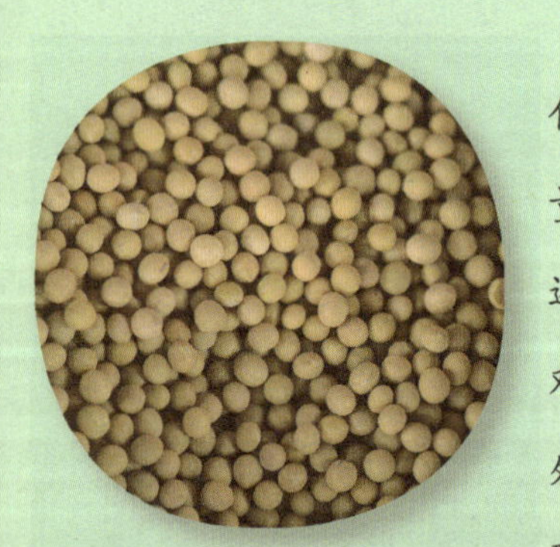

作用概说 性平，味甘，有健脾、补血、利水的作用。黄豆营养价值很高，每100克干黄豆中，蛋白质含量可达40克，甚至50克，其中包括人体8种必需氨基酸，还含丰富的天门冬氨酸、谷氨酸和微量胆碱。这些物质对加强人的脑细胞发育、增强记忆力和儿童发育都有好处。所含的卵磷脂和可溶性纤维有助于减少体内的胆固醇，所以又是高血压、冠心病患者的理想食品。黄豆中的铁、镁、钼、锰、铜、锌、硒等微量元素的含量也很高，尤其是铁，这对缺铁性贫血者有益。这些元素能促进酶的活性、激素分泌和新陈代谢。黄豆中还含有抑胰酶，对糖尿病有一定疗效。对于癌症患者，黄豆有着综合性的抗癌效果。

应用举例

（1）猪肉烧黄豆：五花猪肉500克，黄豆150克，洗净后加酱油、葱、姜煮。适用于儿童少年生长发育时期、高血压、冠心病、动脉硬化、高脂血症、糖尿病及气血不足、营养不良、缺铁性贫血、癌症等患者。黄豆适合煮熟后食用，炒食则壅气。

（2）黄豆汤：黄豆皮100克，水煎服，每天3次。适用于小儿积热便秘患者。

（3）猪肝黄豆煲：猪肝100克，洗净、切片，黄豆50克，加水煲至豆烂，每天分次食用。适用于肾病贫血患者。

温馨提示　黄豆较难消化，故每次不宜食之过多。

19. 饭豇豆

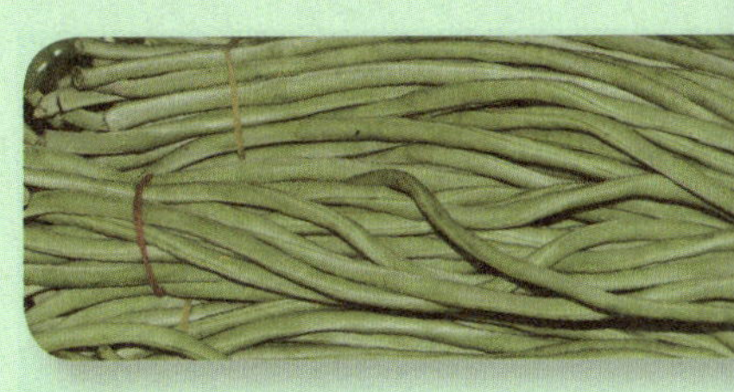

作用概说　性平，味甘咸，有健脾补肾、益气养胃的作用。饭豇豆的营养价值很高，含多量蛋白质、糖类、磷、钙、铁和维生素B_1、维生素B_2及尼克酸、食物纤维等，其中以磷的含量最丰富，每100克饭豇豆中含456毫克的磷，而且饭豇豆不寒不燥，作为日常食用，颇有益处。适用于脾胃虚弱、消化不良、食积腹胀、糖尿病、口渴、多尿者和妇女带下病及肾虚和肾功能衰弱、尿毒症等患者及老年人。

应用举例　嫩豆角可炒菜，豆粒可煮饭。适用于肾虚和肾功能衰弱、尿毒症患者以及老年人食用。

温馨提示　白豆性平益气，诸无所忌。

20. 豌豆

作用概说 性平，味甘，有和中、下气、利水、通乳的作用，适用于消渴（糖尿病）、腹胀、下肢浮肿、脚气、妇人产后乳汁不下等患者。豌豆的主要营养成分为蛋白质、脂肪、糖类、灰分、钙、磷、铁、维生素A原、维生素B_1、维生素B_2、维生素C、尼克酸和食物纤维等。豌豆的嫩头名碗豆头，又名豆苗，属蔬菜食品，含有丰富的钙质和维生素，适用于高血压、高脂血症、动脉硬化、糖尿病等患者。

应用举例 鲜蘑炒豌豆：鲜口蘑100克，鲜嫩豌豆150克，植物油、盐少许。适用于各型糖尿病以及腹胀、下肢浮肿、脚气、妇人产后乳汁不下等患者。

温馨提示 豌豆性平，诸无所忌。

21. 扁豆

作用概说 扁豆又名白扁豆，性平，味甘，有健脾气、化湿消暑的作用。扁豆的营养成分相当丰富，包括蛋白质、脂肪、糖类、钙、磷、铁及食物纤维、维生素A原、维生素B_1、维生素B_2、维生素C和泛酸、氰苷、酪氨酸酶等，扁豆衣的B族维生素含量特别丰富。此外，还有磷脂、蔗糖、葡萄糖。白扁豆与粳米煮粥，健脾之力更强，对脾胃素虚、食少便溏、夏季泻利或烦渴颇有效果，更为中老年人的长寿粥膳佳品。适用于脾虚便溏、饮食减少、慢性久泻，以及妇女脾虚带下、小儿疳积（单纯性消化不良）、夏季感

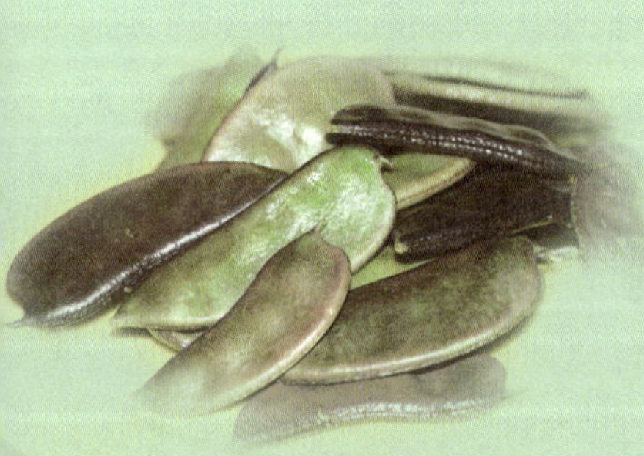

胃挟湿、急性胃肠炎、消化不良、癌症等患者。白扁豆有一定的抗癌功效。

应用举例

（1）扁豆山药粥：扁豆60克，怀山药60克，大米50克，煮粥服食。适用于暑湿困脾者。

（2）五品粥：生苡米50克，赤小豆50克，大芸豆30克，白扁豆30克，高粱米40克，加水煮烂成粥，每天早、晚各食1小碗。功效健脾、利湿、消肿。

温馨提示 白扁豆切忌生食，亦忌半生半熟吃。因为白扁豆中有一种凝血物质及溶血性皂素，如生食或炒不透吃，在食后3~4小时部分人可引起头痛、头昏、恶心、呕吐等中毒反应。

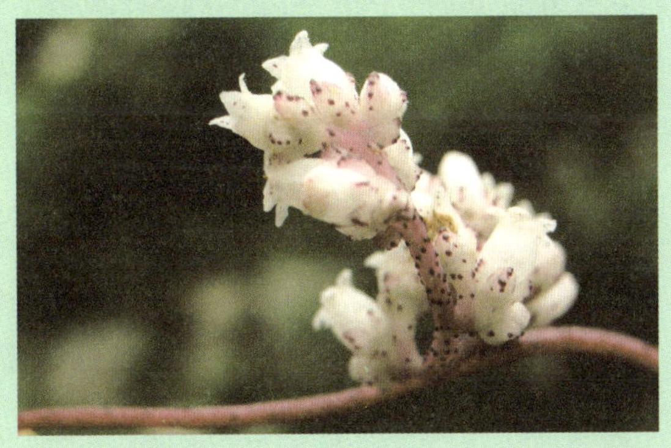

芦笋、茄子……品种繁多的蔬菜，看似普通，其实不然，蔬菜所含的众多物质中，有的具有很高的营养价值，还有的具有一定的药用价值，可以强肾护肾。因此，对于肾病的食疗，我们在选择五谷杂粮的同时，不应该忘记——

四时蔬菜——五菜为充

1. 萝卜

作用概说 萝卜又称莱菔。生者性凉，味甘辛；熟者性温，味甘。它的功效非常全面，如：健胃、消食、化痰、止咳、顺气、利尿、清热、生津、解酒、抗癌等。萝卜的营养成分主要是蛋白质、脂肪、糖类、B族维生素和大量的维生素C，尤其是维生素C，其含量比梨和苹果高8~10倍，*K*指数为8.54，表明其具有利尿、降压作用。现代医学研究表明，萝卜醇提取物有抗菌作用，还能使血压下降，适用于急性肾炎患者。此外，萝卜还有使人头发有光泽，防治头屑过多、头皮发痒的作用。

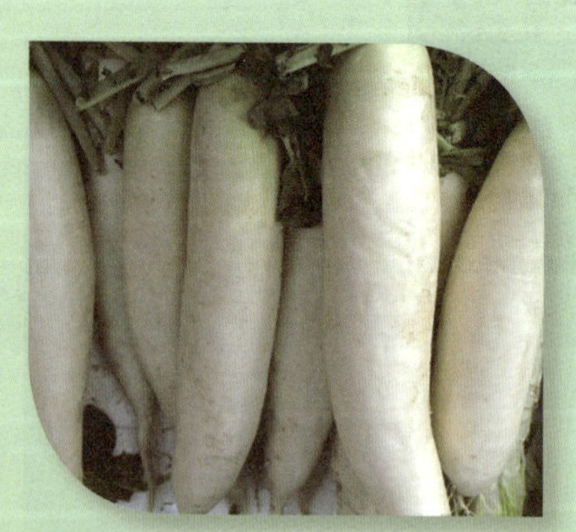

有临床医家介绍，萝卜还适用于肺出血、吐血、便血、鼻出血等患者。凡是急、慢性气管炎和矽肺患者咳嗽多痰，或痰嗽失音时可用；食积不消，胃满肚胀，嗳气吞酸，肠炎腹泻，急、慢性痢疾，以及便秘之人可食用；小儿百日咳者，可用鲜生萝卜汁混同等量的梨汁一同服食；高血压、高脂血

症、动脉硬化、癌症、饮酒过量、脂溢性皮炎、脂溢性脱发等患者也可食用。

另外，萝卜的叶子也是很有用的一味菜。它性平，味辛苦，有消食、理气、通乳的作用，适用于饮食过饱、胸膈痞满作呃、食积不消、妇人乳肿或产后乳汁不通者，以及中暑发痧、腹痛腹泻、急性胃肠炎等患者。

应用举例

（1）鲜萝卜炖鲍鱼： 鲜萝卜500克，干鲍鱼50克。萝卜洗净，切片，同鲍鱼煮熟食用。每天2次或隔天服食，连服15~20天。适用于肾病、妇科病下焦湿热者。

（2）止咳润肺汤： 鲜冬梨1个，切片，青萝卜60克，切片，冰糖、蜂蜜各适量，川贝母10克，加水适量，微火炖熟。频频饮之。本品有清肺化痰之功，对冬春肺燥咳嗽、老人痰多有一定治疗效果。

温馨提示

（1）体质虚弱、气血不足、脾胃虚寒者忌食生萝卜。

（2）一般来说，吃人参、西洋参、生地黄、何首乌之时忌吃生萝卜。但若服用人参、西洋参之后出现腹胀时，则可吃些生萝卜以除胀。

萝卜叶

作用概说 萝卜叶又名萝卜缨、莱菔叶，性平，味辛苦，有消食、理气、通乳的作用。

应用举例 清炒萝卜叶：萝卜叶洗净，常法烧煮。适用于饮食过饱、胸膈痞满作呃、食积不消、乳肿或产后乳汁不通者及中暑发痧、腹痛腹泻、急性胃肠炎等患者。

2. 荠菜

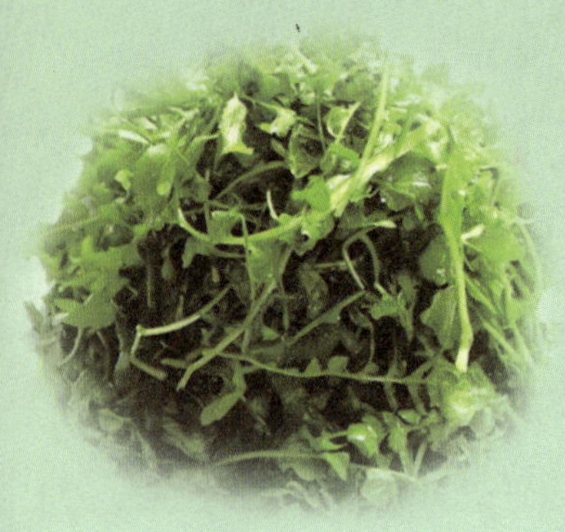

作用概说 荠菜性凉，味甘、淡，具有健脾、利水、止血、明目、降压的功效。

现代研究表明，荠菜的营养很丰富，所含蛋白质、粗纤维素相当高，而脂肪含量却很少。在每100克新鲜荠菜中，含有蛋白质5.3克，脂肪0.6克，糖6克，钙420毫克，磷73毫克，铁6.3毫克。尤为突出的是，荠菜含有维生素B_1、维生素B_2、维生素C、维生素E以及尼克酸、胡萝卜素等多种营养成分，而且含量十分高。在所含矿物质元素中，含钾、钙、镁、铁、锰、锌等都很高，而所含钠、磷则相对要低。其中，K指数为8.86，大于人体正常功能所需的3倍，具有很好的降压物质基础，且有利尿、祛湿的作用。

适用于内伤吐血、咯血、产后子宫出血、月经过多、便血、尿血、消化道溃疡出血、视网膜出血、乳糜尿、泌尿系结石、肾炎、水肿、高血压、胃溃疡、胃痉挛、痢疾、肠炎、腹泻、呕吐、目赤肿痛、结膜炎、夜盲、青光眼、眼底出血、目生翳障及小儿麻疹等患者。流行性感冒在流行传染期间食用，可起到预防效果。

应用举例

（1）荠菜淡菜汤： 荠菜、淡菜或芹菜各10~30克，每天煮汤喝，15天为1个疗程，对降压有效。

（2）荠菜粥： 新鲜荠菜250克，洗净，切碎，同粳米100~150克煮粥，作早点或夜宵用。适用于湿热内蕴型浮肿者。

（3）荠菜红衣粥： 荠菜150~250克（干荠菜花50~100克），红衣（花生米皮）5克，粳米100克。荠菜切细（若用荠菜花干品时，可加水煎取汁，去渣），和米、红衣加水常法煮粥，每天早、晚温服，坚持15天。适用于各种内出血患者。

温馨提示 荠菜的食法很多，可煸炒、煮汤，也可凉拌，还可以作馅料包馄饨、水饺、春卷等，食之不仅柔嫩清香，味纯鲜美，而且爽口开胃、利尿降压。

3. 韭菜

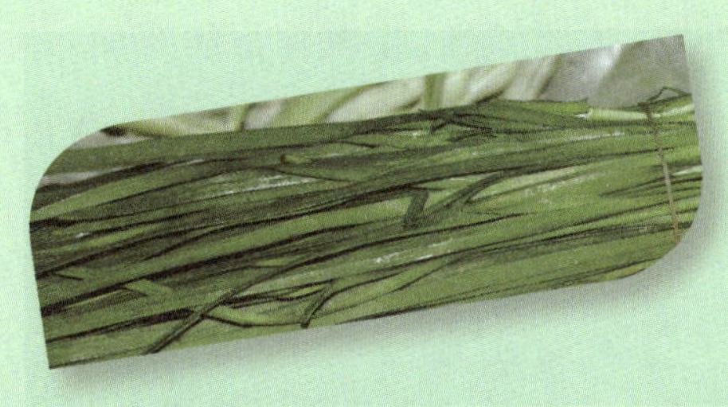

作用概说 韭菜又称为长生韭、扁菜、壮阳菜、起阳菜等，性温，味甘、辛，有健胃暖中、温肾助阳、散瘀活血的作用。现代营养学研究表明，韭菜含有蛋白质、糖类、脂肪、胡萝卜素，以及维生素B_1、维生素B_2、维生素C、维生素E和钙、磷、铁、钾、钠等营养素。每100克韭菜中，含钾247毫克，含钠8.1毫克，是典型的高钾低钠食物，其K指数为30.49，表明其有较好的降压、利尿作用。现代科学研究表明，韭菜除含蛋白质、脂肪、碳水化合物三大基础营养素外，尚含多种维生素及香精油等，不仅可杀菌消炎，还有降血脂、促进肠蠕动等作用，所以可辅助治疗便秘、冠心病，且对某些肿瘤有预防作用。

韭菜中所含的挥发油和硫化合物等，具有促进血液循环的作用。动物实验研究中还发现，韭菜所含较丰富的硫化物、苷类等物质，具有兴奋性器官的作用，有温补肾阳之功效，可治疗肾阳虚弱型慢性肾炎。中医认为，韭菜适用于阳痿、遗精、早泄、遗尿、尿频、行经小腹冷痛、产后乳汁不通、跌打损伤、吐血、尿血、噎膈反胃、大便干结、习惯性便秘、痔疮及癌症，尤其是食管癌、贲门癌、胃癌等患者。现代研究表明，韭菜中含有的挥发酶，能够激活巨噬细胞，防止癌细胞的转移，预防癌症的复发；另外，民间有一经验，对误吞针、钉及其他金属物者，整吃韭菜，可以将误吞物裹带而出。

应用举例

（1）韭菜炒虾米：韭菜150克，鲜虾50克，炒熟佐膳或酒。每周2~3次，连食4周。适用于命门火衰阳痿者。

（2）韭菜煮蛤蜊肉：韭菜250克，蛤蜊肉250克，料酒、姜、盐少许，煮熟饮汤食肉。适用于糖尿病肾阳不足者。

温馨提示

（1）韭菜性温，阴虚火旺者忌食，胃虚有热、溃疡病、眼疾、疮毒肿痛等患者忌食，否则会令痛痒加剧。

（2）夏季不宜多吃。根据民间经验，韭菜还不宜与蜂蜜、牛肉同吃。隔夜的韭菜也不宜食用。

（3）韭菜中还含有多量的硝酸盐，放置久了，硝酸盐易转化为亚硝酸盐。吃了这样的韭菜，容易引起不适，表现为头晕、恶心、呕吐、腹胀、腹泻等。民间还有一句关于韭菜的谚语，说的是“春香、夏辣、秋苦、冬甜”，春天的韭菜是最好吃的。春天吃韭菜能够帮助人体保养阳气，增强脾胃的功能。

4. 山药

作用概说 山药既是食品又是药。中医认为，山药性平，味甘，无

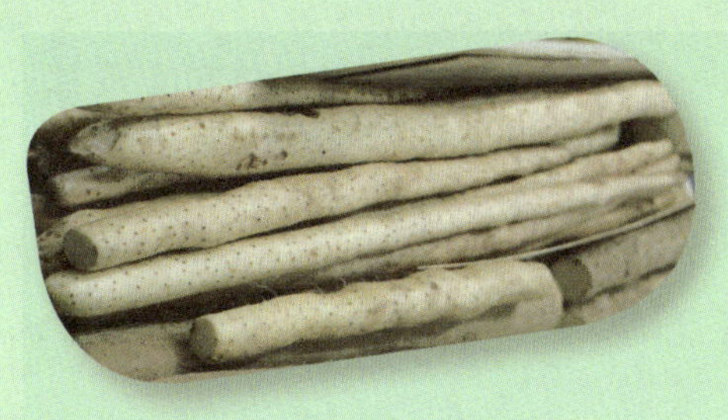

毒，有健脾胃、补肺气、益肾精、滋养强壮、滋润血脉的功效。

现代研究发现，山药所含脂肪量极低，而含有大量的黏液蛋白，能有效地预防心、脑、肾等血管系统的脂质沉积，可防止动脉粥样硬化过早发生，保持血管壁的弹性，对防治高血压、肾脏病、糖尿病等均有重要意义。山药除了含淀粉质、精蛋白外，还含有尿囊素、精氨酸、淀粉酶等，补而不腻，为食补佳品。山药煎汤服用或调制山药粥，能补肾益精、固涩止遗，经常食用可防治阳痿、早泄、遗精、腿软等。现代药理研究还发现，山药所含的多巴胺等活性成分有改善血液循环作用，并能扩张血管、降低血压。近代营养学研究还发现，山药每100克鲜品中，含钾量为213毫克，而含钠18.6毫克，其K指数为11.45，提示其有较好的温和降压、利尿作用。医学专家推崇，在慢性肾炎患者伴发或继发高血压病、高脂血症、肥胖症、糖尿病等患者中，运用山药配伍的食疗方法是适合的，坚持长期服食，可获得保持健康、达到康复的好效果。在防治慢性肾炎的食疗运用中，可单用山药水煎代茶饮，能滋阴补肾、生津止渴、利尿降压。日用量可60~250克。若研末吞服，每次可用至10克。由于大量栽培，人们在菜市场均可采购到新鲜的山药，或烹饪菜肴，或调羹煮粥，随餐服食。适用于病后虚羸、脾胃气虚、慢性脾虚便溏、长期腹泻、食欲不振、神疲倦怠、妇女脾虚带下，肺肾不足所致的虚劳咳喘、遗精盗汗、夜尿频多及糖尿病患者口渴、多尿、善饥等患者。

应用举例

（1）山药粥：小米、大枣、赤小豆、山药（鲜）各适量，加水共煮成粥，经常服用。适用于慢性肾衰竭、贫血等患者。有健脾利水、和胃养血的功效。

（2）龙眼山药粥：龙眼肉5枚，怀山药50克，粳米50克，早上煮粥吃。10天为1个疗程，停5天后再食，一般用3个疗程。适用于心脾两亏的阳痿患者。

（3）胡桃泥：胡桃仁250克，山药100克。将胡桃仁浸在含盐10克的冷开水中，5分钟后取出，放进微波炉转3分钟，再用粉碎机捣烂，与炒熟的山药粉混合拌匀，每次30克，开水送服。经常食用，有助于强身健体，调节代谢。

温馨提示 历代医家都极推崇山药的保健养生作用，认为久服可轻身，不饥，延年。现代研究发现，山药中所含的淀粉酶能分解成蛋白质及碳水化合物，辅助消化，具有滋补的功效。这种淀粉酶在45~55℃时，糖化力最强，在3小时内可以消化5倍量的淀粉，但在持久的高热中久煎，功效可能丧失，因此，在煎煮时，不宜过久。

5. 胡萝卜

作用概说 胡萝卜又名红萝卜、金笋、丁香萝卜等，性平，味甘，有健脾、补血、助消化、助发育、降压、强心、抗炎、抗过敏的作用。现代研究表明，胡萝卜中含有的琥珀酸钾盐，有降低血压的作用。对急性肾炎患者高血压症状有较好的辅助治疗作用，且胡萝卜所含的维生素有维护机体上皮细胞的完整性和正常的新陈代谢功能，并能使机体免遭细菌、病毒感染。

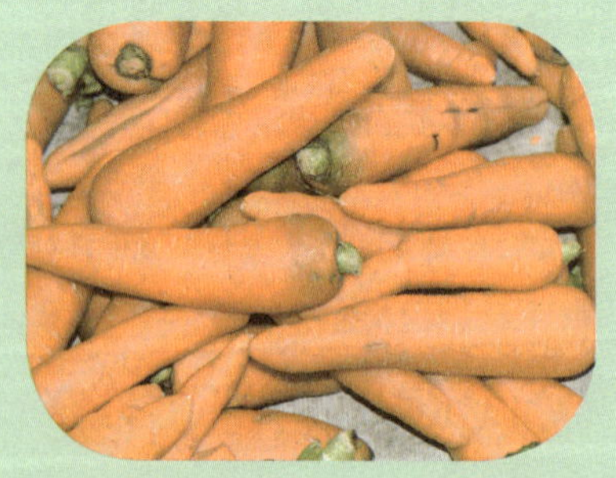

有报道说，胡萝卜还含有一种免疫能力很强的物质——木质素，它可以提高人体巨噬细胞的能力，减少感冒及咽、扁桃体感染等诱发急性肾炎的概率。适用于脾胃气虚、贫血、营养不良、食欲不振、癌症、高血压、胆石症及长期与水银接触、皮肤粗糙、头皮发痒、头皮屑过多、夜盲症、眼干燥症等患者。因为这类情况大多是由于缺乏维生素A所致，而胡萝卜中含有丰富的胡萝卜素，人体摄入后，就会转化成维生素A。胡萝卜的营养有两大特点，一是含糖量高于一般的蔬菜，并有一种芳香甜味；二是含有丰富的胡萝卜素。关于胡萝卜的驱汞作用，国内外杂志均有报道，并指出胡萝卜中的果胶物质，可与汞结合，有加速排出人体内汞离子的功能。所以，国外有些部门已经把胡萝卜作为经常接触汞的人们的保健食品之一。由于胡萝卜含丰富的维生素A，有利于儿童的牙齿和骨骼的发育，对青少年的发育成长有帮助。

应用举例

（1）蒸胡萝卜：应用洗净后的胡萝卜，蒸熟服食。适用于急性肾炎水肿者，一般食后第1天，尿量显著增加，连食1周，水肿可明显消退。

（2）胡萝卜汁：生胡萝卜洗净，榨汁，每天约需1 000毫升，分次饮服。现代研究表明，高血压患者饮胡萝卜汁，有明显的降压作用。

温馨提示

（1）胡萝卜忌与过多的醋同食，否则容易破坏其中的胡萝卜素。

（2）胡萝卜虽是有益的蔬菜，但不宜吃得太多。因为胡萝卜素为脂溶性维生素，大量食用会贮藏于人体内，使皮肤的黄色素增加，当然这对健康无大碍，停食2~3个月后会自行消退。

6. 莲藕

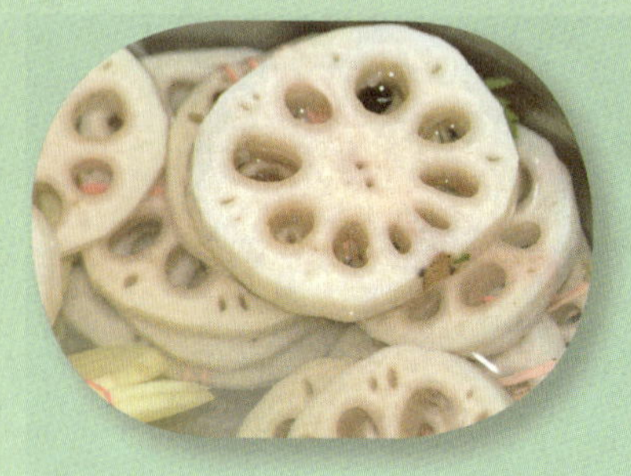

作用概说 莲藕在煮熟之前是性寒，味甘，有清热、凉血、止血、散瘀的功效；而熟藕性温，味甘，有健脾、开胃、养血的功效。新鲜的莲藕含丰富的蛋白质、糖类、钙、磷、铁和多种维生素，其中以维生素C的含量特别高，食物纤维含量也高。若将老藕制成藕粉，极易消化吸收，更适用于一切虚弱者，故清代名医王孟英说："藕粉为产后、病后、衰老、虚劳妙品。"因莲藕含有丰富的丹宁酸，丹宁酸具有收敛性和收缩血管故能止血。莲藕中的食物纤维能够刺激肠道，治疗便秘，促进有害物质的排出，减少胆固醇和糖类，具有预防糖尿病和高血压的作用。现代科学研究结果也充分证实，藕粉更专益血止血。藕在江南一带产量丰富，从《食物成分表》中所列出浙江杭州藕粉检测值看出，每100克藕粉中含铁量可高达41.8毫克，远比每100克藕（即鲜藕）中所含铁1.4毫克要高得多，简单比算要高29倍。铁是人体造血的重要原料，所以服用含铁丰富的藕粉可有效地防治缺铁性贫血。慢性肾炎（以及伴急性发作）和急性肾炎患者，时有尿血导致红细胞的丢失，并继发贫血等病症，运用藕及藕粉于食疗之中，有较好的辅助治疗作用。

应用举例

（1）鲜藕：鲜藕生食或打汁饮用。适用于高热患者烦热口渴，及血友病、高血压、糖尿病、肝病、便秘、脾胃气虚之食欲不振、缺铁性贫血和营养不良等患者。

（2）五汁饮：鲜藕、鲜梨、鲜生地黄、生甘蔗，以上诸品各500克，切碎，以食品榨汁机榨汁，分2~3次服完。适用于慢性肾功能不全有鼻出血者。

温馨提示

（1）生藕性偏凉，脾胃虚寒者忌食生藕。

（2）煮藕忌选铁锅。

（3）食用藕粉一般无特别禁忌，对慢性肾炎伴糖尿病患者来说，每天用量应控制在30克以内，且不用糖调味。

（4）另外要注意的是无论生食嫩藕，或煮食老藕都不应过量，尤其是以糯米等塞进藕孔后蒸食制品，服食量应控制在100~150克范围内。

7. 莴苣

作用概说 莴苣又名白苣、莴菜、千金菜、莴笋等，性凉，味甘、苦，有通乳汁、助发育、消水肿的作用。

莴苣的营养成分很多，包括蛋白质、脂肪、糖类、灰分、维生素A原、维生素B_1、维生素B_2、维生素C，及微量元素钙、磷、铁、钾、镁、硅等和食物纤维，故可增进骨骼、毛发、皮肤的发育，有助于人的生长。近年的研究发现，莴苣中含有一种芳香烃羟化酯，能够分解食物中的致癌物质亚硝胺，防止癌细胞的形成，对于消化系统的肝癌、胃癌等，有一定的预防作用，也可缓解癌症患者放疗或化疗的反应。无怪乎当今日本人视莴苣为抗癌蔬菜，经常食用。适用于儿童少年生长发育时、小便不通、尿血、水肿、孕妇产后缺奶或乳汁不通及癌症等患者。

应用举例

鲜拌莴苣：鲜莴苣250克，食盐、料酒适量。将莴苣洗净，去皮，切丝备用，以食盐、料酒调拌分顿佐餐食用。适用于产妇乳少、小便少等患者。

温馨提示 脾胃虚寒、腹泻便溏者忌食。

8. 番薯

作用概说 番薯又称红薯、地瓜等，性平，味甘，有健脾胃、补中气、通便秘的作用。番薯所含的大量胶原和黏液多糖类物质，可防止肝肾疾病。它含有大量的糖类、蛋白质、脂肪和各种维生素及矿物质，营养很丰富。其中蛋白质含量超过了大米和白面。粮食中维生素C和胡萝卜素含量甚微，而番薯中却很丰富。红皮黄心薯所含维生素A原较多，可治疗夜盲症。番薯所含的糖类，主要由麦芽糖和葡萄糖所组成，甜味比较温和。它所含的淀粉酶，在鲜薯贮存期间，能继续使淀粉分解为麦芽糖，所以，贮存一段时间后再吃就会更甜。适用于脾胃气虚、营养不良、习惯性便秘、癌症、慢性肝病和肾病、夜盲症等患者。

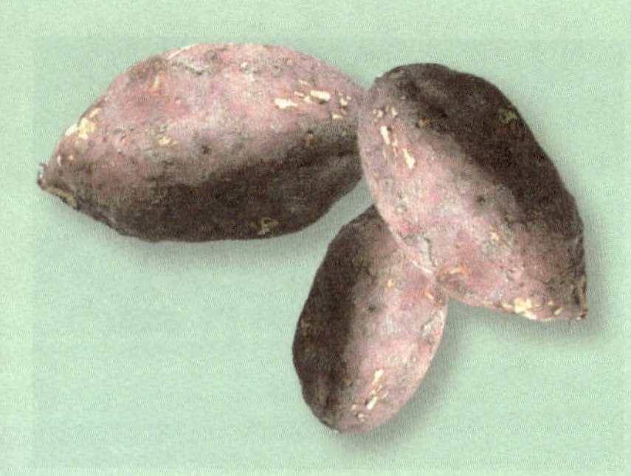

另外，番薯藤性微凉，味甘、涩，无毒，适用于夜盲症、便秘和产后乳汁不通、糖尿病等患者。

应用举例

（1）番薯叶： 取鲜番薯叶50克，冬瓜100克切碎，加适量水炖熟，每天1剂，疗程不限；又有用鲜红薯叶100克，鲜冬瓜适量，水煎服。适用于糖尿病患者。

（2）番薯叶猪肉汤： 番薯叶300克，猪腩肉适量，煎汤。尽量饮之，治妇人乳少。

温馨提示

（1）煮熟的番薯宜趁热服食，切忌冷后食用，否则易引起泛吐酸水。

（2）生了黑斑病的番薯有毒，不可食。

9. 茄子

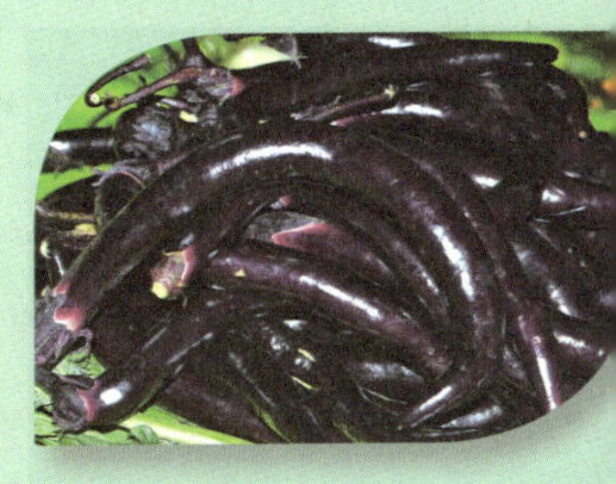

作用概说 茄子又名矮瓜、昆仑瓜、东风菜、落苏、白茄、紫茄等，性凉，味甘，具有清热、消肿利尿、健脾和胃的功效。茄子含有丰富的营养物质，含有蛋白质、脂肪、糖类、胡萝卜素和维生素B_1、维生素B_2、维生素C、维生素P、维生素E，并含钾、钠、钙、铁、锰、锌、铜、磷、硒等人体必需的矿物质。现代营养学分析表明，每100克鲜品茄子中含钾142毫克，含钠5.4毫克，其K指数为26.39，对慢性肾炎患者来说，经常食用茄子，可补充机体必需的钾，并促使钠的排泄，有降压、利尿的作用。尤其值得一提的是，茄子（特别是紫茄）含有丰富的维生素P（即芦丁），每100克食部所含维生素P可高达700毫克，因而具有特殊的功能，可以降低人体毛细血管的脆性和通透性，增强毛细血管和体细胞间的黏合力，并增强修补（修复）能力，使毛细血管能保持正常功能状态，并可使其弹性和生理功能得到加强，有防止血管破裂出血的作用。所以，茄子是强化血管功能的食物。因而，茄子无论对慢性肾炎（或其急性发作），还是对急性肾炎患者，均是食疗妙品。适用于发热、便秘、乳腺炎、高血压、眼底出血、咯血、动脉硬化、皮肤紫斑症等患者，并具有一定抗癌功效。

应用举例

（1）蒜泥茄子：紫茄子带皮蒸熟，加入蒜泥和食盐、味精等，拌成凉菜。可防癌抗癌。适用于多种癌症的辅助食疗。

（2）茄子红椒水：每天中午取茄子根与干红辣椒各适量，煮水，趁热浸洗冬天冻疮患处。每天1次，连续1~10天。

温馨提示

（1）过老的茄子忌食。茄科植物都含有一定的茄碱，这是对人体有害的物质，在生理成熟期的茄子中含量更多，所以，这个时期的茄子不宜多吃。

（2）根据前人经验，凡是虚寒腹泻、皮肤疮疡、孕妇，以及目疾患者忌食。

10. 冬瓜

作用概说　冬瓜又名枕瓜、东瓜、白瓜等，性凉，味甘、淡有清热、消痰、利水、解毒、减肥的作用。它既是利湿化痰防治“痰湿型”体质的减肥食品，又是治疗肾病水肿的良药。冬瓜不含脂肪，含钠也低。冬瓜起利尿作用的主要是皮，所以冬瓜在治疗肾病时宜连皮一块吃。冬瓜配赤小豆，利尿祛湿化痰的作用更强，常吃可以改变“痰湿型”体质。但“木火型”体质的人，多吃则会利尿伤阴，使阴越虚，火越旺，所以不宜常吃。适用于肾脏病水肿、妊娠浮肿、肝硬化腹水、胀满、脚气、糖尿病、痰吼咳喘、泻痢、痈肿、癌症等患者。冬瓜还是减肥佳蔬，同时也是暑热天的清热佳品，尤其适合于怀孕妇女。古代《孟诜食疗方》是以冬瓜去皮，每天饭后吃60~90克，治糖尿病。

应用举例

（1）鲤鱼冬瓜汤：鲤鱼1条，赤小豆30克，冬瓜1 500克，大葱5棵。鱼去鳞及内脏并洗净，加水5碗与赤小豆、冬瓜、大葱共同煮至3碗汤。每天1剂，连服7~8天，吃鱼喝汤后盖被发汗。适用于恶寒发热、头晕、咽喉肿、小便不利、色黄或赤等患者，以利水为主。

（2）三皮红枣汤：葫芦皮、冬瓜皮、西瓜皮各30克，红枣10克。上料同放锅内加水约400毫升，煎至约150毫升，去渣饮汤。治水肿，每天1剂，至浮肿消退为止。

温馨提示　脾肾阳虚、久病滑泄者忌食。

11. 大蒜

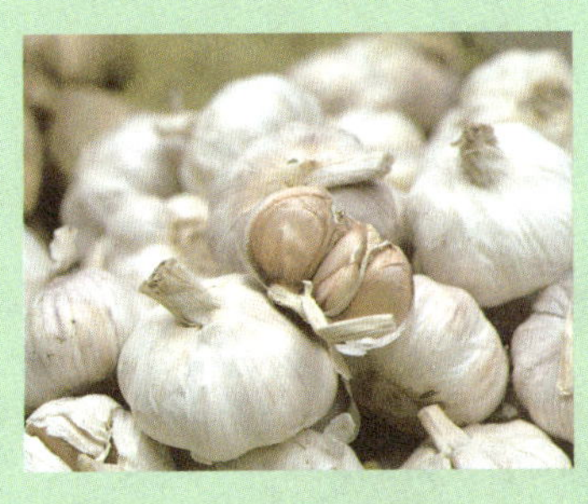

作用概说　大蒜又名独头蒜、胡蒜、紫皮蒜等，性温，味辛，有健胃、杀菌、散寒的作用。大蒜属于一种日常的菜类和调料，由于它具有显著的广谱抗菌作用，所以，对一些感染性疾病，如春季的呼吸道传染病（包括流脑、流感）流行时，夏秋季肠道传染病（包括伤寒、副伤寒、菌痢）流行时，宜常吃些生大蒜，有预防作用。大蒜可以促进胃酸分泌、助消化。大蒜中含有一种"配糖体"，有降低血压作用。适用于肺结核、癌症、高血压和动脉硬化、铅中毒及胃酸减少和胃酸缺乏等患者。大蒜防病治病，宜生用，不宜熟用，因大蒜素有一种挥发性油类，加热会被破坏。

大蒜的茎叶又名青蒜，性温，味辛，能醒脾气、消谷食。多吃令人胃中痰动、心胃嘈杂、伤肝、昏眼目，咳嗽者忌食。

应用举例 大蒜烧鲫鱼：鲫鱼1条，约重250克，剖腹去内脏，洗净，装入大蒜末10克，外包干净白纸，用水湿透，放入谷糠内烧熟。鱼蒜全食，有条件者每天1条。适用于慢性肾炎及营养不良性水肿等患者。

温馨提示

（1）凡阴虚火旺者，如经常出现面红，午后低热，口干便秘，烦热等忌食大蒜，因大蒜多吃可动火耗血。

（2）有胃溃疡及十二指肠溃疡或慢性胃炎的患者忌食大蒜，因大蒜可刺激胃黏膜，使胃酸增多。

（3）患有目疾、口齿喉舌疾病者，忌食大蒜，大蒜有碍视力。

（4）根据前人经验，大蒜忌与蜂蜜一同食用。

12. 番茄

作用概说 番茄又名西红柿、洋柿子等，性微寒，味甘、酸，有生津止渴、健胃消食的作用。西红柿肉厚汁多，营养丰富，酸甜可口。每500克西红柿中含糖9克，脂肪1.4克，蛋白质2.8克，维生素A 1.6毫克，维生素B_1 0.14毫克，维生素B_2 0.1毫克，维生素C 55毫克，维生素P 2.5毫克；又含钙38毫克，磷174毫克，铁L 9毫克，镁75毫克，钾1 250毫克，钠50毫克，氯190毫克。它所含的这些维生素和矿物质的量，相当于1 250克苹果，或1 500克香蕉，或2 000克的梨子，或者2 000克葡萄。营养学家研究表明，一个人每天吃200~400克新鲜西红柿，就基本上可以满足人体所需要的维生素A、维生素B_1、维生素C及矿物质的营养。维生素C容易被氧化，怕热，怕光又怕碱，在我们常吃的蔬菜中，一般均不耐煮，如煮3分钟，蔬菜中的维生素C会损失2%，再煮15分钟左右，维生素C就会损失30%。而西红柿的最大特点是，它含有柠檬酸、苹果酸，而维生素C又存在于酸性环境中，烹调时不易被破坏，其维生素C损失也较少，这是其他蔬菜所不及的。适用于发热口干、暑热烦渴、食欲不振及高血压、肾脏病、心脏病、肝炎、眼底出血等患者。

应用举例

（1）番茄鸡蛋汤：番茄叶5~10克，鸡蛋1个，菠菜少许，食盐、味精适量。将鸡蛋磕入碗中搅散备用。番茄叶水煎，去渣取汁，加入鸡蛋、菠菜、食盐，煮沸加味精即成。

（2）番茄天麻饮：红番茄100克，洗净，绞汁；天麻10克，浓煎取汁，再将二汁合并混匀。温服，每次30毫升，每天2次。适用于高血压伴有高脂血症患者。

温馨提示

（1）番茄性寒，胃寒者忌食生冷番茄。

（2）据中医药理研究发现，西红柿还具有清热解毒、凉血平肝、降低血压的作用。患有高血压、心脏病、肝炎等患者，如能坚持每天生食1~2个西红柿，对身体健康是大有好处的。

13. 银耳

作用概说 银耳又名白木耳，性平，味甘、淡，有滋阴、润肺、养胃、生津、益气、补脑、强心的作用。银耳是著名的珍贵营养品，含丰富

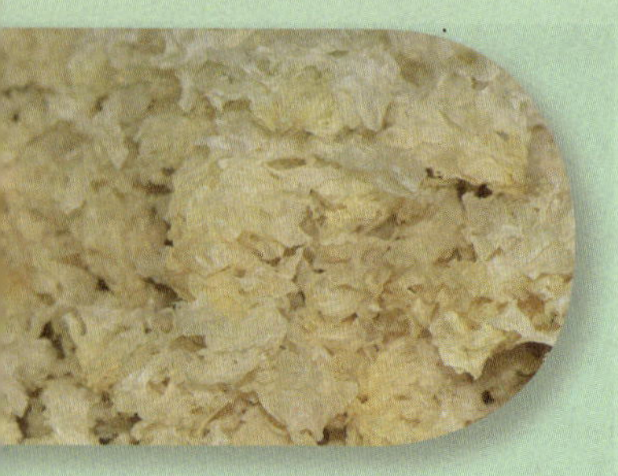

的胶原蛋白、维生素B_1、维生素B_2和维生素C，其中18种氨基酸中有7种为人体必需氨基酸，此外尚有脂肪，矿物质钙、磷、铁等。现代药理研究还表明，白木耳能促进机体淋巴细胞的转化，提高免疫功能，对多种肿瘤有抑制作用，是癌症患者的保健食品。银耳的K指数＞19.34，提示经常适量服食银耳食品具有降压、利尿的功效。现代药理研究还提示，银耳服食后，可促进T细胞和B细胞增多，能提高淋巴细胞的“战斗力”，从而增强肾炎患者的免疫功能；药理实验还表明，银耳能兴奋肾炎患者的造血功能。

银耳适用于肺热津伤、燥咳无痰，或咳痰带血、虚劳咳嗽，包括慢性支气管炎和肺心病、咽喉干燥、声音嘶哑、高血压、血管硬化、眼底出血和慢性肾炎及身体羸瘦、营养不良、病后产后虚弱、老年人皮肤干燥引起的瘙痒等患者，尤其适用于癌症患者及放疗、化疗后食用。

应用举例

（1）菠菜银耳汤：鲜菠菜根150~200克，银耳20克，共煎汤，饮汤食银耳。适用于糖尿病大便秘结者。

（2）木耳粥：银耳5~10克（或黑木耳30克），粳米100克，大枣3枚。先浸泡银耳，再将粳米、大枣煮熟后加入银耳，煮粥食用。

14. 旱芹

作用概说 旱芹又名药芹、芹菜、香芹等，性凉，味甘、苦，具有平肝清热、祛风利湿等功效。旱芹的叶、根、花、苗均可供药用。旱芹含有丰富的维生素A原、维生素B_1、维生素B_2、维生素C和维生素P，其钙、铁、磷等微量元素含量也较高，此外还有蛋白质、甘露醇和食物纤维等成分。旱芹能增强性功能，保持肌肤健美，特别是对于女性，常食可以促进荷尔蒙的分泌，改善月经不调和更年期障碍，更可保持肌肤弹力。

适用于高血压、高脂血症、血管硬化、糖尿病，或平素肝火偏旺，经常头痛头晕、面红目赤、小便不利、尿血淋痛、水肿、乳糜尿、小便浑浊及缺铁性贫血等患者。

应用举例

（1）芹菜粥：鲜旱芹60~100克、切碎，粳米50克，煮粥食用。适用于糖尿病合并高血压患者。

（2）枸杞芹菜鱼片汤：鲩鱼肉60克，枸杞叶250克，旱芹120克，生姜3片。将枸杞叶扎成一团，加适量盐、姜丝、芡粉；油拌匀，先将枸杞叶加适量清水，文火煮沸约10分钟，下鱼肉稍煮至刚熟，调味即成。适用于高血压患者。

温馨提示 由于芹菜性凉，凡脾胃虚弱、大便溏薄者，其用量宜减半。

15. 芡实

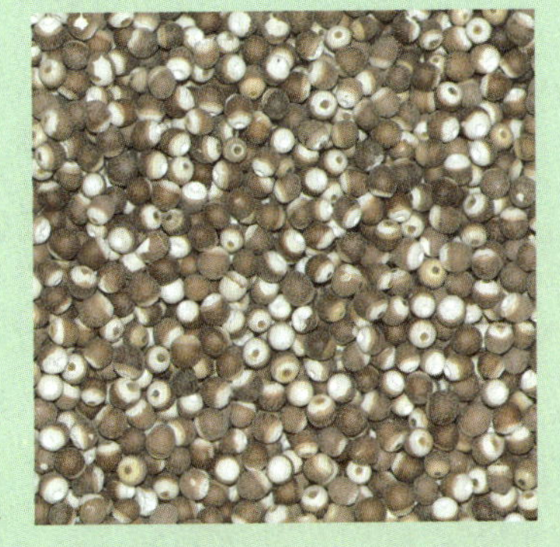

作用概说 芡实又称鸡头米，性平，味甘、涩，有补中益气、滋养强身、固肾涩精、健脾止泻的作用。营养学研究表明，芡实营养丰富，在每100克干品芡实中，含蛋白质4.4克，脂肪0.2克，碳水化合物32克，粗纤维0.4克，灰分0.5克，钙9毫克，磷110毫克，铁

0.4毫克，以及硫胺素、核黄素、尼克酸、维生素C等。现代研究表明，芡实有良好的降低蛋白尿作用。

适用于脾虚白带频多、肾亏腰脊酸痛、老年人小便频数者、体虚遗尿，及肾虚梦遗滑精、早泄，脾虚便溏、慢性腹泻（包括慢性肠炎、五更泄泻等）患者。芡实宜与莲子肉、怀山药、白扁豆之类食物一同食用。

《本草新编》说："芡实不特益精，且能涩精补肾，与山药并用，各为末，日日米饮调服。"

应用举例 芡实煲老鸭：芡实100克，老鸭1只，将鸭宰杀，去毛、内脏，洗净，芡实洗净，放入鸭腹内，然后置锅中，加清水、葱、姜、料酒适量，武火煮沸后改用文火再煮2小时，至鸭烂熟，加味精调味服食。适用于肾虚水肿。

温馨提示

（1）芡实性涩滞气，切忌一次食之过多，否则难以消化。

（2）大便干结或腹胀患者最好不要食用。

16. 南瓜

作用概说 南瓜又名北瓜、饭瓜、番瓜等，性温，味甘，有补中益气、降血脂、降血糖的作用。南瓜中所含的大量果胶，在肠道内被充分吸收后，可形成一种胶状物质，能延缓对脂质的吸收。果胶还能和体内过剩的胆固醇粘结在一起，从而降低血液胆固醇的含量，起到防止动脉硬化的作用。南瓜所含的纤维素，具有良好的降脂减脂效果和通便作用。南瓜是一种低糖、低热量的食品，含有多种微量元素，其中钴的含量

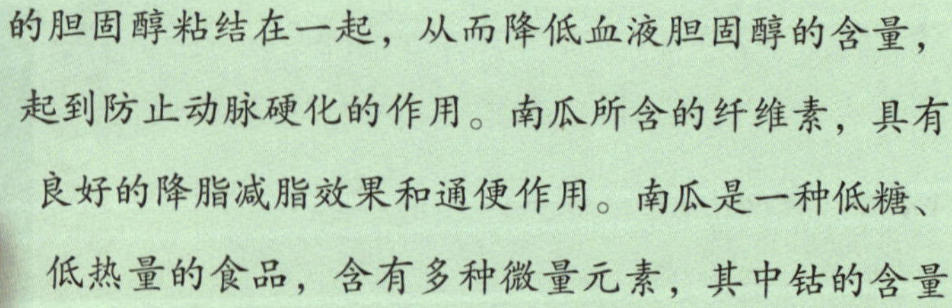

为所有蔬菜类之冠。钴是胰岛β细胞所必需的微量元素，可促使糖尿病患者胰岛素分泌趋于正常。南瓜有较好的抗毒能力，它能粘结和消除铅、汞等有毒金属，降低亚硝酸盐的致癌性，增强肝肾细胞的再生能力，起到抵御环境中毒的作用。所以也适用于癌症患者。另有一种金瓜，形如南瓜而较小，外果皮红黄色，俗名也叫"南瓜"，又称"北瓜"，民间用来治哮喘。适用于高血压、冠心病、糖尿病、高脂血症及肥胖之人和中老年便秘等患者，尤其适用于同铅、汞等有毒金属密切接触者。

应用举例 南瓜绿豆汤：南瓜450克，绿豆200克。将南瓜洗净，去瓤、皮，切块，绿豆洗净，一同放入锅内，加水文火煮至绿豆烂熟即成。

温馨提示

（1）患有脚气、黄疸以及气滞湿阻之病者忌食。

（2）南瓜忌与羊肉同食。

17. 葱

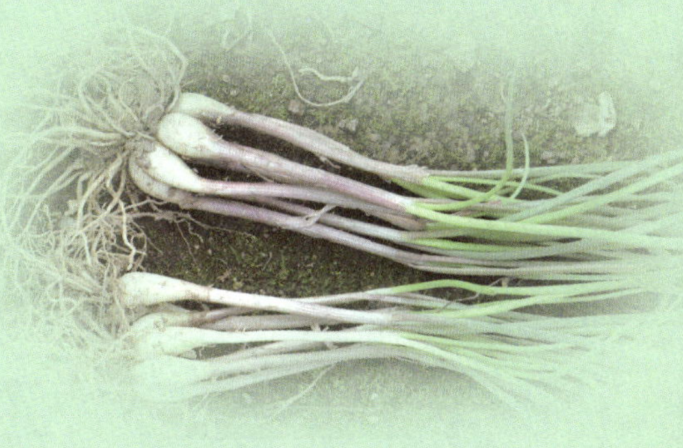

作用概说 葱又名大葱、小葱、青葱、四季葱等，性温，味辛，有散寒、健胃、发汗、祛痰、杀菌的作用。葱主要含有蛋白质、脂肪、糖类、维生素A原、维生素B_1、维生素B_2、维生素C、钙、铁、磷、镁以及食物纤维等。葱的白色部分不含维生素A原，但绿色部分含维生素A原及钙质特别多。

应用举例

（1）适用于伤风感冒、发热无汗、头痛鼻塞、咳嗽痰多者。

（2）适用于腹部受寒引起的腹痛、腹泻者。

（3）适用于胃寒之食欲不振、胃口不开者。

（4）适用于烧鱼、烧肉之时作为调味品用。

温馨提示

（1）表虚多汗自汗者忌食。

（2）患有狐臭者忌食。

（3）根据前人经验，葱不可与蜂蜜、大枣、杨梅和野鸡一同食用。

（4）在服用中药生地黄、常山、何首乌之时，也忌食葱。

18. 平菇

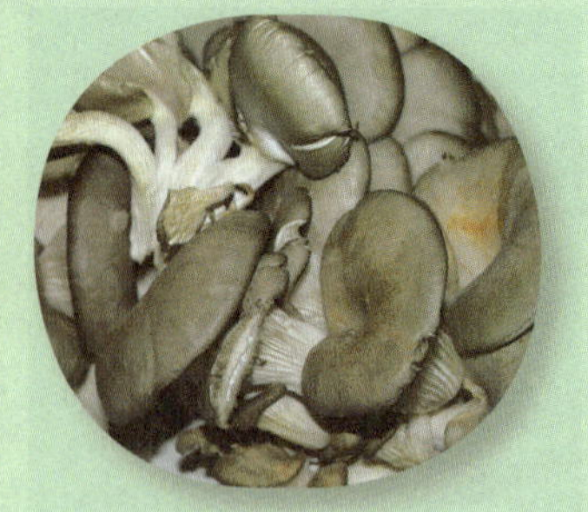

作用概说 平菇又名侧耳，性平，味甘，有补虚、抗癌的作用。平菇的营养很丰富，它含有18种氨基酸，包括8种人体必需氨基酸。在每100克干平菇中，含粗蛋白27克，是鸡蛋的2.6倍，猪肉的1.5倍；而含脂肪较少、仅1.5克，纤维素8.3克，还含有丰富的维生素类以及钙、磷、铁等微量元素。这对于增进人体营养，改善人体新陈代谢，增强体质，调节自主神经等颇有益处。平菇还是一种抗癌食品，具有直接的防癌抗癌作用。适用于体质虚弱、气血不足、营养不良、癌症、高血压、高脂血症、动脉硬化、冠心病等患者。

应用举例

（1）蘑菇鲫鱼汤：鲜蘑菇100克，鲜鲫鱼1条，放少量盐，清炖，喝汤。适用于传染性肝炎、白细胞减少症、小儿麻疹透发不快，或各种癌症术后防止转移等患者。

（2）蘑菇饮：鲜蘑菇3克，水煎去渣服，每天3次。适用于体质虚弱、气血不足、水肿者。

温馨提示 平菇补虚，诸无所忌。

19. 丝瓜

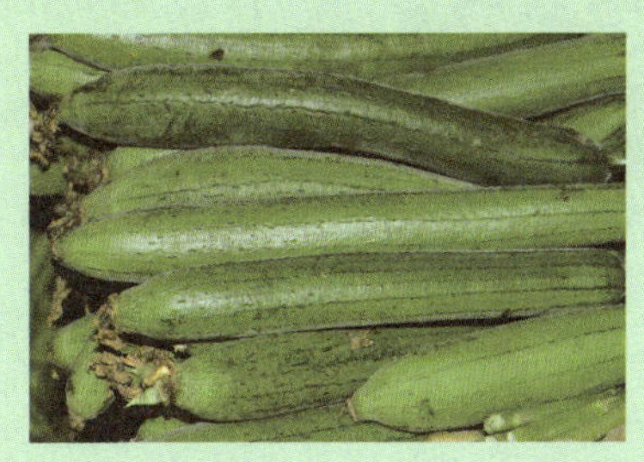

作用概说 丝瓜性凉，味甘，有清热、凉血、化痰、解毒、安胎、通乳的作用。现代营养学研究表明，丝瓜是低热能、低脂肪、含糖量低的食物。丝瓜含钾较高（*K*指数>44），丝瓜的果实含皂苷、丝瓜苦味质、多量黏液及钙、镁、磷等矿物质。丝瓜的汁液含皂苷、黏液、木聚糖以及蛋白质、脂肪、维生素B_2、维生素C、维生素E和类胡萝卜素等成分。丝瓜适用于急性肾炎伴血压升高、浮肿的患者。不仅有清热解毒、利尿降压、消除浮肿等作用，而且对兼有糖尿病、皮肤病等患者也有较好的辅助治疗作用。由于丝瓜性凉，过量食用能滑肠致泻，故脾胃阳虚、大肠不固者慎用。适用于热病期间身热烦渴、痰喘咳嗽、肠风痔漏，以及夏季疖肿、妇女带下、孕妇产后乳汁不通等患者。食用以嫩者为美，药用以老者为优。

应用举例 柴胡丝瓜薏苡仁汤：柴胡30克，嫩丝瓜1条，薏苡仁50克。柴胡入锅加水，煎煮后去渣留汁，嫩丝瓜去皮，切段，薏苡仁用柴胡汁煮烂，再加丝瓜煮5分钟即成。柴胡有清热凉血疏肝作用，丝瓜味甘性凉，能凉血解毒，适用于系统性红斑早期有发热或感冒时。

温馨提示 脾胃虚寒、大便溏薄者忌食。

20. 黑木耳

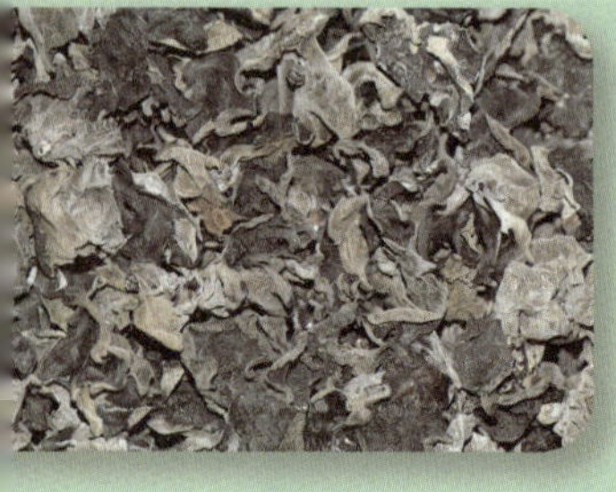

作用概说 黑木耳性平，味甘，有滋养益胃、补气强身、补血止血的作用。黑木耳营养非常丰富，被人们称为“素中之荤”，它具有润肺和清涤胃肠，帮助消化纤维一类物质的特殊功能。有些学者认为它是纺织工人、理发员和一部分矿业工人的保健食品。据分析，在每100克黑木耳的干品中，含蛋白质10.6克，脂肪0.2克，碳水化合物65克，钙357毫克，磷201毫克，铁185毫克，还含有较多的胡萝卜素、维生素B_1、维生素B_2等。近代有研究发现，黑木耳可防止血液凝固，有助于减少动脉硬化症，经常食用则可预防脑溢血（中风）、心肌梗死等致命性疾病的发生。黑木耳的K指数为161，表明黑木耳有降压利水的作用。所以适用于急性肾炎伴血尿、尿少、血压升高者。黑木耳性平偏凉且多胶质，凡肾炎伴大便泄泻、风寒感冒、咳嗽痰多者勿食。适用于痔疮出血、血痢便血、小便淋血、崩漏、月经过多、眼底出血、肺结核咳嗽咯血、癌症、高血压、动脉硬化等患者。

应用举例

（1）**木耳红枣粥**：黑木耳30克，红枣50克，粳米100克。木耳用温水浸泡约30分钟，然后将全部原料共入锅中，加水适量，煮烂后加冰糖适量，分早、晚2次。适用于血尿患者。

（2）**木耳粥**：黑木耳5克，洗净，浸泡半天后切碎，同粳米100克，冰糖适量，同煮成粥。本品有凉血止血之功效，适用于血尿者。

温馨提示 黑木耳性平偏凉，脾虚滑泻者稍加注意。

21. 苤蓝

作用概说 苤蓝又名擘蓝、玉蔓青等，性凉，味甘、辛，有宽胸、止渴、化痰的作用。

应用举例 清水苤蓝：苤蓝250克，切块后入沸水煮片刻，捞出后加调料佐餐。适用于小便淋浊、大便下血、十二指肠溃疡等患者。

温馨提示 糖尿病患者不宜多食。

22. 茭白

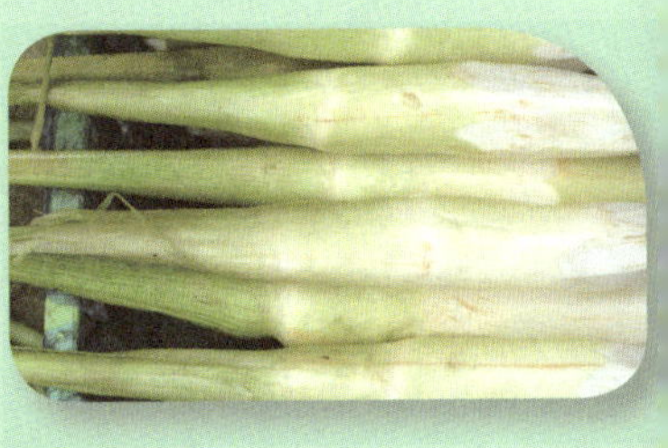

作用概说 茭白又名茭瓜、茭笋等，性凉，味甘，有利尿、除烦渴、解热毒、通乳汁的作用。茭白含丰富的蛋白质、脂肪、糖类和少量的维生素A原、维生素C、维生素B_1、维生素B_2，矿物质中以磷的含量较多，钙、铁含量较少。另外，由于茭白的草酸钙含量较多，所以，患有尿路结石和肾脏疾病者，以少吃为佳。

应用举例

（1）茭白拌旱芹：茭白150克，洗净，切细丝；旱芹200克，洗净，切成3~4厘米段，分别入沸水煮熟，捞出与调料同拌，佐餐。有降压、护肝之功，适用于高血压、急性肝炎患者。

（2）茭白猪蹄汤：猪蹄约1 000克，茭白（切成块）500克，通草20克，同煮至烂。有通乳之功，适用于妇产少乳者。

温馨提示

（1）脾胃虚寒、腹泻便溏者忌食。

（2）忌同蜂蜜一起食用。

23. 芫荽

作用概说 芫荽又名香菜、胡荽等，性温，味辛，可发汗、透疹、消食、下气，属芳香健胃之佳蔬。芫荽的营养成分有蛋白质、脂肪、糖类，及微量元素钙、磷、铁，大量的维生素A原、维生素B_1、维生素B_2、维生素C和尼克酸。此外，芫荽还含挥发油、苹果酸钾、甘露醇、黄酮类等。因芫荽能促进外周血液循环，故可起到促使麻疹及风疹透发作用。

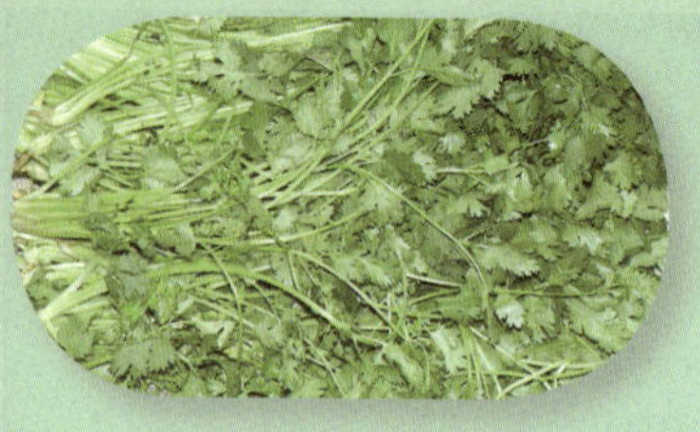

应用举例

（1）生食：芫荽适量，适用于小儿麻疹及风疹透发不快，或透而复没时食用；也适用于健康者在食用鸡、鸭、羊肉、鱼肉、猪肉等时服食，因为芫荽气味美而能去腥臭。

（2）芫荽汤：芫荽适量，切细，投入煮沸的开水中，再沸后趁热喝汤食菜。适用于流行性感冒流行传染期间或已患有流感的患者。

（3）芫荽末：芫荽适量，切细后嚼食，适用于食欲不振、胃呆腹胀者。

温馨提示

（1）气虚体弱和胃溃疡者不宜多食。

（2）小儿麻疹透发时即忌食。

（3）慢性皮肤病和眼病患者忌食。

（4）根据前人经验，凡服补药及中药白术、丹皮者，不宜同时食用芫荽。

24. 雪里蕻

作用概说 雪里蕻性温，味辛，有宣肺祛痰、温中利气的作用。雪里蕻所含的营养素中，以钙最多。每100克雪里蕻中含钙235毫克，其他如维生素A原、维生素C也很丰富；此外，还含维生素B_1、维生素B_2和磷、铁等微量元素。

应用举例

（1）雪里蕻馄饨： 新鲜雪里蕻洗净，入沸水氽一下，切细与适量肉末拌和后包馄饨。适用于急、慢性气管炎寒痰内盛，咳嗽多白黏痰，胸膈满闷等患者。

（2）芥菜卤煮花生： 以腌制芥菜咸菜所产生的卤煮花生。适用于肺痈、肺脓疡患者。

温馨提示

（1）内热偏盛者忌食。

（2）患有疮疡、眼睛疾病、痔疮便血者忌食。

（3）春芥忌食。古人谓，"春芥发风动气，病人忌之"。

25. 苋菜

作用概说 苋菜又名青香苋、赤苋、刺苋等，性凉，味甘，有补气、清热、明目、滑胎、利大小肠的作用。苋菜营养成分很高，它含丰富的蛋白质、糖类、铁、磷、钙和维生素C，红苋中还含较多的钾、镁、钠等，苋叶中又含有高浓度赖氨酸，对人体生长发育有很大帮助，青少年食之颇有裨益。适用于急、慢性肠炎痢疾，以及大便干结、小便赤涩等患者。苋菜清热解毒，适宜夏季食用；苋菜含有丰富的铁、钙等矿物质，故适用于贫血、骨折等患者；苋菜清热利窍，滑胎易产，故适用于孕妇临产时食用，与马齿苋同食更好；也适用于产后瘀血腹痛者食用。

应用举例 苋菜汤：冬苋菜已结子的老根50克，生甘草10克，将冬苋菜根、甘草洗净，加水煎成1 000毫升，代茶饮。每天多次饮，连服1周见效。适用于尿路感染导致的小便涩痛患者。

温馨提示 脾虚便溏，或胃肠有寒气，容易发生腹泻者忌食。

26. 马齿苋

作用概说 马齿苋又名安乐菜、酸米菜、长寿菜等，性寒，味酸，有清热、解毒、止痢的作用。马齿苋作为一种野菜，中国老百姓食用已久，确实别具风味。夏秋季节，采拔茎叶茂盛，幼嫩多汁者，除去根部，洗后烫软，将汁轻轻挤出，拌入食盐、米醋、酱油、生姜、大蒜、麻油等 佐料和调味品，做凉菜吃，味道鲜美，滑润可口。也可烙饼，做馅蒸食。我国许多地区的群众，至今还有将马齿苋洗净，烫过，切碎，晒干，储为冬菜食用的习惯。马齿苋还含有丰富的维生素A样物质，故能维持上皮组织如皮肤、角膜及结合膜的正常功能，参与视紫质的合成，增强视网膜感光性能，也参与体内许多氧化过程。马齿苋对大肠杆菌、痢疾杆菌、伤寒杆菌等有较强的抑制作用，特别是对痢疾杆菌的作用很强，所以马齿苋适用于急、慢性痢疾肠炎，膀胱炎，尿道炎，肠胃道感染，皮肤粗糙干燥，维生素A缺乏症，角膜软化症，眼干燥症，夜盲症等患者。

应用举例

（1）马齿苋粥： 鲜马齿苋250克（或干品60克），洗净，切碎，水煎10~20分钟，去渣，加入适量大米，煮成粥，频食。适用于急性泌尿系感染者。

（2）绿豆马齿苋瘦肉汤： 绿豆150克，马齿苋200克，瘦猪肉150克，蒜仁4粒，油、盐适量。将用料洗净，马齿苋切段。放适量清水在煲内，先把绿豆煮约15分钟，再放入其他材料，煮约半小时，至瘦猪肉软熟，调味即可饮用。此汤有清热止痢、解毒凉血之功。适用于急性泌尿系感染，以及夏季热痢、胃肠炎、皮肤湿毒、热痱等患者。

温馨提示

（1）脾胃素虚、腹泻便溏者忌食，食之过多，有滑利之弊。

（2）孕妇忌食，因马齿苋性属寒滑。古人有言："马齿苋散血消肿，利肠滑胎，解毒通淋，又无一非寒滑二字之成绩也。"

（3）根据前人经验，马齿苋忌与甲鱼同食。

27. 洋葱

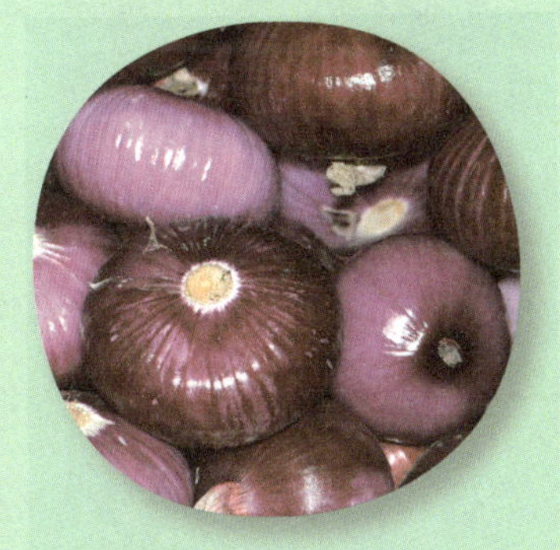

作用概说 洋葱又名洋葱头、玉葱等，性温，味辛，有降血脂、降血压、降血糖、抗癌的作用。据测定，每100克洋葱中含蛋白质1.8克，碳水化合物8克，粗纤维L 1克，钙40毫克，磷50毫克，铁1.8毫克，维生素C 8毫克，热量163千焦。洋葱几乎不含脂肪，而在其精油中却有可降胆固醇的含硫化合物的混合物。据报道，洋葱是目前所知惟一含前列腺素的植物，还含有能激活血溶纤维蛋白活性的成分。这些物质均有较强的血管舒张能力，能减少外周血管和心脏冠状动脉的阻力，可对抗人体内儿茶酚胺等升压物质的作用，又能促使钠盐的排泄，从而使血压下降。适用于高血压、高脂血症、动脉硬化、糖尿病，及癌症，急、慢性肠炎，痢疾，消化不良，饮食减少和胃酸不足等患者。

应用举例 枸杞洋葱炖兔肉：枸杞子30克，兔肉250克，洋葱100克，油、盐适量。先将枸杞子、兔肉加水适量炖熟，后加洋葱、油、盐，稍煮片刻。吃肉饮汤，每2天服食1次。适用于肾虚、消渴、饮食减少和胃酸不足等患者。

温馨提示

（1）患有瘙痒性皮肤疾病者忌食。

（2）患有急性眼疾充血红肿者忌食。

28. 甘蓝

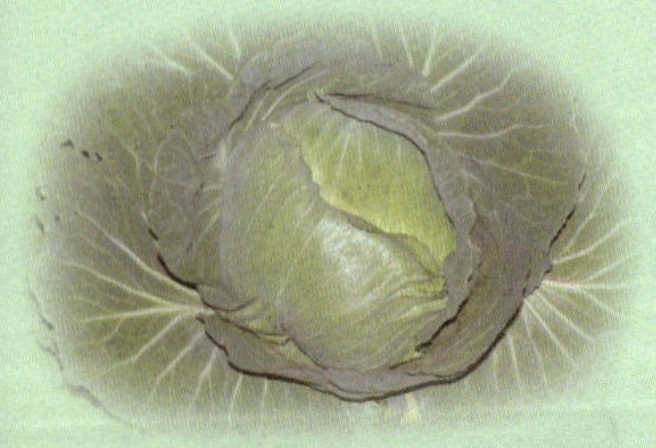

作用概说 甘蓝又名包菜、卷心菜、结球甘蓝等，性平，味甘，有养胃、壮筋骨的作用。甘蓝含优质的植物性蛋白质特别丰富，此外还含有维生素A原、维生素B_1、维生素B_2、维生素C、维生素E、维生素K和维生素U等。其中大量的维生素U是防治溃疡病的主要成分。甘蓝中丰富的纤维素类可分解糖类，对糖尿病的好转有所帮助。甘蓝中的钙质很容易被吸收，对预防老年人的骨折有好处。

应用举例 炒甘蓝：甘蓝500克，常法炒熟，佐餐。适用于胃及十二指肠溃疡、糖尿病等患者，老年人经常食用还有预防骨折的作用。

温馨提示 甘蓝性平养胃，诸无所忌。

29. 水芹菜

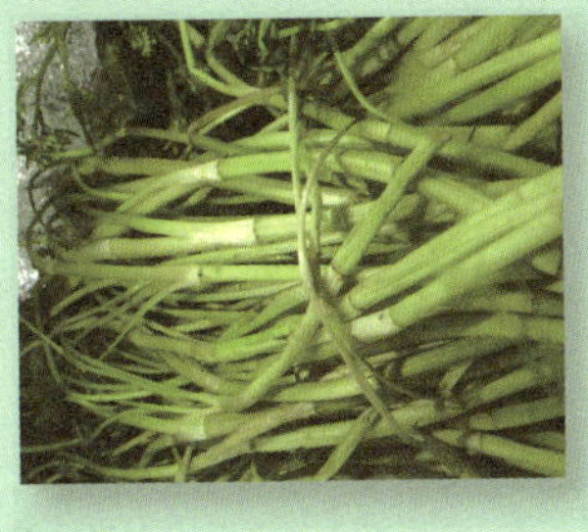

作用概说 水芹菜性凉，味辛，有平肝、解表、透疹的作用，适用于高血压、高脂血症、小儿麻疹初期及神经衰弱、经常失眠等患者。

应用举例 芹菜黑枣汤：水芹菜500克，黑枣250克。黑枣洗净，去核，与摘洗干净的芹菜段共同煮食。适用于肝肾不足、虚阳上亢型的高脂血症患者。

温馨提示 水芹菜性凉，脾胃虚寒、腹泻便溏者忌食。

30. 空心菜

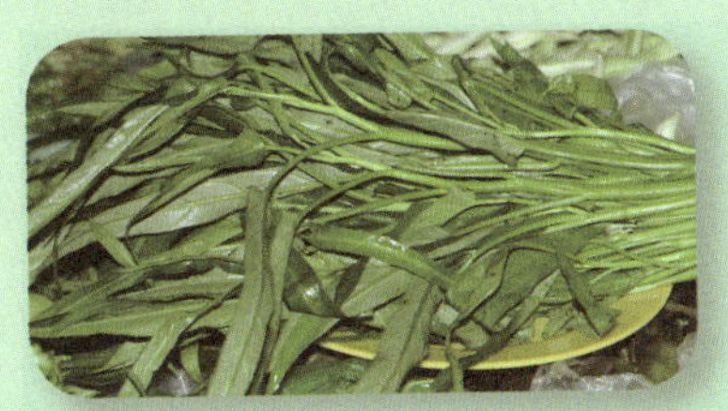

作用概说 空心菜又名瓮菜、蕹菜、通菜等，性寒，味甘，有降血压、通便秘的作用。空心菜含有丰富的维生素A原、维生素B_2、维生素C、尼克酸，以及蛋白质、脂肪、钙、磷、铁等。尤其是含有丰富的钙质，对维持心率和血管的正常渗透压有益，可防止高血压引起的头痛。

应用举例 炒空心菜：空心菜500克，常法炒熟后佐餐。适用于高血压头痛、糖尿病、慢性习惯性便秘及痔疮等患者。

温馨提示 血压偏低者忌食。

31. 木耳菜

作用概说 木耳菜又名西洋菜、胭脂菜、滑腹菜、御菜等，性寒，味甘、酸，有清热、凉血、滑肠、通便、解毒的作用。

应用举例 木耳菜烧鲫鱼：木耳菜20~30克，鲫鱼250克，常法烹饪，佐餐。适用于发热、大便秘结、便血、痔疮、湿热痢疾和痈肿疔毒等患者。

温馨提示

（1）脾胃虚寒、便溏腹泻者忌食。

（2）怀孕妇女及女子月经期间忌食。

32. 薤白

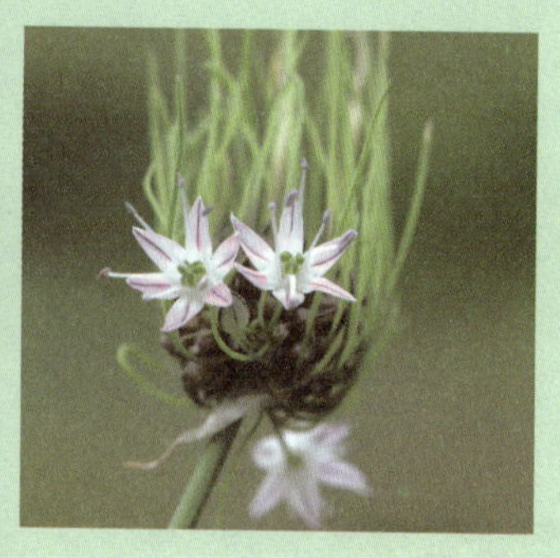

作用概说 薤白又名小蒜、薤白头、野蒜等，性温，味苦、辛，有理气宽胸、散结定痛的作用。

应用举例 薤白拌豆腐：盒装豆腐1盒，薤白适量，洗净切成末后与豆腐拌和，淋上酱、麻油即成。适用于冠心病心绞痛、胸闷不舒及急、慢性肠炎，痢疾，小儿癔痫等患者。

温馨提示 气虚体弱者忌食。

33. 茼蒿

作用概说 茼蒿又名蓬蒿菜，性平，味甘、辛，有清热、化痰、通血脉的作用。茼蒿的营养成分以维生素A原的含量为多，是黄瓜、茄子的15~30倍，此外维生素B_2、维生素C以及钙、铁的含量也很丰富。茼蒿中所含的芳香挥发性精油能令人头脑清醒，兼有降压补脑的功效，这对记忆力减退、血压升高和习惯性便秘者均有裨益。茼蒿中含多量的铁、钙，可

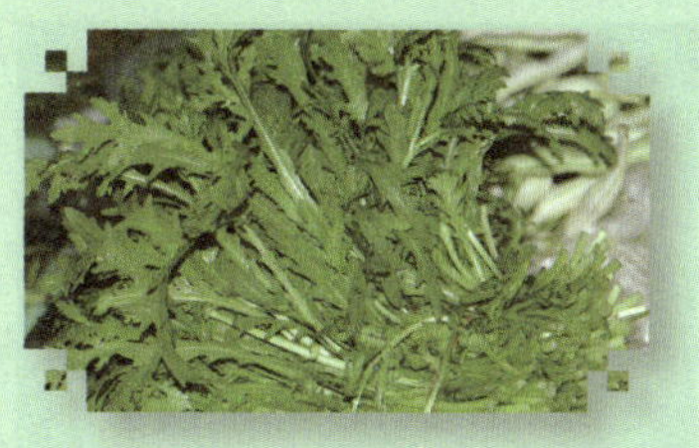

以帮助身体制造新血液，增强骨骼的坚硬性，这对老年人预防贫血和骨折有好处。

应用举例 炒茼蒿：茼蒿250克，洗净常法炒熟后佐餐。适用于夏季酷暑、烦热头昏、睡眠不安者，高血压患者头晕脑胀、大便干结者，肺热咳嗽、痰多黄稠者，贫血或骨折者。

温馨提示 大便溏薄者忌食。

34. 黄芽白菜

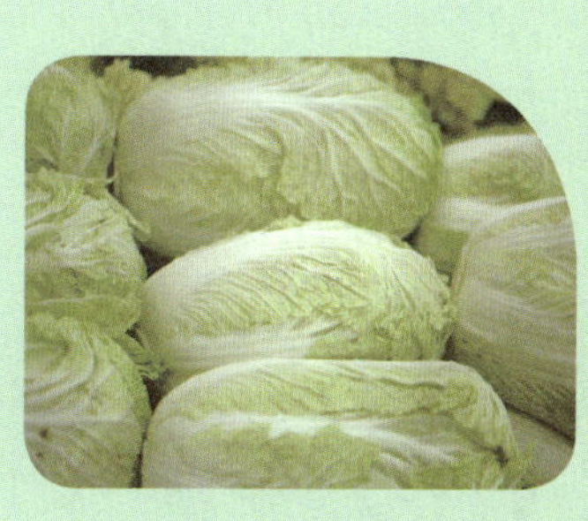

作用概说 黄芽白菜又名大白菜、黄芽菜、黄矮菜等，性平，味甘，有养胃气、利二便的作用。黄芽白菜的营养比较丰富，含有蛋白质、脂肪、多种维生素、钙、磷、铁以及大量的粗纤维，可以促进肠管蠕动，帮助消化，防止大便干燥，保持大便畅通。因此，在冬季其他蔬菜较少的情况下，黄芽白菜对人体健康颇有益处。

应用举例 肉丝炒黄芽白菜：瘦猪肉100克，黄芽白菜500克。肉、菜分别切细后常法烹饪，佐餐。适用于脾胃气虚、大小便不利者。

温馨提示 黄芽白菜性味平和，诸无所忌。

35. 青菜

作用概说 青菜又名白菜、菘菜等，性平，味甘，有通利肠胃、解热除烦、下气消食的作用。青菜是人们最常食用的蔬菜，每100克青菜中含蛋白质1.1克，脂肪0.1克，碳水化合物2克，粗纤维0.4克，灰分0.8克，钙86

毫克，磷27毫克，铁1.2毫克，胡萝卜素1.03毫克，硫胺素0.03毫克，核黄素0.08毫克，尼克酸0.6毫克，维生素C 36毫克。

应用举例

（1）炒青菜：青菜洗净，常法炒熟，佐餐。适用于慢性习惯性便秘者。

（2）青菜汁：青菜500克，洗净后用食品粉碎机打碎，去渣取汁，频饮。适用于感冒及肺热咳嗽、发热、咽喉发炎、腹胀、醉酒等患者。

温馨提示 青菜性味平和，诸无所忌。

36. 菠菜

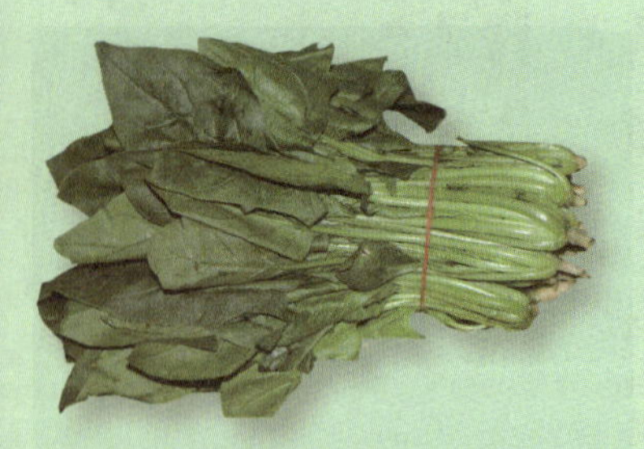

作用概说 菠菜又名赤根菜、菠薐等，性凉，味甘，有通肠胃、开胸膈、润肠燥、降血压、解酒毒、补血的作用。菠菜的营养价值很高，含有丰富的维生素和矿物质，其中以维生素A原（胡萝卜素）、B族维生素、维生素C和铁质的含量最多，还有叶酸及维生素D、维生素E及钾等。在秋冬季节生长的菠菜呈深绿色，其营养价值更高。

应用举例

（1）炒菠菜： 菠菜250克，洗净，常法烹饪，佐餐。适用于高血压、糖尿病、痔疮便血、习惯性便秘等患者。

（2）菠菜猪肝汤： 菠菜100克，猪肝150克。先将猪肝洗净，切成薄片，入热锅快速煸炒，加适量开水，待沸后投入洗净的菠菜，再沸后出锅，喝汤吃菜。适用于贫血及坏血病患者。

温馨提示

（1）大便溏薄、脾胃虚弱者忌食。

（2）肾功能虚弱者，也不宜多吃菠菜。

（3）忌与豆腐同吃，因为菠菜所含草酸较多，与钙结合形成草酸钙而不易被吸收。

37. 香椿头

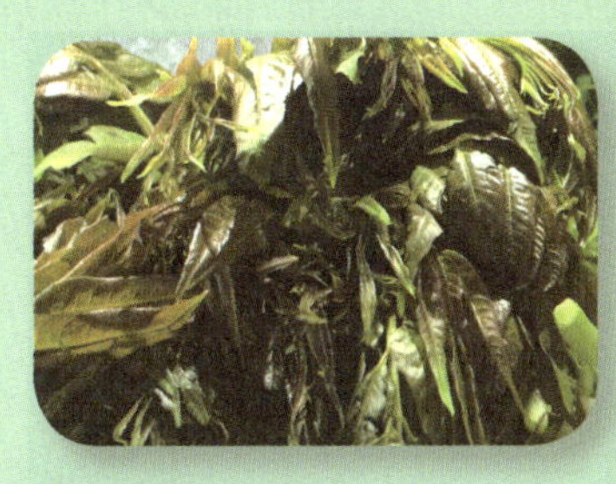

作用概说 香椿头又名椿芽、春尖叶等，性温，味甘、辛，有健脾开胃、增强食欲的作用。香椿头最好在谷雨前采食，古有"雨前椿芽雨后笋"之说。《太和县志》亦云："春初芽发，早采为贵，晚则质老，尤以谷雨节前为佳。"现代研究表明，每100克香椿头中含蛋白质9.8克、居菜蔬之冠，含钙143毫克，维生素C 115毫克，均在蔬菜中名列前茅；此外，还含磷135毫克，胡萝卜素1.36毫克，以及部分铁、B族维生素等营养成分。

应用举例 香椿头拌豆腐：盒装豆腐l盒，倒入盆内、切成大块。香椿头适量，洗净，切成细末，撒在豆腐上，淋上酱、麻油，佐餐。适用于饮食不馨、不思纳谷者，对慢性肠炎痢疾、妇女白带频多者有一定疗效。

温馨提示 根据民间经验，香椿头为大发之物，慢性皮肤病、淋巴结核、恶性肿瘤等患者忌食。

38. 莼菜

作用概说 莼菜又名水葵、丝莼、尊菜等，性寒，味甘，有清热解毒、利水消肿的作用。莼菜分布在我国南方的沼泽、池塘、湖泊中，尤以江苏、浙江等地区为多。现代研究表明，莼菜中含有一种酸性的多糖，这种多糖能强化机体的免疫系统，增强免疫能力，达到防治癌症的效果。

应用举例 莼菜肉丝汤：莼菜、瘦肉各适量，常法煮汤。适用于慢性胃炎、胃溃疡、高血压、皮肤感染（包括痈疽疔疮、丹毒）者，急性黄疸型肝炎及多种癌症等患者，尤其是食管癌、胃癌等消化系统恶性肿瘤患者。

温馨提示

（1）脾胃虚寒、脾阳不振的大便溏薄者忌食。

（2）因莼菜性大凉，妇女月经期间和产后忌食。

39. 发菜

作用概说 发菜又名竹筒菜、粉菜、龙须菜等，性寒，味甘、咸，有清热、软坚、化痰的作用。发菜又名江蓠，产于我国黄海、东海和南海流域，夏秋季采收。发菜含有藻胶、多糖、蛋白质和多量的钙质、铁、磷等。

应用举例 发菜汤：发菜、瘦肉丝各适量，常法煮汤。适用于肺热咳嗽、内热痰结（包括老年慢性支气管炎、肺炎、支气管扩张、肺痈）者咳吐黄脓痰、腥臭痰之时，也适用于颈部淋巴结核、高血压、肥胖症等患者，对佝偻病、营养不良、术后或外伤患者伤口愈合阶段也有一定作用。

温馨提示 发菜性寒，脾胃虚寒型大便溏薄者忌食。

40. 苜蓿

作用概说 苜蓿又名金花菜、黄花菜、母鸡头等，性平，味苦，有清胃热、利大小肠、下膀胱结石、舒筋活络的作用。苜蓿各地均有野生，江苏的苏州、无锡、常州等地区亦有栽培，它含有多种维生素。

应用举例 生煸苜蓿：苜蓿、瘦猪肉片适量，常法煸炒，佐餐。适用于风湿筋骨疼痛、神经痛、急性黄疸型肝炎、膀胱结石及白血病等患者。

温馨提示 苜蓿性平，诸无所忌。

41. 蕺菜

作用概说 蕺菜又名鱼腥草、野花麦、臭菜、红桔朝等，性寒，味，有清热解毒、利尿消肿的作用。

应用举例 蕺菜干丝：蕺菜洗净，切成段，豆腐干切成细丝，分别入沸水氽后同炒，佐餐。适用于肺脓疡、大叶性肺炎、肺结核、急性支气管炎的咳嗽、气急、吐黄脓痰或痰中带血，蜂窝织炎，中耳炎，痈肿疔疮，丹毒，黄疸（包括急性胆囊炎）发热，妇女子宫内膜炎、宫颈炎、附件炎、带下病腥臭，以及急性乳腺炎等患者。

温馨提示 蕺菜性寒，脾胃虚寒或虚寒性病证者均忌食。

42. 黄花菜

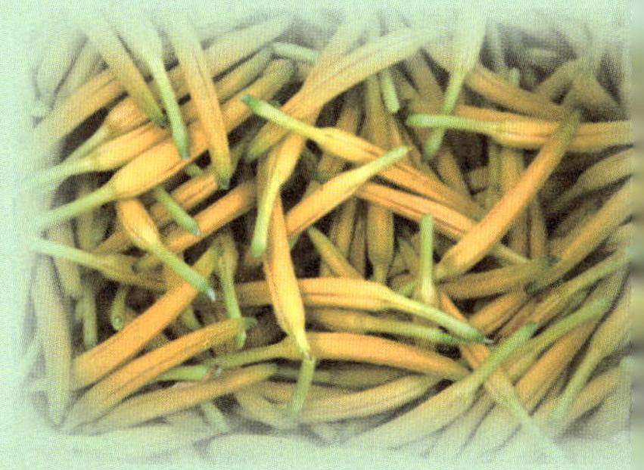

作用概说 黄花菜又名萱草花，性凉，味甘，有补气血、强筋骨、利湿热、宽胸膈的作用。黄花菜营养丰富，在每100克干品中含蛋白质14.1克，脂肪0.4克，碳水化合物60.1克，灰分6.9克，钙

463毫克，磷173毫克，铁16.5毫克，胡萝卜素3.44毫克，核黄素0.14毫克，硫胺素0.36毫克，烟酸4.1毫克；还含有抗癌物质天门冬素和秋水仙碱等。健康人常吃可预防肿瘤的发生，癌症患者常吃亦有助于缓解病情，在一定程度上控制肿瘤的生长，延长生命。

应用举例 素炒黄花菜：黄花菜、黑木耳、胡萝卜适量，常法烹饪，佐餐。适用于情志不畅、心情抑郁、气闷不舒、神经衰弱、健忘失眠、气血亏损、体质虚弱、心慌气短、阳痿早泄、大便带血、痔疮出血、小便尿血、溃疡病少量呕血、鼻出血、肺结核咯血，妇女产后体弱缺乳、月经不调及癌症等患者。

温馨提示 新鲜金针菜不宜吃，因为鲜金针菜中含有一类叫水仙碱的物质，会变成有毒的氧化二秋水仙碱，食后易中毒。

43. 甜菜

作用概说 甜菜又名光菜、牛皮菜等，性凉，味甘，有清热凉血、补血解毒的作用。甜菜是营养丰富的蔬菜，含有多量的维生素B_2和维生素C、维生素A原，微量元素钙、铁、磷，以及蛋白质、脂肪和糖类等。

应用举例 炒甜菜：甜菜洗净切丝后加少量腌制15分钟左右，洗净，捏干水分后，常法煸炒，佐餐。适用于小儿出麻疹透发不快、缺铁性贫血、肠炎、痢疾、热毒疖肿、习惯性便秘等患者。

温馨提示 脾胃虚寒所致的寒性疼痛、腹泻者忌食。

44. 竹笋

作用概说 竹笋又名冬笋、春笋、虫笋、鞭笋等，性微寒，味甘，有清热、消痰、利水的作用。竹笋除含有丰富的植物蛋白、脂肪、糖类外，还含有大量的胡萝卜素、维生素B_1、维生素B_2、维生素C和钙、磷、铁、镁等。在竹笋所含的蛋白质中，至少有16种氨基酸。它是一种低脂肪、低糖、多纤维素的食品，有促进肠道蠕动，帮助消化，防治便秘的功效；而且对于减肥，防止大肠癌、乳房癌也有作用。近代研究还表明，其所含的稀有元素镁，具有一定防癌、抗癌的功效，所以，竹笋又是一种抗癌食品。

应用举例

（1）**拌竹笋：** 竹笋去壳、切片后入沸水煮熟，捞出加上调料，佐餐。适用于外感风热或肺热咳嗽、痰多色黄者。

（2）**竹笋炒豌豆：** 竹笋、豌豆各适量，常法烹饪，佐餐。适用于浮肿（包括肾炎、心脏病或营养不良引起的水肿）及腹水、动脉硬化、冠心病等患者。

（3）**油焖笋：** 竹笋洗净、切块，常法焖煮，佐餐。适用于小儿麻疹、风疹或水痘初起、发热口渴、小便不利等患者。

温馨提示

（1）竹笋性寒，又含较多的粗纤维和难溶性草酸钙，凡患严重消化道溃疡、食管静脉曲张、上消化道出血、尿路结石等患者忌食。

（2）脾胃虚寒、腹泻便溏者忌食。

45. 芦笋

作用概说 芦笋又名龙须菜，性凉，味甘，有补虚、抗癌、减肥的作用。芦笋是百合科植物石刁柏的嫩茎，是一种高档而名贵的蔬菜，被誉为“世界十大名菜之一”，欧美营养学者和素食人士视它为健康食品。青芦笋含丰富的蛋白质和糖类，还有特别的成分——芦丁，这对高血脂心脏病、高血压动脉硬化及癌症都具有特殊的功效。国外医学界研究发现，青芦笋具有防止癌细胞扩散的功能，对各种癌症患者都有益。由于青芦笋几乎不含脂肪，所以，在西方国家还被视为减肥食品。青芦笋含食物纤维较多，能促进胃肠的蠕动，帮助消化及排便。其多量的维生素及矿物质的综合作用，对促进身体生长，增强抵抗力以及预防白内障、牙龈出血、贫血、骨折等都有益处。

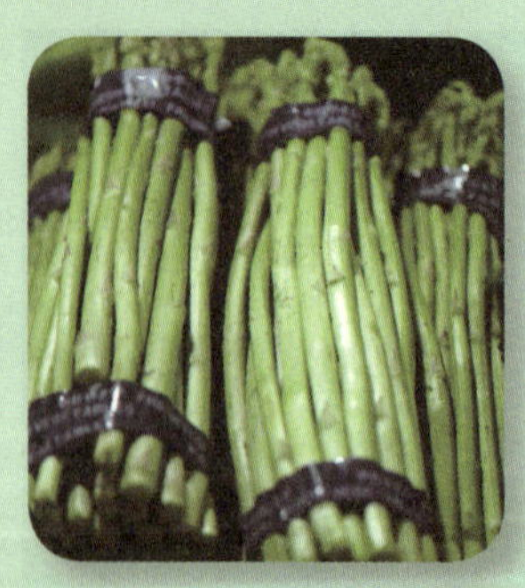

适用于高血压、高脂血症、动脉硬化、体质虚弱、气血不足、营养不良、贫血、癌症、肥胖、习惯性便秘、肝功能不全、肾炎水肿、尿路结石等患者。

应用举例 芦笋冬瓜汤：芦笋250克，冬瓜300克，加少量盐、味精等调料一起煮汤食用。降脂、降压、利水肿。适用于肾病水肿、高血压、高脂血症等患者。

温馨提示 痛风及糖尿病患者不宜多食。

46. 花菜

作用概说 花菜性凉，味甘，有助消化、增食欲、生津止渴的作用。花菜属甘蓝的一种变种蔬菜，原产于欧洲，其维生素C的含量特别丰富。此外，还含有维生素A原、维生素B_1、维生素B_2和蔗糖、果糖等。

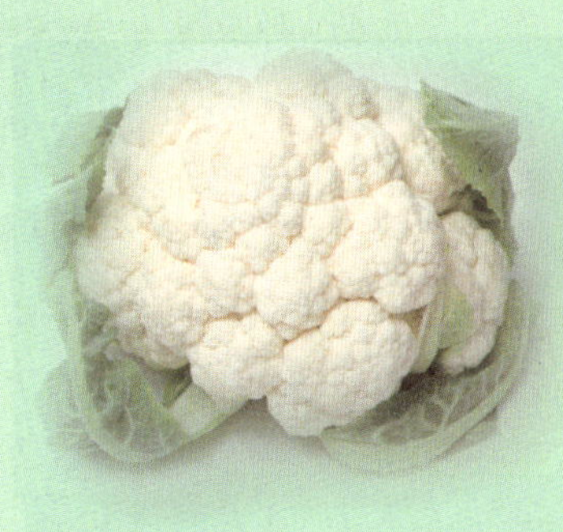

应用举例　花菜炒蛋：花菜适量，洗净、切块后入沸水氽片刻，捞出，与鸡蛋常法同炒，佐餐。适用于天气炎热、口干口渴、消化不良、食欲不振、大便干结等患者。少年儿童食用，可增强抵抗力，促进生长发育。

温馨提示　花菜为常用佳蔬，诸无所忌。

47. 枸杞头

作用概说　枸杞头又名枸杞菜、枸杞苗等，性凉，味甘、苦，有补虚、益精、清热、明目的作用。

应用举例　凉拌枸杞头：枸杞头洗净，入沸水氽片刻，捞出切细，加调料后佐餐。适用于发热头晕、口干烦渴、目赤眼痛、翳障、夜盲症，以及热毒疮肿、糖尿病等患者。

温馨提示

（1）大便滑泄者忌食。

（2）根据前人经验，枸杞头忌与乳酪同食。

48. 豆腐

作用概说　豆腐性凉，味甘，有益气宽中、生津润燥、清热解毒、和脾胃、抗癌的作用。豆腐中所含的蛋白质其营养成分很丰富，人体所必需的8种氨基酸都有，且消化吸收率高达92%~96%。豆腐的另一个特点是只含蛋白质，不含胆固醇，这就使它成为心脏病、高血压、高脂血症患者和老年人非常理想的食品。此外，豆腐中的卵磷脂能使体内乙酰胆碱量增加，有预防老年性痴呆的作用。

应用举例

（1）鱼头豆腐汤：花鲢鱼头1个，豆腐1盒，先以常法煮鱼头汤，待汤成后，加入豆腐，煮沸片刻，加调料，出锅，佐餐。适用于身体虚弱、营养不良、气血双亏、年老羸瘦等患者，也可供妇女产后乳汁不足及少年儿童食用。

（2）豆腐蘑菇汤：豆腐1盒，蘑菇适量，常法烧煮成汤，佐餐。适用于高脂血症、糖尿病、肥胖及血管硬化等患者。

温馨提示

（1）对嘌呤代谢失常的痛风和血尿酸浓度增高的患者，忌食豆腐，因豆腐中含嘌呤较多。

（2）脾胃虚寒、经常腹泻便溏者忌食。

（3）豆腐忌与菠菜一同食用。

49. 豆豉

作用概说 豆豉又名香豉、淡豆豉等。豆豉性平，味咸。有和胃、除烦、解鱼腥毒、去寒热的作用。豆豉是选用黑大豆经加工而成。具体方法是取桑叶2 000克，青蒿3 500克，加水煎汤，过滤后取药汤与洗净黑大豆50千克拌匀，俟汤吸尽后，置笼内蒸透，取出略凉，再置容器内，上盖煎过的桑叶、青蒿渣，焖至发酵生黄衣为度，取出晒干即得。

应用举例 豆豉葱姜汤：豆豉、葱白、生姜、红糖各适量，煮汤，趁热饮用。适用于风寒感冒、怕冷发热、寒热头痛及腹痛吐泻、胸膈满闷、心中烦躁等患者。

温馨提示 豆豉性味平和，诸无所忌。

50. 燕窝

作用概说 燕窝又名燕菜、燕根等，性平，味甘、微咸，有益气养阴、补虚润燥的作用。燕窝主产于印度尼西亚、泰国、缅甸、日本以及我国的海南、广东等地区。它含有营养价值很高的多种蛋白质，是一种高级补品。每100克燕窝中含水分10.4克，含氮物质57.4克，脂肪微量，灰分8.7克，是高蛋白低脂肪的滋补食品，其中的蛋白质主要成分为精氨酸、胱氨酸、组氨酸、色氨酸、赖氨酸，此外为糖类及多量的钙、磷、钾、硫等。

应用举例 燕窝鸽蛋汤：燕窝洗净，蒸烂后，入煮熟并剥去壳的鸽蛋，煮片刻，作点心。适用于一切虚损痨瘵、体质衰弱、气阴两伤、营养不良、阴虚内热，以及久痢久疟、噎膈反胃等患者，对老年慢性支气管炎、肺气肿、支气管扩张、肺结核等疾病所致的咳嗽痰喘、咯血吐血也有一定的治疗作用。

温馨提示 肺胃虚寒，或痰湿停滞，或外有表邪者忌食。

51. 马铃薯

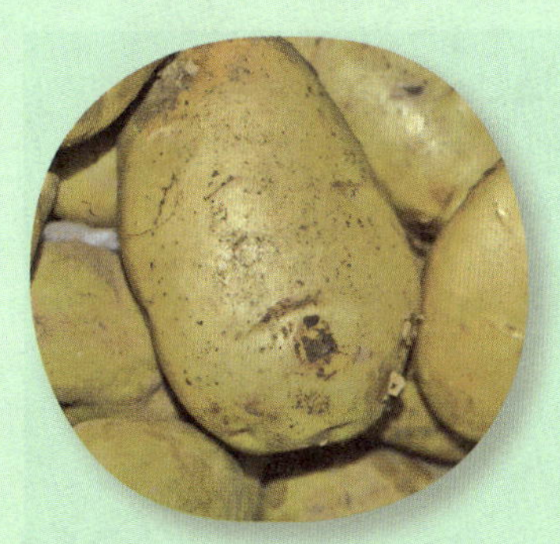

作用概说 马铃薯又名土豆、洋芋等，性平，味甘，有补气、健脾的作用。马铃薯主要成分

为糖类，特别是淀粉质非常丰富，其他还含有蛋白质、维生素B_1、维生素B_2、维生素C和矿物质钙、磷、铁等，并含有丰富的钾盐，属于一种碱性食品。钾和钙的平衡对于心肌收缩有显著作用，能防止高血压和保持心肌的健康。马铃薯含有丰富的纤维素，这对于大肠癌有很好的预防作用。

应用举例 小排马铃薯汤：猪小排500克，洗净，切块，水煮。将烂时加入去皮并切成块的马铃薯500克，同煮至烂，佐餐。适用于脾胃气虚、营养不良、高血压、消化性溃疡及各种癌症（尤其是乳腺癌、直肠癌）患者。

温馨提示

（1）糖尿病患者忌食。

（2）发芽或皮色变绿变紫的马铃薯有毒，不可食用。

52. 芋头

作用概说 芋头又名芋奶、芋魁、毛芋、芋艿等，性平，味甘、辛，有益脾胃、调中气、化痰散结的作用。芋头的主要成分是淀粉，此外还有蛋白质、灰分、脂类、钙、磷、铁和食物纤维等，维生素B_1、维生素B_2较多，维生素A原和维生索C较少，属于一种碱性食品。

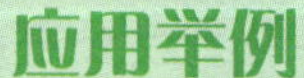

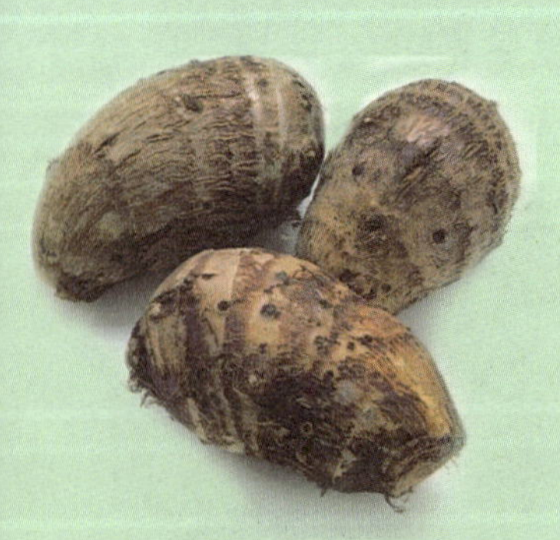

（1）芋头粥：芋头与大米煮粥食用，宽肠胃，令人不饥。适用于淋巴结肿大、瘰疬、良性肿瘤、妇女乳腺增生等患者。

（2）水煮芋头：芋头洗净，加少量水煮熟。适用于慢性习惯性便秘者。

温馨提示 切忌生食，生则有毒，应煮熟或蒸熟食。一次切忌食之过多。

53. 慈姑

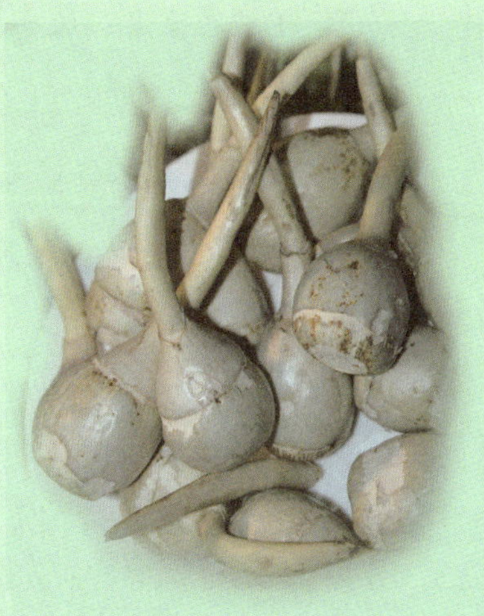

作用概说 慈姑又名白地栗、芽菇等。慈姑性凉，味苦甘。有活血、通便、滑胎的作用。慈姑的主要成分是淀粉，亦含有维生素B_1、维生素B_2、维生素C，矿物质钾、钙和食物纤维，蛋白质含量也较多。所以，能促进生长，供给身体热能，对于维持血液中的正常酸碱度也有帮助，能防治贫血，或抵抗力弱和营养不良引起的水肿。慈姑含维生素B_1、维生素B_2较多，能维持身体的正常功能，增强肠胃的蠕动，增进食欲，保持良好的消化，是预防和治疗便秘的理想食品。

应用举例 慈姑烧肉：慈姑洗净，与五花肉一起常法红烧，佐餐。适用于孕妇临产前或胎衣不下、习惯性便秘者。

温馨提示

（1）妇女怀孕初期不宜多食。

（2）由于慈姑含有较强的苦味，在削皮后先用水煮熟，再重新加工食用，能减少苦涩味。

54. 菜瓜

作用概说 菜瓜又名生瓜、越瓜、梢瓜、白瓜等，性寒，味甘，有清热利尿、解渴除烦的作用。菜瓜甘寒，瓜肉清甜，是夏季极佳的消暑蔬菜，它含有丰富的矿物质钙、磷、铁，还含糖类、柠檬酸和少量的维生素A原、B族维生素、维生素C等。在炎夏酷暑之季，最适宜用菜瓜凉拌食用。

应用举例 生食：菜瓜洗净，去皮生食。适用于夏季气候炎热、心烦气躁、闷热不舒等患者；对热病口干作渴、小便不利也有治疗作用。

温馨提示 菜瓜性寒，脾胃气虚、腹泻便溏、胃寒疼痛者忌食生冷菜瓜。

55. 黄瓜

作用概说 黄瓜又名刺瓜、青瓜，性凉，味甘，有清热解暑、生津止渴、利尿的作用。黄瓜含多种糖类和苷类，包括葡萄糖、甘露糖、木糖、果糖，以及芸香苷、精氨酸和葡萄糖苷等，并有咖啡酸、游离氨基酸、维生素B_2、维生素C及钙、铁、磷等矿物质。黄瓜头部多苦味，成分为葫芦素C，有预防肿瘤效果。黄瓜中所含的丙醇二酸可以抑制糖类物质转化为脂肪而有减肥作用。黄瓜所含的细纤维素可促进肠道中腐败食物的排泄和降低胆固醇，所含较多的钾盐有利尿和降血压作用。黄瓜所含的葫芦素C在动物实验中有抗肿瘤作用，且毒性较低。

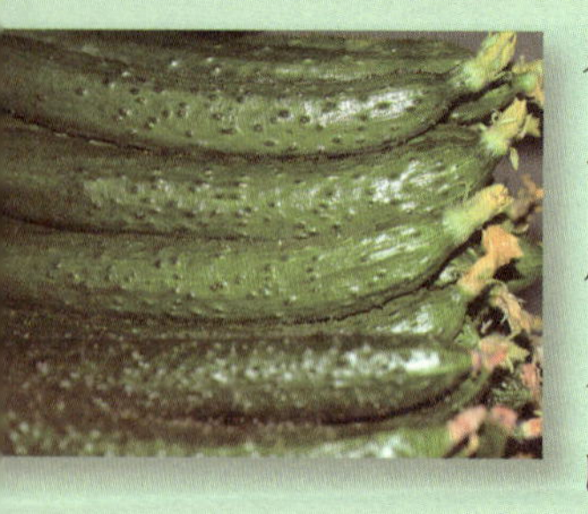

应用举例 糖醋黄瓜：生黄瓜洗净，切片，加醋、糖后食用。适用于炎夏酷暑季节，或热性病身热口干烦渴、肥胖、高血压、高脂血症、水肿等患者。

温馨提示 脾胃虚寒、腹泻便溏者，或有胃寒宿疾者忌食生冷黄瓜。

56. 海带

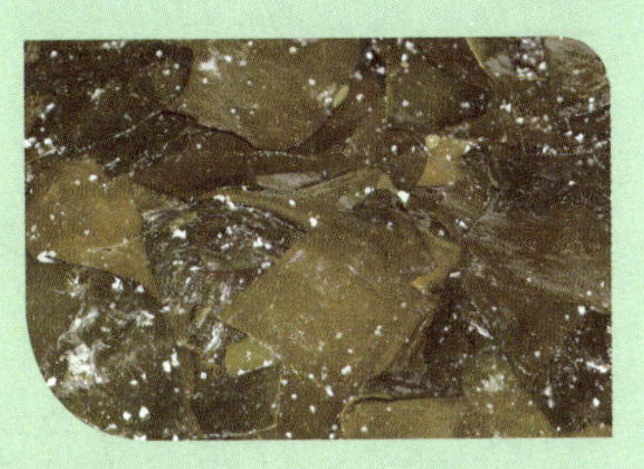

作用概说 海带又名昆布，性寒，味咸，有化痰、软坚、清热、降血压的作用。海带营养丰富，是一种低脂肪，富含碘、钙、铜、硒等多种微量元素的海藻类食物。据有关资料统计，长年食用海带的老人与不食用者相比，患病率平均低5%~8%，寿命平均高4~8岁。日本僧侣历来高寿者多，其中重要原因之一就是经常食用海带烧豆腐。海带中含有多量的维生素A原，能促进眼视紫质的合成，可防治夜盲症。海带可以纠正缺碘引起的甲状腺肿，使甲状腺能维持正常功能，而且由于海带没有多少热量，对于预防肥胖症颇有益处。海带有抑制癌症的作用，特别是能够抑制乳腺癌的发生。据联合国卫生组织统计：日本妇女乳腺癌的发病率较低，其主要原因之一就是食海带多，而美国妇女患乳腺癌的多，主要原因是她们食海带少，而食肉类及奶制品多。

应用举例 凉拌海带丝：海带水发后切成丝，加调料，佐餐。适用于高血压、高脂血症、冠心病、糖尿病和动脉硬化、淋巴结核、老慢支、骨质疏松症等患者。

温馨提示

（1）海带性寒，胃寒者忌食。

（2）怀孕妇女及哺乳期妇女忌食。因大量食用海带，对胎儿会产生不良影响，过多的碘可引起胎儿甲状腺发育障碍，婴儿出生后可能出现甲状腺功能低下。

57. 紫菜

作用概说 紫菜又名紫英、索菜、灯塔菜等，性寒，味甘、咸，有清热、利尿、化痰、软坚散结的作用。紫菜的营养十分丰富。据分析，每100克紫菜中含蛋白质可达29~35.6克，是海带的4倍，与大豆的含量差不多，并且蛋白质容易消化吸收。紫菜的钙、磷、铁含量也极为丰富，每100克中分别含343毫克、33.2毫克和457毫克，还含有丰富的碘，以及多量的维生素A、维生素C、核黄素、烟酸等。

应用举例 紫菜虾皮汤：紫菜、虾皮各适量，煮汤。适用于颈项淋巴结肿大、高血压、动脉硬化、乳腺小叶增生、脚气病、水肿等患者。

温馨提示 紫菜为营养丰富的海菜，但性寒，故脾胃虚寒、腹痛便溏者忌食。

58. 海蜇

作用概说 海蜇又名水母、海蛇等，性平，味咸，有清热、化痰、消积、通便的作用。

应用举例 凉拌海蜇丝：海蜇洗净，切丝，加调料凉拌，佐餐。适用于中老年急慢性支气管炎咳嗽、哮喘、痰多黄稠，高血压头昏脑胀、烦热口渴以及大便秘结等患者。

温馨提示 海蜇性平，诸无所忌。

59. 海藻

作用概说 海藻又名海带花、乌菜、海萝、海蒿子等，性寒，味咸。

应用举例 适用于瘰疬、瘿瘤、淋巴结核、甲状腺肿大、睾丸肿痛、高血压、高脂血症、动脉硬化、肥胖及癌症等患者。

温馨提示

（1）脾胃虚寒、慢性腹泻者忌食。

（2）服用甘草时忌食。

60. 裙带菜

作用概说 裙带菜又名海芹菜，性凉，味甘、咸，有清热、生津、通便的作用。裙带菜是褐藻植物海带科的海草，被誉为“海中蔬菜”，营养丰富，含有多量的碘和钙，其蛋白质和铁的含量比海带还要多；此外，还含有维生素A原、维生素B_1、维生素B_2、维生素C、叶酸、镁、钠和多种氨基酸、褐藻胶酸及食物纤维等。

应用举例 适用于高血压、冠心病、动脉硬化、肥胖、甲状腺肿大、大便秘结等患者及少年儿童生长发育和怀孕妇女等。

温馨提示 脾胃虚寒、腹泻便溏者忌食。

61. 香菇

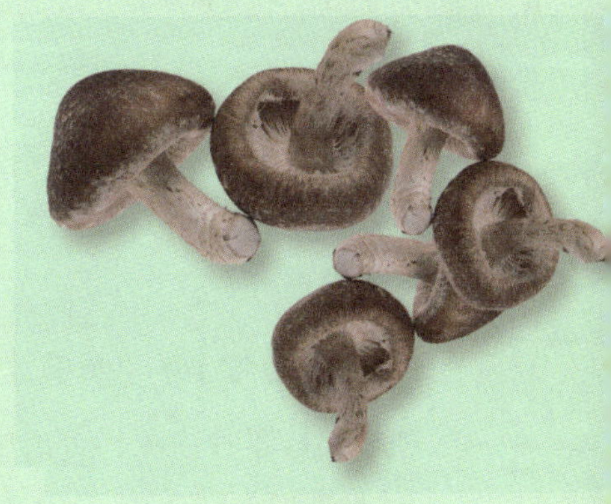

作用概说 香菇又名香蕈、冬菇等，性平，味甘，有补气血、降血脂、抗癌的作用。香蕈有“蘑菇皇后”“干菜之王”的美称，因为它是一种高蛋白低脂肪的保健食品，在每100克干品中含蛋白质12.5克，脂肪1.8克，多量的维生菇B_1、维生素B_2、维生素D以及钙、磷、铁等。香菇中还含有30多种酶和18种氨基酸，人体所必需的

8种氨基酸，香菇中就含有7种。由此可见香菇具有很高的营养价值。不仅如此，临床和动物实验都证明香菇具有降低血清胆固醇的作用，故高脂血症、高血压、糖尿病患者食之颇宜。香菇所含的香菇多糖能增强肿瘤患者的免疫功能，从而能治疗或缓解肿瘤患者的病情。

应用举例 炒双菇：香菇、蘑菇各适量。常法炒，佐餐。适用于气虚头晕、贫血、高脂血症、高血压、动脉硬化、糖尿病、肥胖，及急、慢性肝炎，脂肪肝，胆结石，便秘等患者。

温馨提示 香菇为动风食品，顽固性皮肤瘙痒症者忌食。

62. 蘑菇

作用概说 蘑菇又名肉蕈、蘑菇蕈等，性凉，味甘，有抗癌、降血糖、理气开胃的作用。蘑菇的营养成分主要是蛋白质、维生素B_1、维生素B_2、维生素B_6、维生素C、维生素D、维生素E、维生素K、叶酸、泛酸和钙、铁、磷等矿物质，还有多糖类及游离氨基酸、食物纤维等，对消除疲劳，增进食欲，帮助消化，改善体质均有裨益。现代研究表明，蘑菇中含有的多糖化合物具有抗癌防癌作用。另据报道，从人工栽培的鲜蘑菇中提取的多糖类，对白细胞减少症、传染性肝炎有明显的疗效。

应用举例 蘑菇豆腐汤：蘑菇适量，豆腐1盒，常法烧汤。适用于糖尿病、各种癌症、白细胞减少症及传染性肝炎等患者。

温馨提示 根据群众经验，蘑菇为“发物”，故对蘑菇敏感者，应谨慎食用。

63. 金针菇

作用概说 金针菇又名金菇，性凉，味甘，有益气、补虚、抗癌的作用。金针菇营养丰富，现代研究表明，它所含的氨基酸的总量高于蘑菇，尤其是儿童生长发育所必需的赖氨酸，比蘑菇多出1倍以上，有促进儿童智力发育和健脑的作用，被誉为"增智菇""益智菇"，其又含有维生素B_1、维生素B_2和维生素E，锌的含量也较高；同时，它又是一种高钾低钠食品，对高血压患者及老年人有益。据报道，日本长野县盛产金针菇，当地群众常食之，很少得癌症。日本学者又从金针菇中提取出朴菇素，具有明显的抗癌效果。

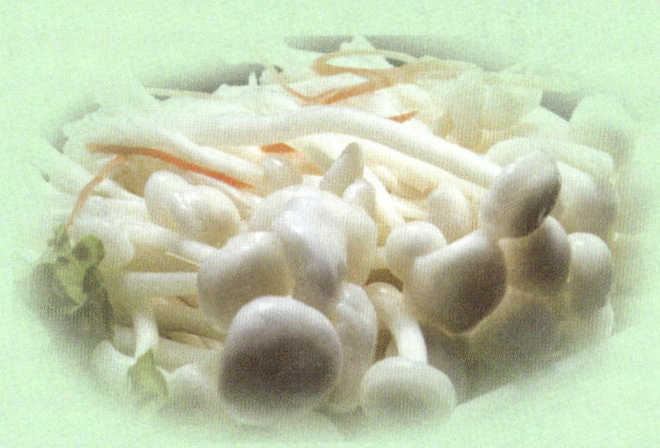

应用举例 凉拌金针菇：金针菇除根，洗净，切成4厘米左右的段，入沸水氽后立即捞出，加入调料，佐餐。适用于高血压、高脂血症、动脉硬化、肥胖症、糖尿病及气血不足、营养不良、体质虚弱等患者。

温馨提示 金针菇性寒，脾胃虚寒之腹泻便溏者忌食。

64. 猴头菇

作用概说 猴头菇又名猴头蘑、羊毛菌、猴菇菌等，性平，味甘，有健胃、补虚、抗癌的作用。猴头菇是被人们誉为"植物肉"的保健食品。据北京食品研究所测定，在每100克干猴头菇中，含蛋白质26.3克，比香菇高出1倍；在所含的16种氨基酸中，有7种为人体必需氨基酸。所含脂肪量较少。另含维生素A原、维生素B_1、维生素B_2、尼克酸、多糖体、多肽类和微量元素钙、磷、铁，以及食物纤维等营养成分。临床研究证实，癌症患者使用猴头多糖体后，机体会产生干扰素，增强抗癌效果。常食猴头菇，还能升高人体免疫球蛋白和白细胞，增强人体免疫功能，故对癌症患者颇有益处。

应用举例 清炒猴头菇：猴头菇洗净，切厚片后，清炒。适用于肾病（包括慢性胃炎、胃及十二指肠溃疡）、癌症（尤其是食管癌、贲门癌、胃癌）等患者，对体质虚弱、营养不良、神经衰弱等患者，也有一定疗效。

温馨提示 猴头菇补虚健胃，诸无所忌。

65. 草菇

作用概说 草菇又名兰花菇、稻草菇、贡菇、脚苞菇等，性寒，味甘，有清热、解暑、养阴、生津、降血压、降血脂的作用。草菇味道最鲜，肉质最嫩。据测定，每100克干草菇中，含粗蛋白37.13克，比香菇高出2倍，脂肪2.1克，糖类9.9克，粗纤维9.81克，铁13.5毫克，磷90.2毫克。在其所含的20多种氨基酸中，有7种为人体必需氨基酸。特别是草菇含大量的维生素C，每100克鲜品中可含维生素C 158.44毫克。现代研究表明，草菇有降血压、降胆固醇的作用，常吃草菇，对癌症和糖尿病患者均有一定的辅助治疗效果。

应用举例 清炒草菇：草菇洗净，切片，常法炒熟，佐餐。适用于高血压、高脂血症、动脉硬化、冠心病、糖尿病等患者，对体质虚弱、气血不足、营养不良、食欲不振等患者也有一定疗效。另外，炎夏季节食用草菇有一定的解暑作用。

温馨提示 草菇性寒，脾胃虚寒者忌食。

橘子、猕猴桃……琳琅满目的水果，核桃、松子……各种各样的坚果，营养丰富，作用广泛，既是养生保健的佳品，又是治病疗疾的良药，应用得当，还能成为防癌抗癌的武器。因此，在考虑肾病的食疗时，千万不要忽视——

水果坚果——五果为助

1. 葡萄

作用概说 葡萄性平，味酸甘，有补气血、生津液、健脾开胃、强壮筋骨的作用。葡萄的营养成分很丰富，仅糖类和酸类就有多种，如葡萄糖、果糖、蔗糖、木糖、酒石酸、柠檬酸、苹果酸、草酸、枸橼酸等，单糖不仅可促进消化，且有保肝作用。葡萄中钙与铁的含量也很高，此外还含有蛋白质、卵磷脂、胡萝卜素及维生素类。葡萄中富含钾盐，含钠量低，有利尿作用。值得一提的是，每100克葡萄中所含钾为119毫克，其钠含量仅为1.5毫克，充分证实了其所具有的利尿、降压作用。适量服食葡萄，不仅符合急性肾炎患者的实际需要，而且可补充人体能量，减少并消除患者的疲劳感。据有关资料提示，在冬春季节新鲜葡萄缺少的情况下，每天服食一定量的葡萄干，同样具有利尿、降压作用。

应用举例

（1）葡萄汁：新鲜葡萄洗净后榨汁，频饮。适用于肾炎、高血压、贫血、水肿等患者，对儿童、孕妇也有一定保健作用。

（2）**葡萄干**：即葡萄晒干后的干品。适用于神经衰弱、过度疲劳、体倦乏力、形体羸瘦、未老先衰、肺虚咳嗽、盗汗、风湿性关节炎、四肢筋骨疼痛等患者。

温馨提示 糖尿病患者忌食。

2. 香蕉

作用概说 香蕉性寒，味甘，有清热、通便、解酒、降血压、抗癌的作用。香蕉的营养价值很高，现代研究表明，香蕉肉含有蛋白质、糖、淀粉、果胶和维生素A原、B族维生素、维生素C、维生素E，还含有钙、磷、铁等矿物质；另外，香蕉含有丰富的镁，而镁有预防癌症的作用。实验证明，缺少镁的动物，消灭癌细胞的能力大大减弱，从而易患癌症。常食用香蕉，能刺激肠腔的蠕动功能，达到通便的作用，而且比矿物类油脂剂效果好。香蕉中含有一种预防溃疡病的化学物质——5-羟色胺，这种物质能缓解胃酸对胃黏膜的刺激，同时激发胃黏膜细胞的生长，产生黏液膜来保护受伤的溃疡面。现代研究证实，香蕉中所含降血压的钾离子，有抵制钠盐过多所致的升压和损伤血管的作用；同时，还可以改善并调整钾、钠比关系，适当服食高钾食物可有效地降低肾炎患者对钠盐的吸收。由于香蕉性寒，中医认为，脾胃虚寒、胃酸过多者少食。对急性肾炎伴尿少、血压升高者可适量服食香蕉，或以香蕉皮或柄作代用品，煎汤服食，以利清热、利尿、降压。

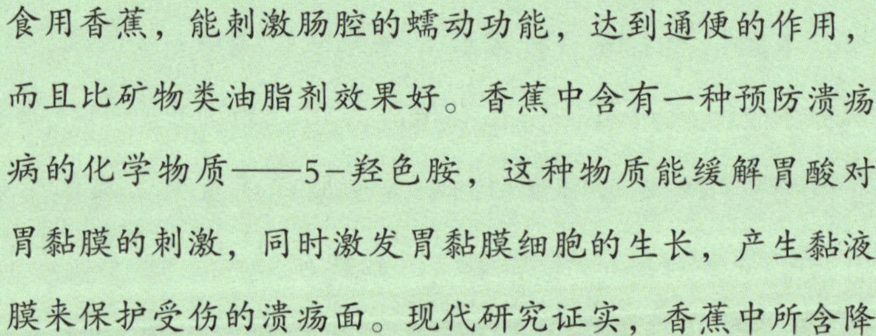

应用举例 香蕉：适量，生食。适用于发热、口干烦渴、咽干喉

痛、大便干燥难解、痔疮、肛裂、大便带血、高血压、癌症及放疗、化疗后，消化性溃疡，肺结核顽固性干咳，饮酒过量而酒醒未解等患者。

温馨提示

（1）慢性肠炎、虚寒腹泻、经常大便溏薄者忌食。

（2）香蕉中含糖量较高，糖尿病患者忌食。

3. 杨梅

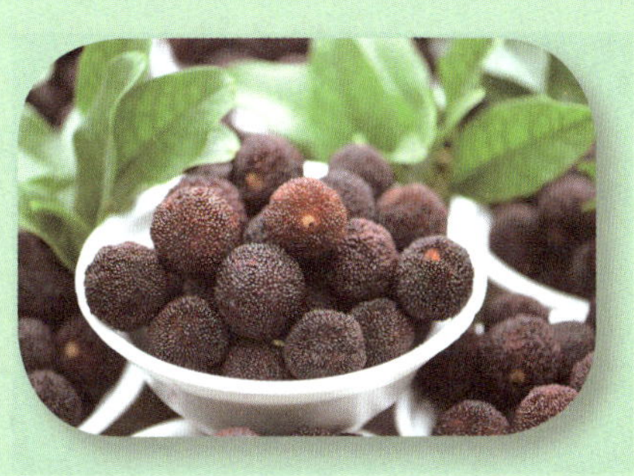

作用概说　杨梅性温，味酸甘，有生津、解渴、和胃、消食、止痢的作用。杨梅中的苹果酸、乳酸、草酸之类的果酸，既能开胃生津、消食解暑，又能阻止糖转化成脂肪，有助于减肥防胖。杨梅含大量的维生素C，不仅能直接参与人体糖的代谢和氧化还原过程，增强毛细血管的通透性，还有降血脂，阻止致癌物质在体内合成等功效。杨梅中的纤维素，能刺激肠道蠕动，是治疗便秘的良好食物。

应用举例

（1）**酒浸杨梅**：将杨梅浸泡在白酒中，备用。适用于胃气痛、烦渴、发痧吐泻（急性胃肠炎）、痢疾等患者。

（2）**杨梅生食**。适用于口腔咽喉炎及癌症患者放疗、化疗后。

（3）**杨梅干**：即晒干后的杨梅。适用于习惯性便秘及肥胖患者。

温馨提示

（1）阴虚、血热、火旺及牙齿疾患和糖尿病患者忌食。

（2）根据前人经验，杨梅忌与生葱同食。

4. 石榴

作用概说 石榴又名安石榴、甜石榴、酸石榴等，性温，味甘或酸，有生津止渴、涩肠止泻的作用。

应用举例 石榴生食。适用于发热、口舌干燥而渴，以及慢性腹泻、大便溏薄、肠滑久痢等患者。

温馨提示

（1）石榴酸甜，不宜多食、常食。

（2）糖尿病患者忌食。

附：番石榴

作用概说 番石榴性温，味甘或酸，有生津、止渴、涩肠、止泻的作用。

应用举例 番石榴汁：每天3次，每次1小汤匙。适用于糖尿病患者。

5. 乌梅

作用概说 乌梅又名熏梅、桔梅肉、青梅等。乌梅是未成熟果实青梅或成熟的果实黄梅，经烟火熏制而成。若用青梅以盐水日晒夜浸，10天后有白霜形成，叫做白霜梅。乌梅性平，味酸，有生津止渴、开胃涩肠、消炎止痢的作用。现代医学研究表明，乌梅的营养丰富，含柠檬酸、苹果酸、琥珀酸、糖类、谷甾醇、蜡样物质及齐墩果酸样物质。在成熟时期，其果实含有氢氰酸。乌梅还含有多糖、钙、磷、铁、锌等人体必需的营养素。药理研究表明，乌梅有良好的降低蛋白尿作用，并有显著的抗菌作用；乌梅食品及其食疗对慢性肾炎的防治和康复有明显的辅助作用。适用于虚热口渴、胃呆食少、胃酸缺乏（包括萎缩性胃炎胃酸过少者）、消化不良、慢性痢疾肠炎等患者；夏季与砂糖煎水做成酸梅汤饮料，可清凉解暑、生津止渴。

应用举例 乌梅莲子汤：乌梅15克，莲子120克。上二味加水1 000毫升，煎至500~600毫升，分3次服。有止血效果，出现血红蛋白尿、肌红蛋白尿、镜检血尿时服之更合适。

温馨提示

（1）感冒发热、咳嗽多痰、胸膈痞闷等患者忌食。

（2）菌痢、肠炎的初期忌食。

6. 百合

作用概说 百合性平，味甘微苦，有补中益气、温肺止咳的作用。干品作粉煮食，有滋补营养之功，鲜品有镇静止咳之效。百合除含有淀粉、蛋白质、脂肪、钙、磷和维生素B_1、维生素B_2、维生素B_6及泛酸、胡萝卜素外，还含有一些特殊的有效成分，如秋水仙碱等多种生物碱。现代营养学研究表明，百合甘美爽口，是营养丰富的滋补上品。值得一提的是，百合是含钾量较高的食品，每100克干品中的*K*指数（钾钠比值）为9.22，脱水百合每100克中的*K*指数为7.05，表明百合有较好的利尿、降压作用。适用于急性肾炎患者煨羹、煮粥食用，以提高抗病能力。所以，百合除具有良好的滋补之功，对病后虚弱、结核病、神经官能症等大有裨益外，秋水仙碱又有良好的抗肿瘤效果，对多种癌症有效。

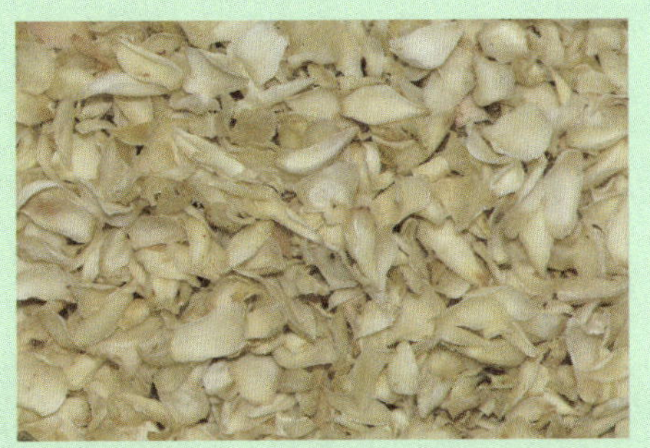

应用举例

（1）百合炒芹菜： 新鲜百合（分成单片）炒西芹，佐餐。适用于肾性高血化、慢性支气管炎、肺气肿、肺结核、支气管扩张咳嗽咯血等患者。

（2）百合地黄汤： 百合、生地黄适量，煮汤。适用于急性热病后期、神志恍惚，以及妇女更年期神经官能症、癔病、坐卧不安、神经衰弱、心悸怔忡、睡眠不宁、惊惕易醒等患者。

温馨提示

（1）感冒风寒咳嗽者忌食。

（2）脾胃虚寒、腹泻便溏者忌食。

7. 梨

作用概说 梨又名白梨、沙梨等，性凉，味甘微酸，有生津、清热、化痰、润燥、止咳、解酒的作用。梨为“百果之宗”，绞为梨汁，名为“天生甘露饮”。

应用举例

（1）生梨蒸川贝： 生梨、川贝母、冰糖各适量。生梨切片（不去皮），与川贝母粉、冰糖同蒸，趁热食用。适用于热病后期、津伤口干烦渴、肺热咳嗽、痰稠，或无痰，或咽喉发痒干痛、音哑等患者。

（2）梨生食： 适用于高血压、心脏病、肝炎、肝硬化、习惯性便秘等患者。

（3）生梨汁： 生梨洗净后榨汁，频饮。适用于鼻咽癌、喉癌、肺癌及放疗后等患者。

温馨提示

（1）梨属性凉多液水果，脾虚便溏、慢性肠炎、胃寒病、寒痰咳嗽或外感风寒咳嗽，以及糖尿病等患者忌食。

（2）产妇忌食。

8. 桃子

作用概说 桃子又名水蜜桃、佛桃等，性热，味甘酸，有补心、解渴、充饥、生津的作用。

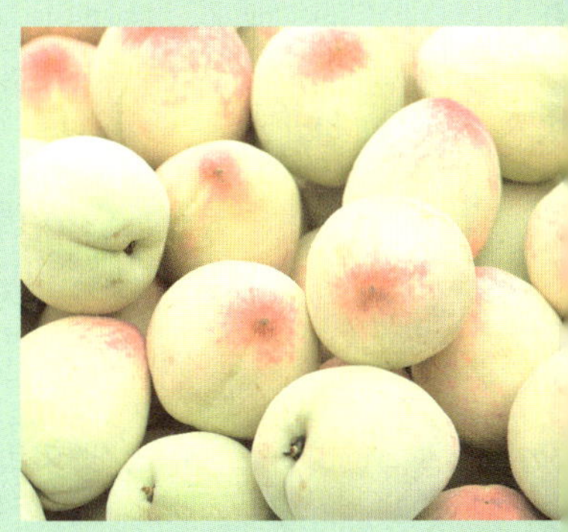

应用举例 桃子生食：适用于低血糖者，以及口干饥渴之时食用。

温馨提示

（1）糖尿病血糖过高者忌食。

（2）根据前人经验，桃子忌与甲鱼同食。

（3）烂桃切不可食，否则有损健康。俗话说："宁吃鲜桃一口，不吃烂桃一筐。"

9. 苹果

作用概说 苹果性凉，味甘，有润肺健胃、生津止渴、止泻消食、顺气醒酒的作用。苹果主要含碳水化合物，其中大部分是糖类，还含有鞣酸、有机酸、果胶、纤维素、B族维生素、维生素C及多种微量元素。中老年人常吃苹果有好处，不仅能止泻，对高血压也有显著的预防效果。日本曾对数万人进行调查发现，每天吃3个以上苹果的人，都能维持较低的血压。更可贵的是，苹果具有预防癌症的特殊作用，苹果中含有大量的纤维素，常吃苹果，可以使肠道内胆固醇含量减少，粪便量增多，缩短排便时间，能够减少直肠癌的发生概率。

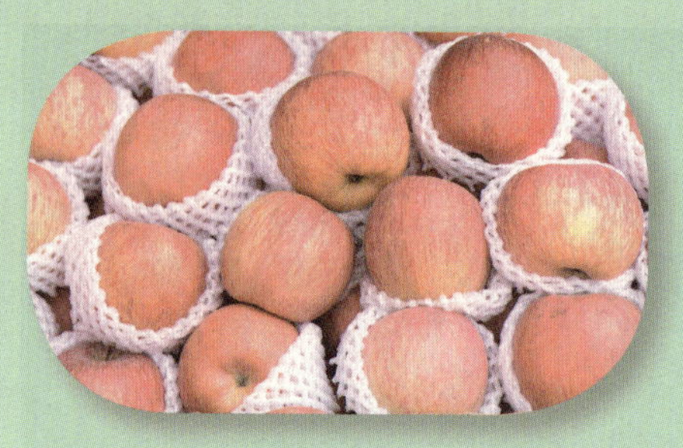

应用举例

（1）苹果汁：新鲜苹果榨汁，频饮。适用于慢性胃炎、消化不良、气滞不通等患者。饮酒之后食用，可起到解酒效果。

（2）苹果生食：适用于慢性腹泻、神经性结肠炎、便秘、高血压、高脂血症等患者。

温馨提示

（1）胃寒者忌食生冷苹果。

（2）糖尿病患者忌食。

10. 橘子

作用概说 橘子又名福橘、朱橘等，性凉，味甘酸，有润肺、开胃、理气、化痰、止咳、止渴的作用，适用于气滞胃腹疼痛、呕逆、食欲不振等患者。以橘子加工而成的橘饼味甘、性平，能消食助运、下气宽中，适用于食后胃腹胀满患者。橘皮味辛苦、性温，归脾、肺经，可理气调中、燥湿化痰，适用于脾胃气滞、胃腹胀满、消化不量、恶心呕吐、痰湿困脾等患者。橘络味甘苦、性平，擅长理气通络，适用于久咳胸痛患者。橘核味苦、性平，能理气止痛，适用于乳痈、疝气、睾丸肿疼、腰腹疼痛等患者。橘叶味辛苦、性平，能疏肝、行气、化痰、消肿毒，适用于乳痈、肺痈、疝气、咳嗽等患者。现代研究发现，凡芳香科柑橘属的一大类水果，诸如柑子、橘子、柚子、橙子、柠檬、金橘等，都含有丰富的维生素C等多种维生素；另外，还含有β－玉米黄质，这是一种防癌的屏障，尤其适宜食管癌、胃癌、肺癌、喉癌等患者食用。近年来，日本科研人员从橘皮、橘渣中提取出了抗癌物质，其中β－隐黄素的抗癌效果为β－葫萝卜素的5倍；其提取物还有降血压功能，适用于防治高血压。

应用举例

（1）**橘子生食**：适用于急、慢性气管炎咳嗽有痰、不思饮食、消化不良，发热性疾病津伤口干口渴，以及癌症等患者。

（2）**橘皮茶**：橘皮（包括橘红、橘白）泡茶。适用于脾胃气滞、脘腹胀满、消化不良、食欲不振、咳嗽多痰、高血压、心肌梗死后、脂肪肝等患者。

（3）**橘饼**：甘辛而温，宽中下气、醒酒消食、化痰止咳，适用于伤食、多痰、饮酒过多、肺癌、喉癌等患者。

（4）**橘络茶**：橘络以热开水泡后代茶，频饮。适用于高血压、老年人及气管炎咳嗽伴胸胁疼痛等患者。

（5）**橘核茶**：橘核性温味苦，能理气、散结、止痛，泡茶频饮。适用于小肠疝气、睾丸肿痛、乳房肿胀等患者。

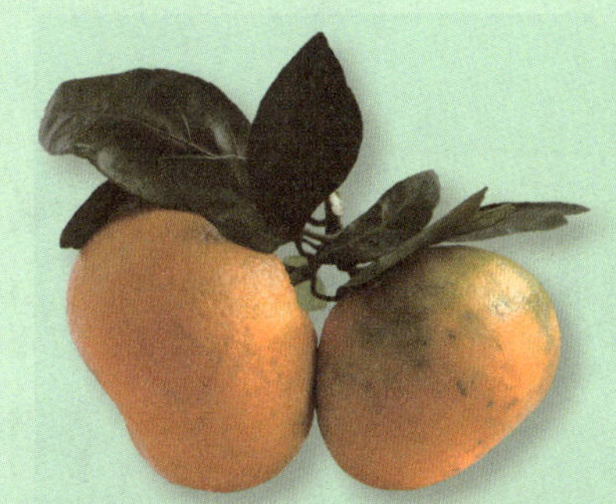

温馨提示

（1）风寒咳嗽及痰饮者切忌多食，糖尿病、胃溃疡及泌尿系结石等患者忌食。

（2）橘子忌与下列食品同食：①忌与牛奶同食。牛奶中的蛋白质会与橘子中的果酸和维生素C相遇而凝结成块，使人出现腹胀、腹泻、腹痛等不适。气虚及阴虚干咳无痰，或咳血咯血者忌食橘皮、橘红。②忌与萝卜同食。据报道，萝卜在体内代谢会产生一种抗甲状腺物质——硫氰酸，若与橘子同食，橘子中的类黄酮物质会转化成羟苯甲酸而加强硫氰酸抑制甲状腺的作用，从而诱发甲状腺肿。③忌与黄瓜同食。黄瓜中的维生素C分解酶会破坏橘子中所含的多量维生素C而使橘子的营养价值降低。④忌与动物肝脏同食。肝脏中富含的铜离子会使橘中所含的维生素C被氧化而失效。

（3）橘子每次不宜食之过多，因橘子的产热量较高，一次食用过多，会出现口角生疮、口腔黏膜溃烂、舌尖起泡、咽干喉痛等“上火”症状。

11. 杏子

作用概说 杏子又名杏实、叭达杏等，性温，味酸甘，有润肺、化痰、定喘、生津、止渴的作用。现代营养学及药理学研究表明，杏子是维生素B_1含量最丰富的果品，而维生素B_1是极有效的抗癌物质，并且只对癌细胞有杀灭作用，对正常细胞的健康组织无毒性。

应用举例 杏子生食：适用于急、慢性气管炎咳嗽，肺癌、鼻咽癌、乳腺癌等放、化疗患者。

温馨提示 杏子宜成熟后食用。根据前人经验，产妇、小儿、糖尿病患者及身体欠佳者忌食。

12. 李子

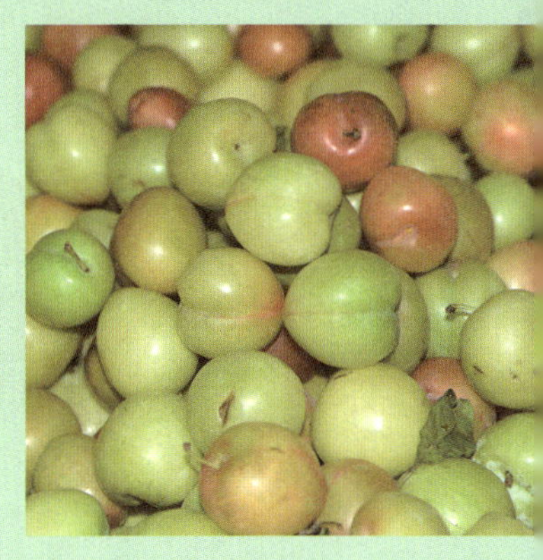

作用概说 李子又名嘉庆子，性平，味酸甘，有清热、生津、止渴、利水的作用。李子含较多的营养成分，每100克鲜李中，含糖量为8.8克，脂肪0.25克，蛋白质0.5克，以及钙、磷、铁和维生素B_1、维生素C等。

应用举例 李子生食：适用于发热、口渴、虚劳骨蒸、肝病腹水、消渴引饮、慢性肝炎、肝硬化等患者，也适用于教师、演员音哑或失音时食用。

温馨提示

（1）未成熟而苦涩的李子不可食。

（2）一次切忌食之过多，否则可引起虚热脑胀。

（3）根据前人经验，李子忌与獐肉、雀肉、蜂蜜、鸭蛋一同食用。

13. 花红

作用概说 花红又名沙果、蜜果、林檎等，性平，味甘酸，有止渴、止泻、涩精的作用。花红为蔷薇科植物林檎的果实，我国长江流域及黄河流域一带普遍栽培，果期在每年8~9月。

应用举例 花红嚼食：适用于慢性泻痢及遗精者，以及夏季烦热、口中干渴时食用。

温馨提示 糖尿病消渴者忌食。

14. 柿子

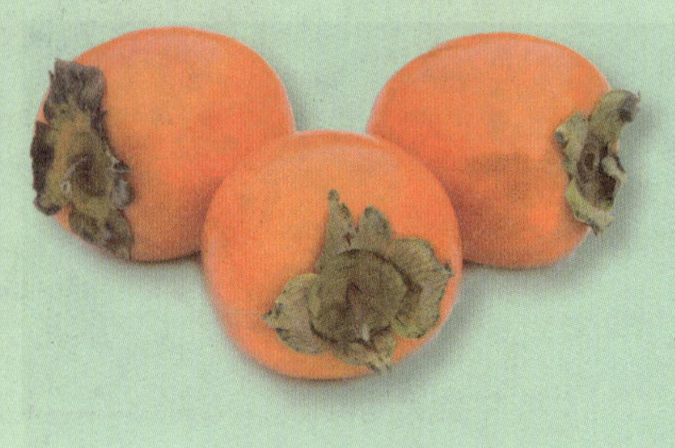

作用概说 柿子又名红柿、大盖柿等，性寒，味甘涩，有补虚、健胃、润肺、清热、止渴的作用。柿子的营养成分主要为糖类、蛋白质、脂肪、淀粉、果胶和多种维生素及微量元素。每100克熟柿子中可含糖5~20克，蛋白质0.7克，脂肪0.1克，含碘量达49.7毫克，并含钾、铁、钙、钠、镁、磷等矿物质。

应用举例 柿子生食：适用于痔疮出血、大便干结者，对高血压、缺碘所引起的甲状腺疾病者，也有一定疗效。

温馨提示

（1）脾胃虚寒、腹泻便溏，以及外感风寒咳嗽者忌食。

（2）体弱多病、妇人产后、女子月经期间忌食。

（3）糖尿病患者忌食，因熟柿含较多糖类，包括蔗糖、葡萄糖、果糖等。

（4）柿子性大凉，故一次切忌食之过多，并忌空腹食柿，否则会引起肠胃不舒服。

（5）根据前人经验，柿子忌与螃蟹、獭肉一同食用。

15. 柿霜

作用概说 柿霜又名柿饼粉霜，性凉，味甘，有清热、润燥、化痰的作用。

应用举例 柿霜：适量。适用于慢性支气管炎之肺燥咳嗽咯血、喉痛咽干、口舌生疮者。

温馨提示 外感风寒咳嗽者忌食。

16. 柿饼

作用概说 柿饼又名干柿、白柿、乌柿等，性寒，味甘涩，有润肺、涩肠、止血的作用。

应用举例 柿饼作零食：适用于吐血、咳血咯血、痰中带血、小便出血、肠风痔疮便血、肛裂出血等患者。

温馨提示

（1）脾胃虚寒、腹泻便溏者忌食，痰湿内盛者亦忌。

（2）病后体弱、孕妇产后以及妇女月经期间忌食。

（3）糖尿病患者忌食。

（4）忌与螃蟹同食。

17. 山楂

作用概说 山楂又名棠梂、山里红、红果、酸楂等，性微温，味酸甘，有开胃消食、化滞消积、活血化瘀、收敛止痢、降血脂、降血压的作用。山楂内含糖分、维生素和胡萝卜素、脂肪、蛋白质、淀粉、苹果酸、枸橼酸、钙和铁等物质，特别是维生素C的含量较为丰富，比苹果、桃子、梨子等还多。市售山楂制品有糖葫芦、山楂饼、山楂糕、山楂片、

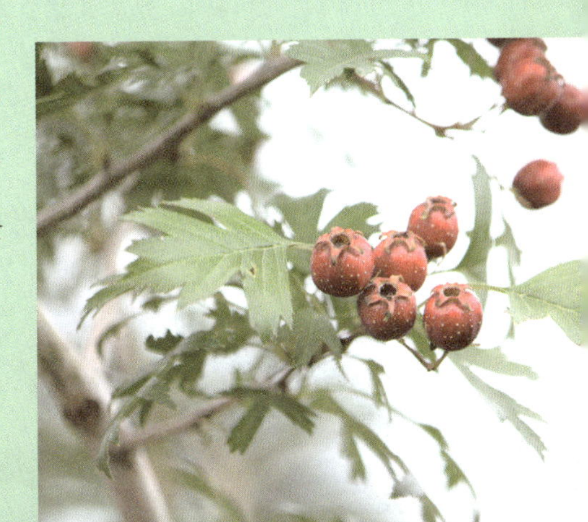

山楂丸、山楂冲剂、山楂酒等，这类食品均能健脾开胃、消食导滞，尤其对癌症患者食欲不振、消化不良较为有益处。山楂对消油腻、化肉积有特别好的效果；山楂还具有扩张冠状动脉、舒张血管、增加冠脉血流量、改善心脏活力、降低胆固醇、降低血压和强心、抗心律不齐的作用。

应用举例

（1）山楂生食：适用于伤食后引起的腹满饱胀，尤其是肉类食积不化、上腹疼痛等患者。

（2）山楂茶：泡茶频饮。适用于中老年心血管疾病的患者，包括老年心脏衰弱、高血压、冠心病心绞痛、高脂血症、阵发性心动过速等，也适用于各种癌症患者，以及妇女月经过期不来，或产后瘀血腹痛、恶露不尽者。

温馨提示

（1）脾胃虚弱者忌食。

（2）有龋齿者，不宜多食山楂。

（3）服用人参或西洋参期间，忌食山楂。

18. 大枣

作用概说　大枣又名红枣、干枣等，性温，味甘，有益气补血、健脾和胃、祛风的作用。

红枣是一种药食兼用之品，营养价值很高，富含维生素C，每100克鲜枣中含量高达400~600毫克，冠于百果之首，故有“天然维生素丸”之称。除维生

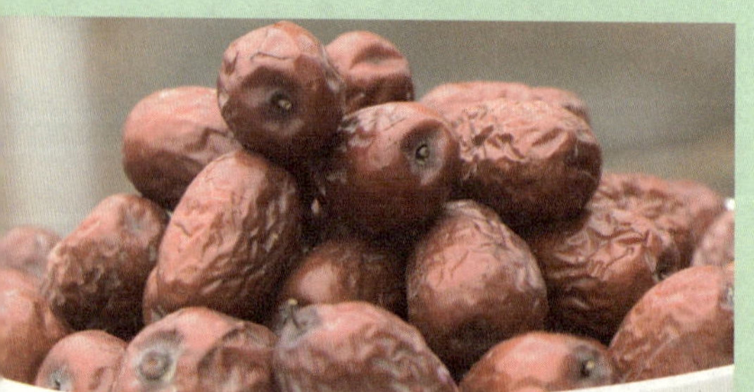

素C外，还含有胡萝卜素、核黄素、钙、磷、铁等营养素。红枣有促进肝脏合成白蛋白功能，调整白、球蛋白比例的作用。所以，红枣适用于慢性肝炎、肝硬化患者服食，也可减少其他药物对肝脏的损害。红枣中含环磷酸腺苷，可扩张血管、增强心肌收缩力、改善心肌营养，对防治心血管疾病有一定好处。红枣配鲜芹菜根同煎服，对降低血脂（尤其是胆固醇），有一定效果。

应用举例

（1）大枣粥： 大枣与粳米常法煮粥。适用于胃虚食少、脾虚便溏、气血不足、营养不良、心慌失眠、贫血头晕、白细胞减少、血小板减少、慢性肝病、心血管疾病、过敏性疾患，包括过敏性紫癜、支气管哮喘、荨麻疹、过敏性湿疹、过敏性血管炎等患者。

（2）大枣汤： 适用于各种癌症患者，尤其是肿瘤患者放疗、化疗而致骨髓抑制之不良反应者。

温馨提示

（1）痰湿偏盛、腹部胀满、舌苔厚腻者忌食。

（2）急性肝炎湿热内盛者亦忌。

（3）小儿疳积和寄生虫患者忌食，齿病疼痛者亦忌。

（4）根据前人经验，大枣忌与葱和鱼同食。大枣与葱同食则令人五脏不和，与鱼同食则令腰腹作痛。

19. 枇杷

作用概说 枇杷又名卢橘、金丸、腊兄等，性凉，味酸甘，有润燥、清肺、止咳、和胃的作用。枇杷果肉营养较多，每100克果肉中含胡萝

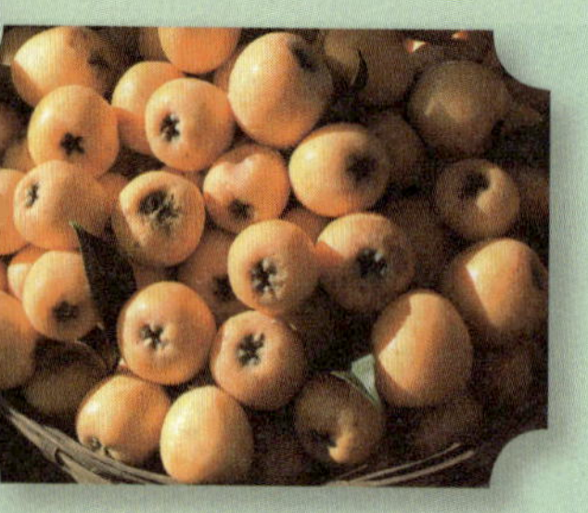

卜素高达1.52毫克，为鲜果中含量较多的果品之一，维生素C和B族维生素的含量也较丰富，还含有碳水化合物、蛋白质、脂肪、纤维素、果酸、无机盐、钠、钾、钙、磷、铁以及苹果酸、柠檬酸等。

应用举例 枇杷生食：适用于肺痿咳嗽、胸闷多痰，以及劳伤吐血等患者。

温馨提示

（1）糖尿病患者忌食。

（2）枇杷仁含氢氰酸，有毒，故吃枇杷时忌食枇杷仁。

（3）尚未成熟的枇杷忌食。

20. 柚子

作用概说 柚子又名文旦，性寒，味甘酸，有下气、化痰、消食、醒酒的作用。柚、柑、橘是三种不同的果实，三者形状不同，果皮色泽厚薄有异，性味也不一样，营养成分也截然迥异。具体区分如下：

（1）形状：柚的果实甚大，长10~25厘米，梨形或扁圆形，顶端圆，基部尖形或圆形。柑比橘稍大，纵径4.5~6厘米，横径6.5~7厘米，顶端微凹入，基部平或隆起，有浅放射沟4~8条，顶部微凹。橘为扁圆形，比柑稍小，纵径4~4.5厘米，横径6~7厘米，顶端稍凹，有乳头状突起，基部圆形，稍有肋起，果面朱红色、粗糙，油腺圆形，小而凹入。

（2）果皮色泽厚薄：橘皮光亮而薄，橘红色或米红色，油腺密而平生。柑皮厚而黄，皮质疏松而脆，白内层如棉絮状。柚皮光滑最厚，厚度达10~15毫米，黄色，油腺密生。

（3）性味：橘肉七瓣，肾形，中心柱小而空虚，甜而微酸，经霜后甘甜如蜜。柑肉11~12瓣，中心柱空虚，味酸而少甜，经霜后酸味不减。柚肉12~18瓣，果肉淡黄色，或淡红色，砂瓤，粒大，味甜汁多。

（4）营养成分：橘子中含有丰富的糖分，大量的苷类物质和有机酸；柑子的含糖量较少，维生素C和有机酸的含量也不如橘子丰富；柚子含大量的苷类物质，还含有胡萝卜素、维生素B_1、维生素B_2、维生素C、烟酸，亦含丰富的糖分。从营养成分分析，柚子最佳，橘子稍次，柑子较差。柚子所含的营养成分较为齐全，糖分与橘子相等，苷类物质较橘子丰富。柑子虽含一定的糖分，但较橘、柚为低。

应用举例　柚子生食或榨汁：适用于肾病之消化不良、慢性支气管炎、咳嗽、痰多气喘，以及饮酒过量、宿醒未解等患者。

温馨提示　气虚体弱者不宜多食，糖尿病患者忌食。

21. 柑

作用概说　柑又名乳柑、芦柑等，性凉，味甘酸，有生津、止渴、解酒、利尿的作用。

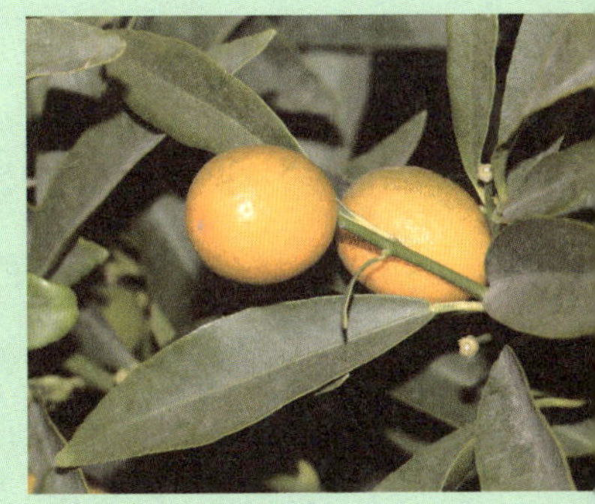

应用举例　柑生食或榨汁：适用于炎夏酷暑时心中烦热、口中干渴及发热等患者。对津伤口渴、饮酒过量、宿醒未解等也有一定疗效。

温馨提示　脾胃虚寒、便溏腹泻、糖尿病等患者忌食。

22. 荔枝

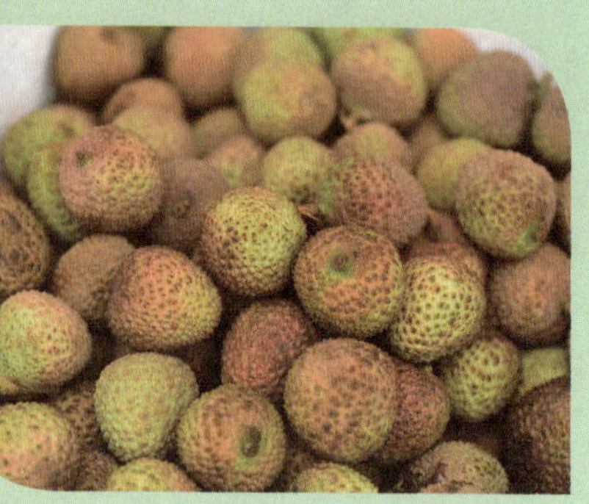

作用概说 荔枝又名丹荔、妃子笑等，性温，味甘酸，有养血、生津、理气止痛、除口臭的作用。荔枝为著名果品，产于我国东南部、南部和西南部地区，果肉含蔗糖、葡萄糖、蛋白质、脂肪、维生素C、维生素A、B族维生素、叶酸及柠檬酸等。

应用举例

（1）**新鲜荔枝适量生食：**适用于体质虚弱、贫血等患者。

（2）**荔枝粥：**干品荔枝与粳米煮成粥。适用于脾虚腹泻，或老年人五更泄、胃寒疼痛、疝气痛等患者。

温馨提示

（1）阴虚火旺者忌食。

（2）糖尿病患者忌食。

（3）一次不宜食之过多，否则易上火。

23. 佛手柑

作用概说 佛手柑又名蜜罗柑、福寿柑、五指柑等，性温，味辛苦酸，有芳香理气、健胃止呕、化痰止咳的作用。

应用举例 佛手柑生食：适用于消化不良、胸闷气胀、呕吐、肝胃气痛，包括慢性胃炎、神经性胃痛、传染性肝炎等患者，兼见舌苔厚腻者尤宜，对气管炎咳嗽、多痰及醉酒者也有一定疗效。

温馨提示 阴虚内热和虚弱者忌食。

24. 柠檬

作用概说 柠檬又名柠果、宜母果、黎檬等，性微温，味甘酸，有生津、止渴、祛暑、安胎、开胃、消食的作用。

应用举例 柠檬茶：柠檬切片，泡茶。适用于暑热口干烦渴、消化不良、胃呆呃逆等患者，孕妇或胎动不安时也可食用，故又有"宜母果"之名。

温馨提示 糖尿病、牙痛等患者忌食。

25. 金橘

作用概说 金橘又名金橘饼、夏橘、金枣、金弹、寿星柑等，性温，味甘辛，有理气、解郁、化痰、止渴、消食、醒酒的作用。

应用举例 金橘嚼食：适用于胸闷郁结、不思饮食，或伤食饱满、醉酒口渴者。

温馨提示 脾弱气虚者不宜多食，糖尿病患者忌食。

26. 桑椹

作用概说 桑椹又名桑果、桑粒、桑枣等，性寒，味甘，有补肝、益肾、滋阴、养血、明目、润肠、乌须发的作用。桑椹果含葡萄糖、蔗糖、琥珀酸、苹果酸、柠檬酸、酒石酸、维生素A、维生素B_1、维生素B_2、维生素C、烟酸、胡萝卜素等成分；桑椹油的脂肪酸主要由亚油酸和少量的硬脂酸、油酸等组成。

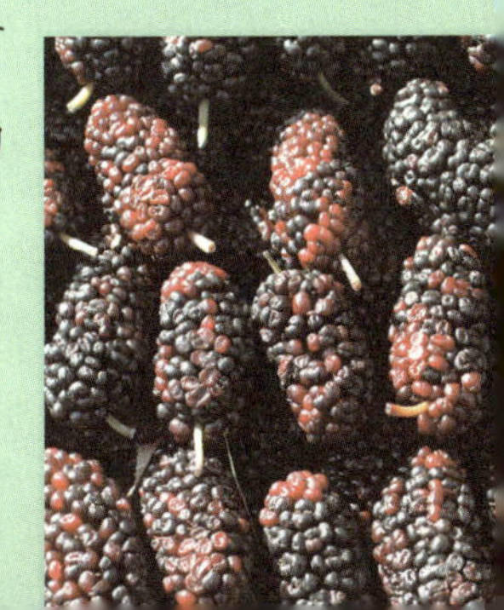

应用举例 桑椹生食：适用于腰酸、头晕、耳鸣、耳聋、神经衰弱失眠、少年白发、产后血虚便秘、病后体虚便秘、习惯性便秘等患者。

温馨提示

（1）糖尿病、大便溏薄、脾虚腹泻者忌食。

（2）桑椹熬膏时忌铁器。

（3）未成熟的青桑椹不宜食。

27. 椰子浆

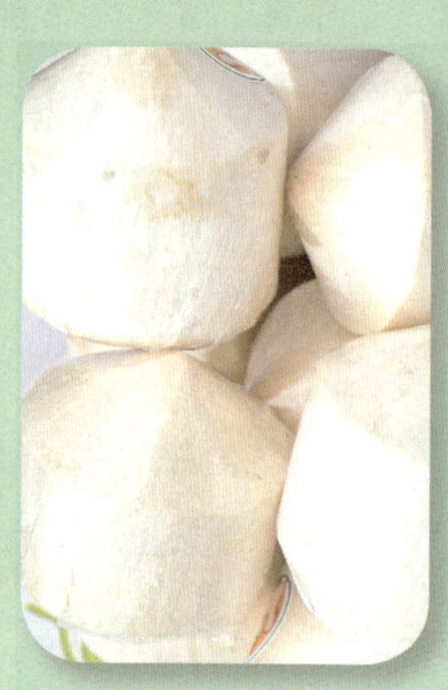

作用概说 性凉，味甘，有清热、解暑、生津、止渴的作用。

应用举例 椰子浆：适量，代茶频饮。适用于发热，或暑热天气，口干渴，或充血性心力衰竭等患者。

温馨提示 糖尿病患者忌食，因椰子汁内含葡萄糖、蔗糖、果糖等。

28. 樱桃

作用概说 樱桃又名含桃，性热，味甘，有益气、健脾、和胃、祛风湿的作用。樱桃果实鲜美，古来就是果中珍品。据现代科学测定，每100克樱桃鲜果中含糖分8克，蛋白质1.2克，钙6毫克，铁5.9毫克，胡萝卜素0.3毫克，维生素C 11毫克，其中含铁量比同量的苹果、橘子、梨要高20倍以上，居水果中之首位。樱桃水治闷疹，古已有之，其方法是取鲜樱桃数斤，装入瓷坛内封固，埋入土中，约深1米许，经7~10天取

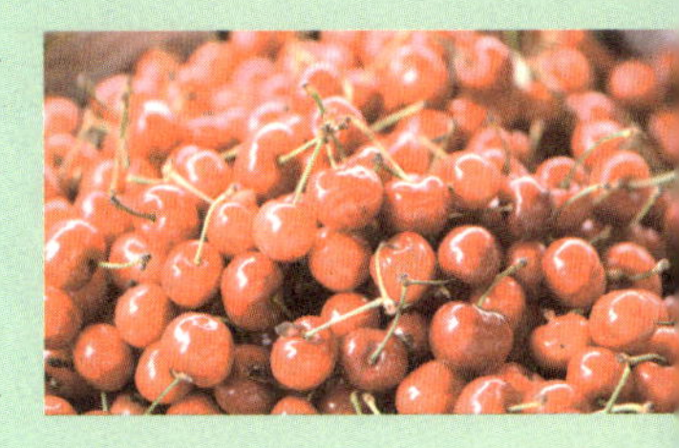

出，坛中樱桃已自化为水，即将果核除去，留取清汁备用。每次饮1杯，略温服下。樱桃核治闷疹，也有同样效果。

应用举例 樱桃生食：适用于消化不良、饮食不香者，对四肢不仁、风湿腰腿痛有一定疗效。

温馨提示 樱桃性热，阴虚火旺者忌食，糖尿病患者亦忌。

29. 菠萝

作用概说 菠萝又名凤梨，性平，味甘、微涩，有清暑解渴、消食止泻的作用。菠萝与香蕉、荔枝、柑橘同称为华南四大名果。菠萝内含糖类、脂肪、蛋白质、维生素C和有机酸。菠萝的消食作用，主要因其含有丰富的菠萝朊酶，它在胃里能分解蛋白质，帮助消化，尤其是过食肉类及油腻食物之后，吃些菠萝更为适宜。此外，菠萝中所含的糖、酶有一定的利尿作用，这对肾炎和高血压患者有益，对治疗支气管炎也有辅助的功效。

应用举例 菠萝生食：适用于伤暑、身热烦渴者，对肾炎、高血压、支气管炎、消化不良有一定疗效。

温馨提示

（1）糖尿病患者忌食。

（2）对菠萝过敏者忌食。值得提醒的是，极个别人吃菠萝后会引起过敏，有人称为"菠萝病"，吃后15分钟或1小时左右，会出现腹痛、腹泻、呕吐、头疼、头昏、皮肤潮红、全身发痒、四肢及口舌发麻等过敏反应，因此，有菠萝过敏史者不宜服食。

30. 龙眼肉

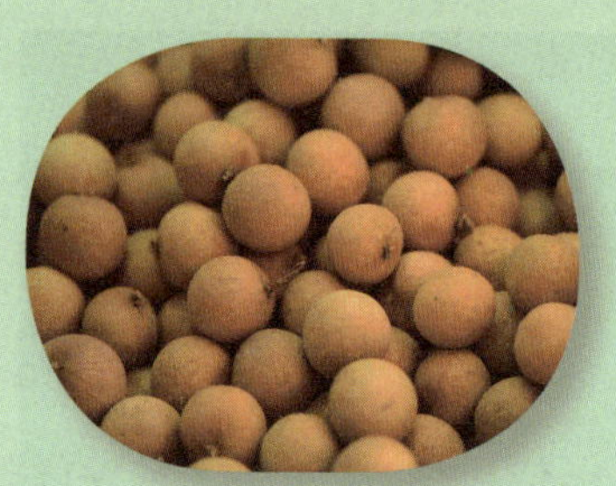

作用概说 龙眼肉又名桂圆肉、益智等，性温，味甘，有补血、安神、益脑力、养心脾的作用。中医方剂“玉灵膏”，即用桂圆肉与白砂糖熬制而成，适用于年老体衰、气血不足及产后血虚、脑力衰退者。龙眼肉生吃会腹胀、消化不良，蒸熟当点心吃效果好，与补品同炖，更可增强补益效力。如需长期食用者，则宜用开水泡后当茶饮，也可放入适量茶叶同泡。民间有用龙眼肉同当归、枸杞子炖鸡，或龙眼肉与鸡蛋煮食，以补血养血的习惯。龙眼肉含有丰富的葡萄糖、蔗糖、酒石酸、维生素A和B族维生素等物质，这些物质能营养神经和脑组织，从而调整大脑皮质功能，改善甚至消除失眠及健忘，增强记忆力。适用于神经性贫血性或思虑过度所引起的心跳心慌、头晕失眠、大脑神经衰弱、健忘和记忆力低下、年老气血不足、产后妇女体虚乏力、营养不良引起的贫血等患者。

应用举例 龙眼莲子粥：龙眼肉5克，莲子肉10克，连衣花生米15克，粳米100克，共煮粥食。适用于肾炎引起的贫血及蛋白尿患者。

温馨提示

（1）内有痰火，或阴虚火旺湿滞停饮者忌食。

（2）糖尿病患者忌食。

（3）舌苔厚腻、气壅胀满、肠滑泄泻、风寒感冒、消化不良等患者忌食。

31. 橙子

作用概说 橙子又名黄橙、金球、香橙、蟹橙等，性凉，味酸甘，有宽胸膈、止呕恶、解酒消醒、去鱼蟹毒、化痰消瘿的作用。橙子为芸香科植物香橙（又名蟹橙）的果实，其果汁含有柠檬酸、苹果酸、琥珀酸、糖类、果胶以及维生素等。橙子的皮功同橙子，其化痰利膈、消食止呕作用更胜于橙子。

应用举例 橙子生食：适用于胸膈满闷、恶心欲吐、瘿瘤瘰疬，或饮酒过多、宿醒未消等患者。

温馨提示

（1）糖尿病患者忌食。

（2）橙子性凉，味酸，一次不宜多食。

32. 羊桃

作用概说 羊桃又名阳桃、杨桃、酸五棱、木踏子、鬼桃等，性寒，味甘酸，有清热、生津、止咳的作用。羊桃产于我国东南部及云南地区，属南方水果。明代李时珍说："出岭南及闽中，以蜜渍之，甘酢而美，俗亦晒干以充果食。"鲜羊桃含水分约91%，其成分主要为草酸、柠檬酸、苹果酸、蔗糖、果糖、葡萄糖等。

应用举例 羊桃生食：适用于风热咳嗽、咳吐黄痰、咽喉疼痛、小便热涩、痔肿出血、疟疾反复不愈、疟母痞块（久疟后脾脏肿大）等患者。

温馨提示 痛风、糖尿病患者忌食。

33. 草莓

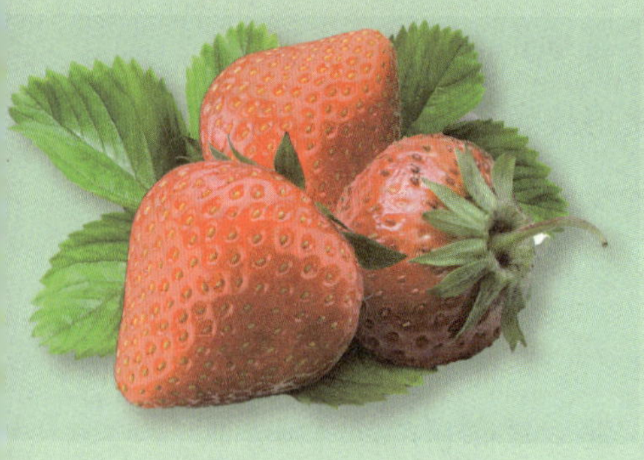

作用概说 草莓又名野草莓、凤梨草莓、麝香草莓等，性凉，味酸甘，有清暑解热、生津止渴、利尿止泻、利咽止咳的作用。草莓为蔷薇科植物，原产于南美，我国各地也有栽培。其营养成分为有机酸、糖类、维生素A、维生素B_1、维生素C以及钙、磷、铁、钾等矿物质。《食物中药与便方》说："糖尿病，消渴尿多：鲜草莓频频食之。"

应用举例

（1）草莓生食： 适用于风热咳嗽、咽喉肿痛、声音嘶哑、夏季烦热口干，或腹泻如水等患者。

（2）草莓酱： 适用于癌症患者，尤其是鼻咽癌、肺癌、扁桃体癌、喉癌等患者。

温馨提示 草莓作为春夏季浆果，诸无所忌。

34. 无花果

作用概说 无花果又名蜜果、奶浆果、品仙果、天生子等，性寒，味甘，有健胃、润肠、利咽、防癌、滋阴、催乳的作用。现代研究表明，口服无花果液，能提高细胞的活力，增强人体免疫功能，还具有抗癌防癌，抗衰防老，制止癌症疼痛，减轻肿瘤患者化疗毒副作用的功效。

应用举例 无花果生食：适用于消化不良、食欲不振者，对慢性便秘、痔疮肿痛，急、慢性咽喉炎，肺热声哑，以及孕妇产后乳汁缺乏等患者。

温馨提示 无花果性寒，脾胃虚寒、腹痛便溏者忌食。

35. 猕猴桃

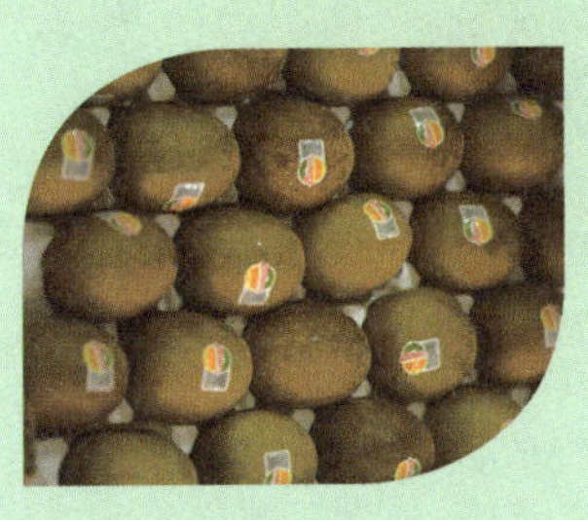

作用概说 猕猴桃又名杨桃、猴仔梨、山洋桃、野梨、狐狸桃、洋桃、藤梨等，性寒，味甘酸，有清热、生津、抗癌的作用。猕猴桃被人们誉为"水果皇后"，是一种保健、抗癌、美容、益寿果品。现代研究表明，每100克猕猴桃中含糖分11克、蛋白质1.1克、类脂0.3克、维生素C 300毫克、硫25.5毫克、磷42.2毫克、钠3.3毫克、钾320毫克、镁19.7毫克、钙56.1毫克、铁106毫克、类胡萝卜素250毫克、果胶13毫克、粗纤维2.72毫克，还含有维生素P 18~24毫克、18种氨基酸等成分，其果实酸甜适中，醇厚清香。

应用举例 猕猴桃生食：适用于癌症患者，尤其是胃癌、食管癌、鼻咽癌、肺癌、乳腺癌，以及癌症放疗、化疗后等患者，对高血压、冠心病等心血管疾病，以及肝炎、关节炎、尿道结石、消化不良等有一定疗效。

温馨提示 糖尿病或脾胃虚寒、腹泻便溏者忌食。

36. 芒果

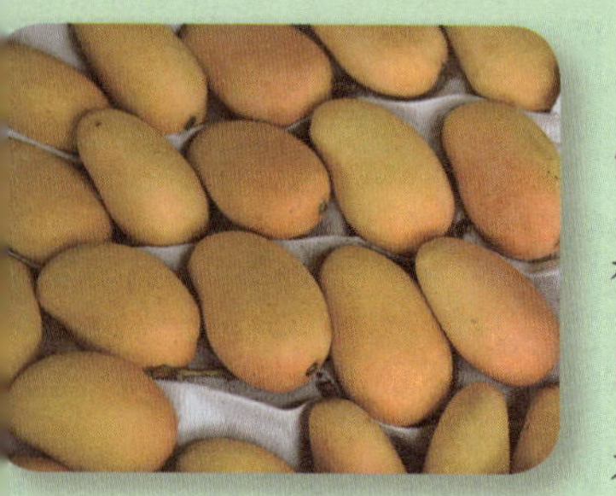

作用概说 芒果又名杜果、沙果梨、檬果、蜜望等，性凉，味甘酸，有益胃、止呕、解渴、利尿、止晕的作用。芒果产于东南亚及我国南方地区，享有“热带果王”之誉。芒果香甜味美，富含有机酸、蛋白质、脂肪、碳水化合物、矿物质等人体必需的营养素，其含量比苹果、西瓜均高，尤其是维生素A，每100克果肉中高达3.81毫克，所含维生素C也极多，与柠檬、柚子相似。

应用举例 芒果嚼食：适用于眩晕（如梅尼埃病、高血压等）、恶心欲吐、尿少尿涩、男性性功能减退、女性月经过少和闭经等患者，对牙龈出血、咳嗽、气喘也有一定疗效。

温馨提示 糖尿病患者忌食。

37. 橄榄

作用概说 橄榄又名青果，性平，味酸甘，有开胃、生津、化痰、消酒、利咽喉、解鱼毒的作用。据记载，吴江一富人食鳜鱼，鱼骨被鲠在喉中，不上不下，痛声动邻里，半月余几死。忽遇渔人张九，令取橄榄与食，时无此果，以核研末，急流水调服，骨遂下而愈。《本草纲目》认为：“今人煮河豚、团鱼，皆用橄榄，乃知橄榄能治一切鱼鳖之毒也。”若用橄榄果蒸馏取液，名橄榄露，也有清肺、利咽喉、生津止渴的效果，同样适用于咽喉肿痛、咳嗽痰中带血、烦渴、中酒毒及河豚毒等患者。

应用举例

（1）橄榄嚼食：适用于咽喉疼痛、烦热口渴，以及肺热咳嗽咯血等患者，也有防治流感、上感、白喉的作用。

（2）泡茶：橄榄适量，开水冲泡频饮。适用于误食河豚、野蕈、诸鱼蟹中毒，以及鱼骨鲠喉、醉酒等患者，橄榄亦能解酒毒。

温馨提示 橄榄性平，诸无所忌。

38. 甘蔗

作用概说 甘蔗又名糖梗、竿蔗等，性寒，味甘，有清热、生津、润燥、解酒的作用。甘蔗分紫皮甘蔗与青皮甘蔗两种，由于它有清热生津的功效，所以，古人称甘蔗汁为“天生复脉汤”。

应用举例

（1）甘蔗生食：适用于肺热干咳、胃热呕吐、肠燥便秘等患者，也可作夏季清热生津止渴饮料。

（2）甘蔗汁：甘蔗榨汁，去渣饮汁。适用于小儿痘疹不出、饮酒过量、宿酲未解等患者。

温馨提示

（1）脾胃虚寒、便溏腹泻者忌食。

（2）糖尿病患者忌食。

（3）不可食用变质甘蔗。凡甘蔗剖面发黄，味酸，并有霉味、酒糟味和生虫变质的，均不能食用，否则可能引起中毒。

39. 木瓜

作用概说 木瓜又名海棠梨、铁脚梨等，性温，味酸甘，有祛湿、舒筋、和胃的作用。

应用举例 蜜渍木瓜香：适用于风湿筋骨痛、跌打扭挫伤，或暑湿伤人、吐泻交作、筋脉挛急（转筋），以及脚气等患者。

温馨提示

（1）小便淋涩疼痛者忌食。

（2）木瓜不宜多食。

（3）木瓜不可与鳗鱼同食，忌铁铅器皿。

40. 西瓜

作用概说 西瓜性寒，味甘淡，有生津、除烦、止渴、解暑热、清肺胃、利小便的作用。是夏季水果之王，清热、解暑、解渴的上品。从营养学角度来看，西瓜含糖分高达10%~31.4%，并含有多种氨基酸、矿物质和蛋白酶，对肾炎有一定的防治作用。高糖和氨基酸是肾病患者营养所需要的；少量矿物质有利于消除肾脏的炎症；蛋白酶能将不溶解的蛋白质，变成可溶解吸收的蛋白质，有利于肾脏的营养和修复；含有的配糖体有利尿降压作用，对肾性高血压或高血压肾病都有较好疗效。西瓜皮，中医称之为西瓜翠衣，有显著的利尿清热作用，对感染性肾病和肾结石都有一定治疗作用。现代研究表明，西瓜的*K*指数为27.19，含钠量低，每100克西瓜中含钠仅3.2毫克，是急性肾炎患者降压利尿的上佳食品。

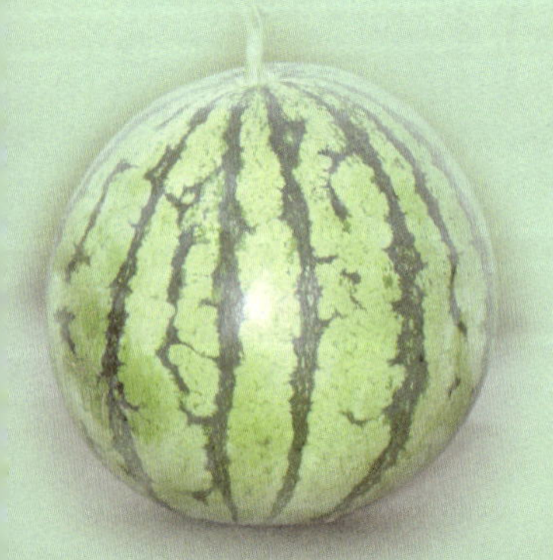

现代医学研究证实，西瓜子仁含有尿素酶等成分，有利尿作用，还含有一种名为Cucurbocitin的皂苷样成分，有降压作用，并能缓解急性泌尿道感染症状。现代医学研究还表明，西瓜皮具有促进人体代谢、消炎、降压、减少胆固醇沉积、软化和扩张血管等作用。现代中医临床已较广泛地运用西瓜翠衣与其他药物或药食兼用治疗肾炎、尿浊及高血压、糖尿病等并发症，有较好的疗效。服食时，西瓜及西瓜翠衣类制品均应适量，不宜过食以免伤身。

应用举例

（1）西瓜生食：适用于盛夏酷暑，发热烦渴者。

（2）西瓜汁：西瓜榨汁去渣，取汁，代茶饮。适用于急性病高热不退、口干多汗、烦躁、高血压、急慢性肾炎或肾盂肾炎、黄疸肝炎、胆囊炎，以及水肿浮肿等患者。

温馨提示

（1）胃寒疼痛，或经常腹泻便溏者忌食。

（2）糖尿病患者忌食，因西瓜中含有多量的果糖、葡萄糖、蔗糖，多吃西瓜会使血糖升高，加重病情。

（3）立秋之后忌食。病后、产后，以及妇女行经期间忌食。

（4）炎夏之际冰西瓜也不宜多食，因其性大寒。

41. 甜瓜

作用概说　甜瓜又名香瓜、果瓜等，性寒，味甘，有清暑热、解烦渴、利小便的作用。

应用举例　甜瓜生食：适用于夏季烦热口渴，或口鼻生疮，或中暑等患者。

温馨提示 脾胃虚寒、胃寒疼痛、腹泻便溏以及糖尿病等患者忌食。

42. 苦瓜

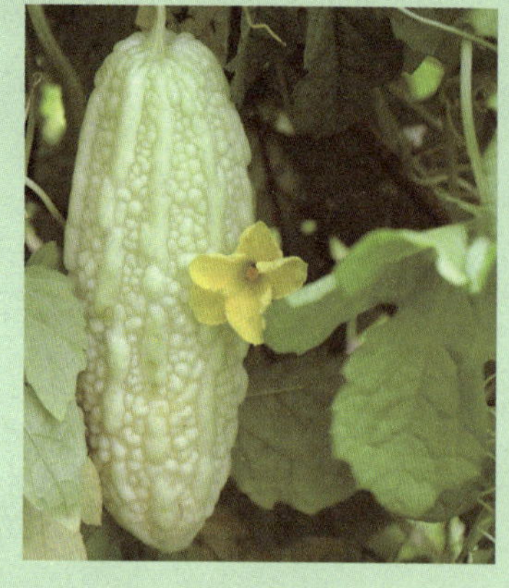

作用概说 苦瓜又名癞瓜、癞葡萄、锦荔枝等。青苦瓜性寒，味苦；熟苦瓜性平，味甘。青苦瓜可祛暑解热、明目清心；熟苦瓜养血滋肝、益脾补肾。苦瓜含丰富的维生素C和铁，还含有蛋白质、糖类、脂肪、钙、磷、维生素A原、B族维生素及果胶、苦瓜苷和多种氨基酸，具有降血糖和抗癌功能。美国堪萨斯州立大学的科学家们发现苦瓜中含有一种蛋白脂类成分，具有刺激和增强动物体内免疫细胞、吞噬癌细胞的能力，认为苦瓜蛋白脂类不久将成为一种抗癌新药而造福人类。所以，苦瓜可作为一种抗癌食品来食用。

应用举例

（1）凉拌苦瓜：苦瓜去皮，切片，加醋及白砂糖，拌匀，佐餐。适用于疮疖、痱子、目赤、咽喉疼痛、急性痢疾等患者。

（2）苦瓜炒肉片：青苦瓜切片后与猪肉片常法烹饪，佐餐。适用于糖尿病患者，有降血糖效果。对癌症患者，有提高体内抗癌能力的作用。

温馨提示 脾胃虚寒、腹泻便溏者忌食青苦瓜。

43. 葵花子

作用概说 葵花子又名朝阳花子、天葵子、望日葵子、向日葵子等，性平，味甘，有补虚损、降血脂、抗癌的作用。葵花子除含丰富的不饱和脂肪酸、优良蛋白质外，其钾、磷、铁、钙、镁元素及维生素E、维生素A、维生素B_1、维生素B_2、维生素P的含量也相当高。在100克葵花子中含钾920毫克，维生素E 207毫克。丰富的钾元素对保护心脏功能、预防高血压颇多裨益，而维生素E及精氨酸对维护男性性功能和精子的质量有益。葵花子油中所含植物固醇和磷脂，能够抑制人体内胆固醇的合成，防止血浆胆固醇过多，可防止动脉硬化。葵花子又有综合性的抗癌作用，对增进营养、健身防病、防癌抗癌都有积极作用。

应用举例 炒熟食用：适用于癌症、高脂血症、动脉硬化等患者。

温馨提示 葵花子性平补虚，诸无所忌。

44. 槟榔

作用概说 槟榔又名枣槟榔、槟榔干、枣儿槟等，性温，味甘、微苦、涩，有消食、醒酒、宽胸腹、止呕恶的作用。槟榔产于我国海南省及台湾省南部，广西、福建、云南南部地区亦有产。它的未成熟果实即枣儿槟榔，当地民族多用来当茶果供宾客。

应用举例 槟榔嚼食：适用于胸膈满闷、痞胀呕吐、醉酒宿醒未消、过食肥甘油腻、青光眼、眼压增高、肠道寄生虫病等患者。

温馨提示 中虚气弱及病后、产后患者忌食。

45. 南瓜子

作用概说 南瓜子又名白瓜子、南瓜仁等，性平，味甘，有驱肠道寄生虫的作用。据报道，南瓜子具有很好的杀灭血吸虫幼虫的作用，对于已经成熟的成虫，也能使其变性和虫数减少，对于血吸虫病也有一定的治疗作用。患有血吸虫病者，可每天口服去壳去油的南瓜子粉280克，分3次服。结果证明，急性血吸虫病患者，如有发热不退、食欲不振，在服用南瓜子粉以后，平均1周体温恢复正常，食欲增加，连服1个月后，多数患者体内的血吸虫卵消失。

应用举例 南瓜子炒熟食用：适用于蛔虫病、蛲虫病、绦虫病、钩虫病、血吸虫病、妇人产后手足浮肿或缺乳，以及糖尿病和痔疮等患者。

温馨提示 一次不可多食。

46. 使君子

作用概说 使君子又名留求子、索子果等，性温，味甘，有小毒，有杀虫、消积、健脾的作用。

应用举例 使君子炒熟食用：适用于小儿疳积、小儿蛔虫病、乳食不消、腹胀泻痢等患者。

温馨提示 食用使君子肉时忌饮热茶。

47. 菱

作用概说 菱又名菱角、水菱、乌菱、菱芰等，性凉，味甘。生食清热、止渴；熟食益气、健脾。菱角，果蔬兼用，早在唐代还被皇帝指定为贡品。菱营养丰富，现代研究表明，菱肉含淀粉24%，蛋白质5.9%，脂肪0.5%，还含有葡萄糖、B族维生素和钙、磷、铁等营养物质。菱为果生吃，以嫩菱为上品，质鲜爽口；熟食则以老菱为上乘，肉质雪白如玉。菱角对癌细胞的变性和组织增生均有抑制作用。

应用举例

（1）生菱去壳生食： 适用于盛夏酷暑或发热口渴之时食用，可以解暑热、烦渴、清热生津。

（2）熟菱水煮熟食： 适用于脾胃气虚、慢性腹泻等患者，也可充饥代粮食用，对食管癌、胃癌、宫颈癌、乳腺癌有一定辅助治疗作用。

温馨提示 生菱性冷，脾胃虚寒及糖尿病患者忌食。

48. 莲子

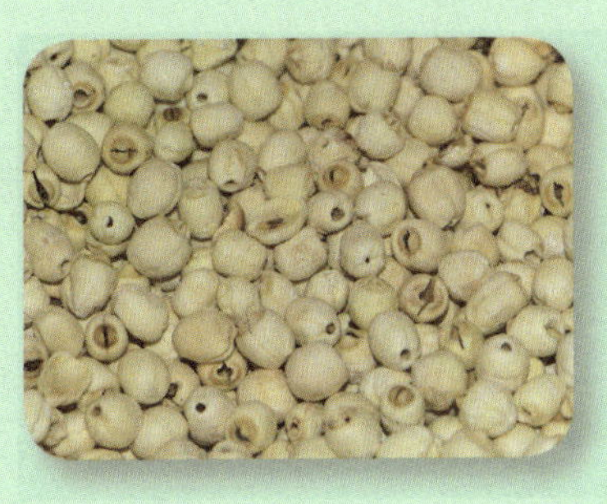

作用概说 莲子又名藕实、莲蓬子，性平，味甘涩，有益心、补肾、健脾、止泻、固精、安神的作用。现代医学研究发现，莲子含多量的淀粉和棉子糖，在每100克莲子干品中，含蛋白质16.6克，脂肪2.0克，碳水化合物62克，钙89毫克，磷285毫克，铁6.4毫克。莲子所含的氧化黄心树宁碱有抑制鼻咽癌的作用。

莲心：性凉味苦，有清心火、降血压、止汗、养神的作用。适用于高血压头昏、心烦失眠、梦遗滑精和盗汗等患者。

应用举例

（1）莲子桂圆红枣汤： 三物同煮成汤。适用于体质虚弱、心慌、失眠多梦、遗精、脾气虚弱、慢性腹泻等患者及癌症患者放疗、化疗后，妇女脾肾亏虚、白带过多等患者。与山药、芡实、扁豆、薏苡仁、菱实等一同食用效果更佳。

（2）**莲子粥**：莲子20克，薏苡仁30克，玉米须30克，赤小豆30克，黄芪40克，粳米50克，煮成粥后食用。功同“莲子桂圆红枣汤”。

温馨提示 大便干结难解，或腹部胀满者忌食。

49. 荸荠

作用概说 荸荠又名红慈姑、乌芋、地栗、马蹄等，性寒，味甘，有清热、生津、化痰、消食、开胃、利水、解酒的作用。荸荠含粗蛋白、淀粉、脂肪、钙、磷、铁、维生素C等，还含有一种不耐热的抗菌成分——荸荠英；此外，荸荠含有防治癌症的有效成分，上海市肿瘤病防治研究协作组在筛选中发现荸荠各种制剂在动物体内均有抑瘤效果，临床医生将其作为辅助食品，用于肺、食管、乳腺癌等患者。

应用举例

（1）**荸荠去皮生食**：适用于发热口渴、慢性气管炎咳嗽痰多、咽干喉痛、消化不良等患者。

（2）**荸荠肉片**：荸荠去皮，切片，常法与猪肉片同炒，佐餐。适用于原发性高血压病患者。与海蜇皮一同食用效果更佳。对全身浮肿、小便不利，或小便短少者有一定疗效，也适用于癌症患者，主要是肺癌和食管癌患者。

温馨提示 虚寒性体质以及血虚者忌食，胃寒者亦忌。

50. 海松子

作用概说 海松子又名松子仁，性温，味甘，有补气充饥、养阴熄风、润肺滑肠的作用。

应用举例 松子鸡丁：松子入油锅翻炒至熟，与鸡丁常法同炒，佐餐。适用于中老年体质虚弱、大便干结，以及慢性支气管炎干咳无痰等患者。

温馨提示 脾虚泄泻者忌食。

51. 柏子仁

作用概说 柏子仁又名柏实，性平，味甘，有养心脾、润血脉、安神志、通便秘的作用，属滋养强壮食品。

应用举例 柏子仁嚼食：适用于心神失养、惊悸恍惚、心慌、失眠、遗精、盗汗、老年人慢性便秘等患者。

温馨提示 大便溏薄者忌食。

52. 花生

作用概说 花生又名落花生、长生果等，性平，味甘，有补气、润肺、健脾、开胃的作用。国内外有资料报道，用花生仁治疗出血症，效果显著，特别是血小板减少性紫癜、血友病和内脏出血的止血效果明显。尤其是花生衣，止血作用更好。现代研究证明，它能对抗纤维蛋白的溶解，有促进骨髓制造血小板的功能，可缩短出血时间，提高血小板的质与量，

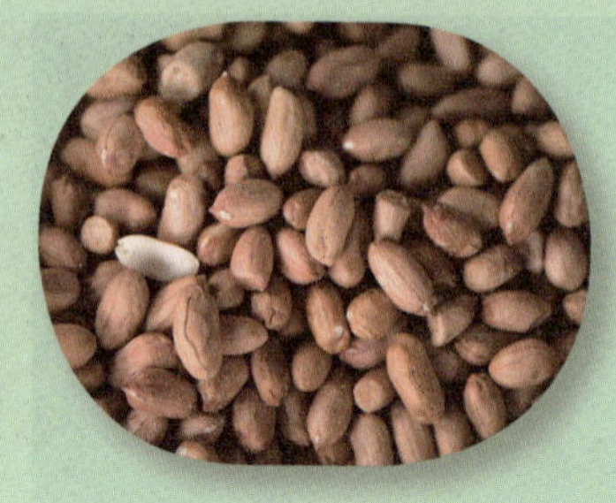

加强毛细血管的收缩功能。除对血小板减少性紫癜外，对血友病、类血友病、先天性遗传性毛细血管扩张出血症、血小板无力出血症、消化道出血、肺结核和支气管扩张出血、泌尿道出血、齿衄、鼻衄、肌衄等，均有一定效果。

花生的营养价值很高，所含蛋白质仅次于大豆，且属优良蛋白质，易为人体消化吸收。所含脂肪量为大豆的2倍，其他还含大量的碳水化合物、多种维生素、卵磷脂以及钙、铁等20多种微量元素。适用于营养不良、食欲不振、咳嗽痰喘、妇女产后乳汁缺少、高血压、高脂血症、冠心病、动脉硬化，以及各种出血性疾病等患者。儿童、青少年及老年人食用，能提高儿童记忆力，有助于老人滋补保健。

应用举例

（1）花生红枣汤： 带衣花生米、红枣各60克，文火煎煮汤。食花生米、红枣，饮汤，连续服用。适用于高血压、高脂血症、冠心病、动脉硬化，以及各种出血性疾病等患者。

（2）花生蚕豆汤： 花生米120克，蚕豆250克。同入锅内加水3碗，微火煮，待水呈棕红色时，加适量红糖服食。每天分2次服。功似“花生红枣汤”。

温馨提示

（1）若经常食用，宜水煮花生服食，炸、炒花生易生火气。

（2）阴虚内热，或内火素旺者，忌食炒花生。

（3）花生霉变后忌食，因为霉变后会产生致癌性很强的黄曲霉毒素。

（4）根据前人经验，花生不可与香瓜同食。

53. 栗子

作用概说 栗子又名板栗、风栗、毛栗等，性温，味甘，有养胃、健脾、补肾、强腰、补血的作用。

应用举例 栗子烧鸡：栗子去壳后与老母鸡红烧，佐餐。适用于老人肾虚者，对中老年人腰酸腰痛、腿脚无力、小便频多者尤宜。

温馨提示

（1）糖尿病患者忌食。

（2）栗子难以消化，故一次切忌食之过多，否则会引起胃脘饱胀。

（3）婴幼儿忌多食板栗。

54. 胡桃

作用概说 胡桃又名胡桃肉、核桃仁等，性温，味甘，有补肾固精、温肺止咳、益气养血、补脑益智、润肠通便的作用。胡桃仁的营养价值很高，据现代研究表明，每100克胡桃仁中含脂肪58~74克（主要为不饱和脂肪酸），蛋白质约18克，碳水化合物10克，以及维生素B_1，维生素B_2，维生素C，维生素E和钙、磷、铁、锌、镁等微量元素。胡桃所含的多量磷脂和赖氨酸，对大脑神经也很有裨益。

应用举例

（1）胡桃炒熟后作为零食食用：适用于肺肾两虚、久咳久喘（包括老慢气、支气管哮喘、肺气肿、肺心病）等患者，对中老年人肾虚所致的小便频数、阳痿、遗精、腰脊酸软、腿脚无力、头昏眼花，以及产后病后体虚、神经衰弱、营养不良也有较好的疗效，青少年常食有改善智力、增强记忆力的作用。

（2）胡桃芝麻糊：核桃肉、芝麻，分别炒熟、碾成粉，拌匀后装入瓶中密封。食用时，加入少许白砂糖，用开水冲成糊状。适用于肠燥便秘、尿路结石、高血压、动脉硬化、冠心病等患者。

温馨提示

（1）阴虚火旺或痰火内热者忌食，因胡桃能助火生痰。

（2）腹泻便溏者忌食。

（3）根据前人经验，胡桃忌与野鸡肉一同食用。

55. 白果

作用概说 白果又名银杏，性平，味甘苦涩，有小毒，有敛肺气、定咳喘、止带浊、缩小便的作用。由于白果有一定的毒性，因此，一般认为儿童生吃7~15枚即可引起中毒。炒熟后毒性减低，但一次食入量也不宜过多。如发现白果中毒，可立即用鸡蛋清内服。

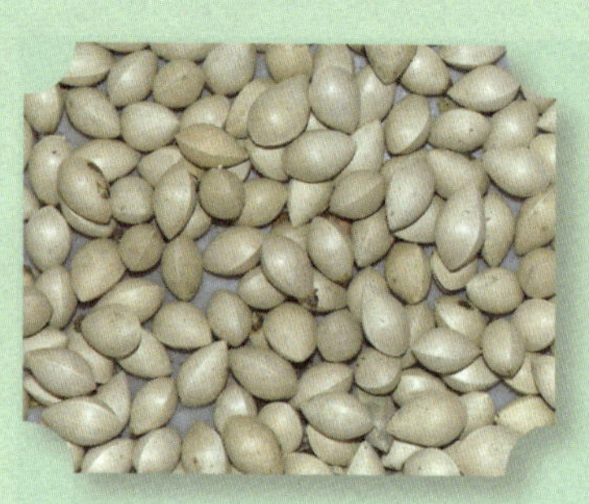

应用举例

（1）白果炒西芹： 白果去壳，与西芹常法同炒，佐餐。适用于肺结核咳嗽、老人虚弱哮喘等患者。

（2）炒（蒸）白果： 适用于妇女体虚白带，中老年人遗精白浊、小便频数，小儿遗尿等患者。

温馨提示

（1）白果宜炒熟或蒸熟后食用。

（2）白果有小毒，不宜多食、常食，5岁以下小儿忌食白果。

56. 海枣

作用概说 海枣又名波斯枣、伊拉克蜜枣等，性温，味甘，有补中益气、润肺止咳、化痰平喘的作用。海枣属棕榈科植物，分布在非洲及小亚细亚一带，我国南部亦有。海枣含蛋白质、脂肪、多糖、葡萄糖、果糖、蔗糖、氨基酸、类胡萝卜素，以及少量维生素B_1、维生素B_2、维生素C等。海枣果肉甜美。

应用举例 海枣生食：适用于急、慢性支气管炎，肺结核咳嗽无痰，或咯痰不爽、咽喉干痛、脾胃气虚、气血不足、营养不良等患者。

温馨提示 糖尿病患者忌食。

57. 沙枣

作用概说 沙枣又名银柳，性平，味甘酸，有健脾、止泻的作用。枣果肉含糖43%~59%，蛋白质10%，以及少量的鞣质和黏液质。现代研究表明，从沙枣制得的胶质、鞣质的浓缩物有抗炎作用，能抑制小肠的运动，故可用于肠炎腹泻。

应用举例 沙枣生食：适用于脾胃气虚、消化不良、胃脘疼痛、肠炎下痢等患者。

温馨提示 糖尿病患者忌食。

58. 榛子

作用概说 榛子属桦木科植物，果实似栗子，果仁肥白而圆，可食，其味如栗，故又名山板栗。榛子性平，味甘，有补脾胃、益气力的作用。每100克榛子中含蛋白质16.2~18克，脂肪50.6~77克，碳水化合物16.5克，灰分3.5克。

应用举例 炒榛子：适量榛子炒熟后食用。适用于脾胃气虚、腹泻便溏、慢性痢疾、纳谷不馨、食少乏力等患者。

温馨提示 榛子性平补脾，诸无所忌。

鱼肉蛋所含蛋白质等营养物质的质与量，都远远高出五谷、五蔬和五果类。它们平时是人们餐桌上不可缺少的美味佳肴，病时也可成为攻克疾病的有效武器。因此，我们在制定肾病的食疗方案时，自然应该合理地选用——

鱼肉蛋类——五畜为益

1. 牛肉

作用概说 牛肉性平，味甘，有健脾益肾、补气养血、强筋健骨的作用。牛肉为滋补强壮之佳品，它所含的蛋白质、脂肪以及维生素A、B族维生素、维生素D、钙、磷、铁等物质十分丰富，其中牛肉所含蛋白质中的必需氨基酸甚多，故其营养价值很高。古代有“霞天膏”，就是单用牛肉熬制而成，专治脾虚久泻、大病后极虚羸瘦、诸虚百损之人。

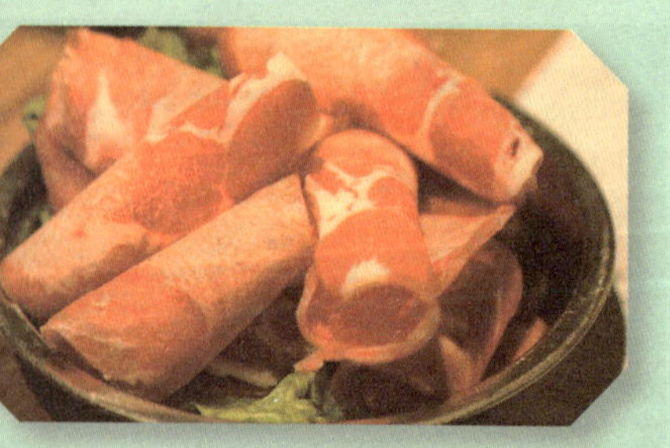

凡身体衰弱，或久病体虚、营养不良、筋骨酸软、中气下陷、气短、贫血、面色萎黄、头昏目眩等患者，均宜食用；手术后的患者，多饮牛肉炖汁，或用牛肉加红枣炖服，能补中益气，助肌肉生长，促进伤口愈合；体力劳动者、运动员等在繁重体力劳动或激烈运动前后，宜吃牛肉，对补充身体过多的消耗和帮助肌肉的生长很有帮助。

应用举例

（1）**陈皮牛肉**：牛肉1 000克，砂仁、陈皮、桂皮各3克，生姜15

克，共炖，熟后加盐调味，佐餐。久食能去除虚弱，增进健康。适用于食欲不振、身体素虚，又不能进服其他补养药的患者。

（2）牛肉枸枣汤：牛肉配以少量枸杞子、红枣煮汤。适用于各种原因引起的贫血患者。

温馨提示

（1）感染性疾病发热期间忌食。

（2）由于牛肉含胆固醇高，故高脂血症者忌食。

（3）根据前人经验，牛肉忌与韭菜一同食用。

2. 牛肝

作用概说　牛肝性平，味甘，有养血、补肝、明目的作用。中医认为，肝开窍于目，根据“以脏补脏”的理论，凡肝血不足者引起的视物昏花、目暗弱视、近视眼、夜盲症等患者，均可食用牛肝、猪肝、羊肝之类。

应用举例　卤牛肝：适用于血虚萎黄、虚劳羸瘦、视力减退、夜盲症等患者。

温馨提示　根据前人经验，牛肝忌与鲶鱼一同食用。

3. 牛肚

作用概说　牛肚又名牛百叶，性温，味甘，有补虚、益脾胃的作用。中医有“以脏补脏”之说，凡胃气不足者，宜吃牛肚以养胃气。猪肚亦有同功。

应用举例 卤牛肚：适用于病后体虚、气血不足、营养不良、脾胃薄弱等患者。

温馨提示 牛肚养胃益气，诸无所忌。

4. 牛髓

作用概说 牛髓又名牛骨髓、牛脊髓等，性温，味甘，有润肺、补肾、填髓的作用。

应用举例 牛髓煮熟食：适用于体弱者，对精血亏损、虚劳羸瘦者尤宜。

温馨提示 牛髓味甘滋补，诸无所忌。

5. 狗肉

作用概说 狗肉又名地羊、犬肉等，性温，味咸酸，有补中益气、温肾助阳、安五脏、暖腰膝、益气力的作用，属温养强壮食品。

应用举例 狗肉火锅：适用于年老体弱、腰疼足冷、四肢不温、脾胃气虚、腿软无力、畏寒怕冷、阳气不足，以及阳痿遗尿及败疮（慢性溃疡）久不收敛，或痔漏久不愈等患者。

温馨提示

（1）热病后忌食狗肉。

（2）阴虚火旺者忌食。

（3）狗肉性温，多食生热助火、多痰发渴。

（4）禁食疯狗肉。

（5）根据前人经验，狗肉忌与鲤鱼一同食用。

6. 羊肉

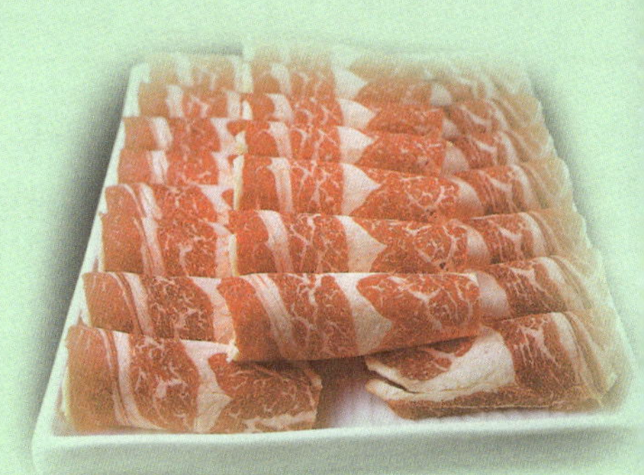

作用概说 羊肉性温，味甘，有益气血、补虚损、温元阳、御风寒、滋养强壮的作用。

应用举例 羊肉汤：适用于中老年身体虚弱、阳气不足、冬天手足不温、畏寒无力、腰酸阳痿、妇女气血两虚、形体消瘦，或产后贫血、体质虚弱、脘腹觉冷、自汗或虚汗不止，或产后体虚奶少、乳汁不下等患者。冬季进补食用，不但可以增加热量，抵御风寒，补养气血，还能增强机体的抵抗力和抗寒能力。

温馨提示

（1）根据前人经验，羊肉宜与海参、笋、栗、萝卜一同煨食，皆益人。

（2）羊肉与胡桃或胡萝卜同煮则不膻。

7. 羊肝

作用概说 羊肝性凉，味甘、苦，有养肝、明目、补血、清虚热的作用。

应用举例 羊肝煮胡萝卜：适用于夜盲症（雀目）、眼干燥症、青盲翳障、小儿疳眼、目暗昏花，或热病后弱视等患者，对血虚、面色萎黄、妇人产后贫血、肺结核、小儿衰弱，以及维生素A缺乏症等患者也有一定疗效。

温馨提示

（1）根据前人经验，羊肝忌同猪肉、梅子、小豆、生椒一并食用。

（2）由于羊肝含胆固醇高，故高脂血症患者忌食。

8. 羊肚

作用概说 羊肚又名羊胃，性温，味甘，有补虚、健脾胃的作用。

应用举例 爆羊肚：适用于体质羸瘦、虚劳衰弱、胃气虚弱所致的反胃不食，以及盗汗、尿频等患者。

温馨提示 羊肚补虚，诸无所忌。

9. 羊骨

作用概说 羊骨又名羊脊骨、羊骨头、羊胫骨等，性温，味甘，有补肾、强筋骨的作用。中医认为，肾主骨，所以，羊胫骨和羊脊骨均有补肾、强腰脊、壮督脉之功。清代王孟英就有以“羊脊骨一具，捶碎，熬取浓汁，和盐料食”治疗肾虚腰痛之法。

应用举例 羊骨红枣汤：民间常用羊胫骨1~2根，敲碎，加红枣10~20枚，糯米适量，煮成稀粥。适用于血小板减少性紫癜和再生障碍性贫血患者，经常食用，颇有裨益。

温馨提示 发热者忌食。

10. 羊髓

作用概说 羊髓又名羊骨髓、羊脊髓等，性温，味甘，有益阴补髓、润肺泽肌的作用。

应用举例 羊髓煮熟食用：适用于虚劳羸弱、肺痿、骨蒸劳热、咳嗽无痰及中老年皮毛憔悴、枯槁无华等患者。

温馨提示 感冒发热期间忌食。

11. 猪肉

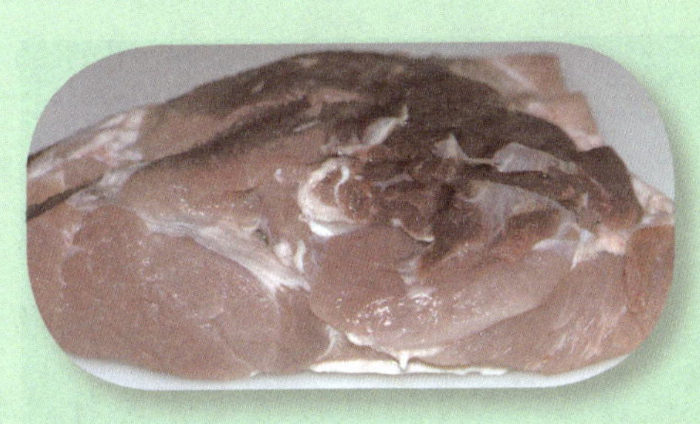

作用概说 猪肉性平，味、甘咸，有补虚、滋阴、养血、润燥的作用。据营养学家分析研究，一个成年人，一般每天吃猪瘦肉、肥肉各50克左右就足够了，多吃对健康反而不利。猪肉适用于阴虚不足、头晕、贫血、老人燥咳无痰、大便干结，以及营养不良等患者。另外，猪的内脏各有其功。比如猪肚能补虚损，健脾胃；妇女产后乳汁缺乏，则以猪蹄或猪骨为好。

应用举例

（1）猪肉商陆汤：瘦猪肉100克，商陆10克，加水500毫升炖至300毫升，弃去猪肉及药渣，为1天量，分3次温服。适用于慢性肾炎全身浮肿、大量蛋白尿者。

（2）猪肾参芪汤：猪肾1个，党参、黄芪、芡实各20克。将猪肾剖开，去筋膜、洗净，与药共煮汤食用。适用于慢性肾炎恢复期及脾肾气虚患者。

温馨提示

（1）湿热偏重、痰湿偏盛、症见舌苔厚腻者，忌食猪肉。

（2）冠心病、高血压、高脂血症和肥胖者，忌食肥猪肉。

（3）忌与乌梅、大黄、桔梗、黄连、何首乌、苍耳、吴茱萸、胡黄连等中药以及龟肉、羊肝、马肉、甲鱼一同食用。

（4）根据前人经验，猪头肉为动风发疾之物，风邪偏盛者忌食。

12. 猪肝

作用概说 猪肝性温，味甘、苦，有养血、补肝、明目的作用。猪肝含有丰富的铁、磷等造血不可缺少的原料。猪肝中含有丰富的维生素A，常吃猪肝，可逐渐消除眼科病证。现代医学研究发现，猪肝不仅具有多种抗癌物质，如维生素C、硒等，而且还具有较强的抑癌能力和抗疲劳的特殊物质。肝脏是贮存养料的器官，同时又是解毒器官，不断发挥其解毒作用。经肝脏代谢后，有毒物质和解毒产物可以随胆汁的分泌而排出体外，所以，正常的猪肝本身是无毒的，可以放心食用。

应用举例 枸杞炒猪肝：适用于气血虚弱、面色萎黄、缺铁性贫血、癌症放化疗后及肝血不足所致的视物模糊不清、夜盲症、眼干燥症、小儿麻疹病后角膜软化症、内外翳障等患者。

温馨提示

（1）高血压、冠心病、肥胖症、高脂血症等患者忌食，因为猪肝中胆固醇含量较高。

（2）有病而变色或有结节的猪肝忌食。

（3）根据前人经验，猪肝忌与鹌鹑一同食用。

13. 猪心

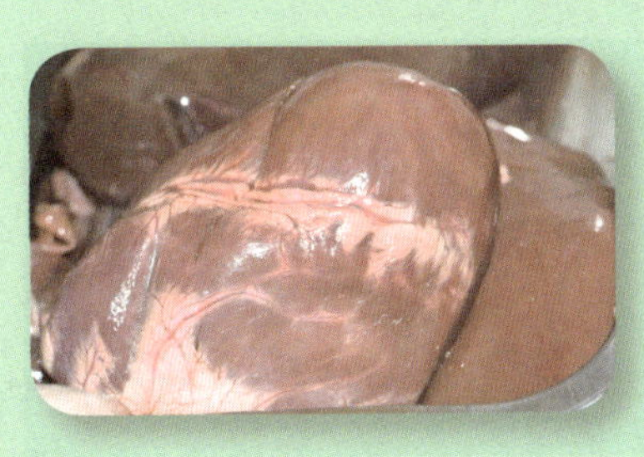

作用概说 猪心性平，味甘、咸，有补虚、养心、安神的作用。中医自古即有“以脏补脏”“以心补心”的说法，猪心能补心，治疗心悸、心跳、怔忡等。现代营养学分析证明，猪心是一种营养十分丰富的食品，它含有蛋白质、脂肪、钙、磷、铁、维生素B_1、维生素B_2、维生素C以及烟酸等，这对加强心肌营养、增强心肌收缩力有很大的作用。临床有关资料表明，许多心脏疾患与心肌的活动力正常与否有着密切的关系。因此，猪心虽不能完全改善心脏器质性病变，但可以增强心肌活力，营养心肌，有利于功能性或神经性心脏疾病的痊愈。

应用举例 麦冬炒猪心：猪心适量，常法煸炒，佐餐。适用于心虚多汗、自汗、惊悸恍惚、怔忡、失眠多梦等患者，对精神分裂症、癫痫、癔病等也有一定的疗效。

温馨提示 猪心补虚，诸无所忌。

14. 猪肾

作用概说 猪肾俗名猪腰子，性平，味咸，有补肾、强腰、益气的作用。

应用举例 参芪腰花：猪胃适量，常法煸炒，佐餐。适用于腰酸腰痛、遗精、盗汗及老年人肾虚耳聋、耳鸣等患者。

温馨提示 血脂偏高、高胆固醇者忌食，因猪肾中胆固醇含量较高。

15. 鸡肉

作用概说 鸡肉性温，味甘，有益五脏、补虚损、健脾胃、强筋骨的作用。温补脾胃、益气养血的作用，老母鸡的补益功效更高，许多久病、瘦弱者用来补身，尤其是畏寒风重、虚不受补者，老母鸡不但能补气补血，还可祛风，故比鸡项（指未生过鸡蛋的雌鸡）优胜得多。按照一般人的习惯，多喜欢吃鲜嫩的鸡仔，不爱吃肉粗骨硬的老母鸡。但从祛风补气补血的功效来看，母鸡越老，功效越好。因为老母鸡肉多，钙质多，用文火熬汤，最适用于贫血及孕妇、产妇和消化力弱等患者。

应用举例 黄芪鸡汤：光母鸡1只（去内脏），加入黄芪、陈皮各15克，砂仁6克，生姜皮15克，生山楂30克，煮汤，吃肉喝汤。适用于慢性肾炎水肿患者。

温馨提示

（1）感冒发热及内火偏旺、热毒疖肿者忌食。

（2）高血压、血脂偏高者忌食。鸡肉鸡汤中含脂肪较多，会使血中胆固醇进一步升高，会引起或加重动脉硬化、冠心病，使血压持续升高，对病情不利。

（3）胆囊炎、胆石症患者忌食，以免刺激胆囊，引起胆绞痛发作。

（4）根据前人经验，鸡肉忌与鲍鱼一同食用。

16. 鸡肝

作用概说 鸡肝性微温，味甘、苦，有补肝血、明目的作用。

应用举例 煨鸡肝：鸡肝适量，常法煨煎，佐餐。适用于肝虚目暗、夜盲症、小儿疳眼（角膜软化症）、佝偻病、妇女产后贫血以及肺结核等患者。

温馨提示 鸡肝养血明目，诸无所忌。

17. 鸡蛋

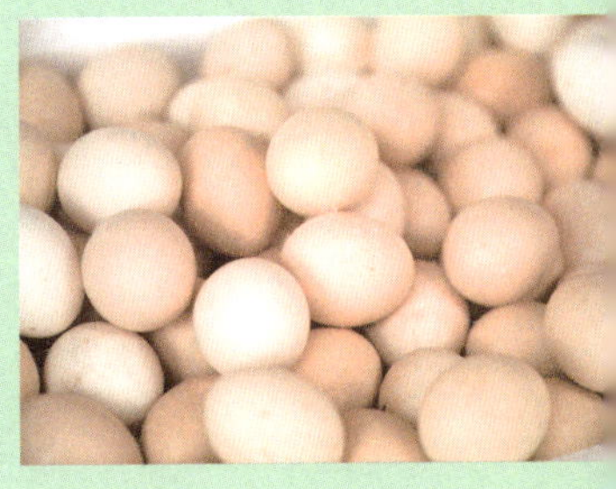

作用概说 鸡蛋又名鸡子、鸡卵等，性平，味甘，有滋阴、润燥、养血、安胎的作用。鸡蛋又有鸡蛋白与鸡蛋黄之分，古人对此认识尤深。

应用举例 煮鸡蛋：鸡蛋适量，常规烧煮，佐餐。适用于体质虚弱、营养不良、贫血及妇女产后病后调养、婴幼儿发育期补养等患者。

温馨提示

（1）老年高血压、高血脂、冠心病患者，宜少量食用鸡蛋，一般每天不超过1只。其他人群鸡蛋也不宜多食，这样限量食用，既可补充优质蛋白质，又不影响血脂水平。

（2）近代医学家从生理病理变化和临床实践观察发现，少量地常吃鸡蛋，对老人有很大益处，不但能增加营养，还有助于延缓衰老。蛋黄中含有丰富的铁质，易被消化吸收，是婴幼儿良好的补铁食品。出生婴儿体内铁质储藏较多，但到5~6个月以后就逐渐减少，所以，在婴儿出生4个月后就必须补充铁剂，蛋黄是最理想食品。一般地说，6个月以内的婴儿每天以吃1／4~1／3个蛋黄为妥，6个月至1岁吃1／2个蛋黄为宜，1~1.5岁，每天以不超过1个蛋黄为好，1.5~2.5岁的幼儿可以隔天吃1个鸡蛋，2.5~3.5岁才可以每天吃1个鸡蛋。

（3）鸡蛋宜和大豆或蔬菜同吃。因为鸡蛋与大豆合吃，可以大大提高大豆蛋白的营养价值；又因鸡蛋的维生素C含量很少，所以，吃鸡蛋时配食蔬菜为最佳。

18. 乌骨鸡

作用概说 乌骨鸡又名黑脚鸡、乌鸡等，性平，味甘，有补肝肾、益气血、退虚热、调月经的作用。乌骨鸡有白毛乌骨、黑毛乌骨、斑毛乌骨、骨肉全乌、肉白骨乌之分。乌骨鸡含有多种营养成分，它的血清总蛋白及丙种球蛋白均高于普通肉鸡；乌骨鸡全粉水解后含有18种氨基酸（包括8种人体必需氨基酸），其中有10种氨基酸比普通肉鸡的含量高；乌骨鸡中含有维生素B_1、维生素B_2、维生素B_6、维生素B_{12}、维生素C、维生素E等，其中维生素E的含量是普通肉鸡的2.6倍，胡萝卜素和维生素C也均高于普通肉鸡。此外，还含多种微量元素和常量元素，如钙、磷、铁、氯、钠、钾、镁、锌和铜等。

应用举例 归芪乌鸡汤：乌鸡1只，当归、黄芪、调料适量，加水煮汤，佐餐。适用于病后、产后体质虚弱、气血不足、营养不良等患者，对崩中带下、月经不调、腰酸腿软、脾虚滑泄、消渴久痢及癌症等患者有一定疗效。实践证明，癌症患者常吃乌骨鸡，有滋补强身，提高免疫功能，控制肿瘤的生长、发展、转移，延长生存期的功效。

温馨提示

（1）感冒发热、咳嗽痰多时忌食。

（2）急性菌痢肠炎之初期忌食。

19. 鸭肉

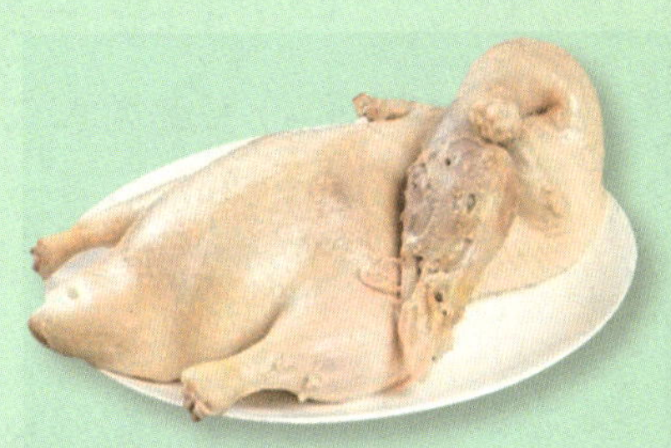

作用概说　鸭肉又名鹜肉、白鸭肉等，性凉，味甘，有滋阴、补虚、养胃、利水的作用，适用于营养不良、水肿，或产后病后体虚、低热、虚弱、食少、大便干、盗汗、遗精，妇女月经少，咽干口渴，及癌症放疗、化疗后等患者。

应用举例

（1）八宝鸭：青头雄鸭1只，粳米适量，葱白3茎。将青头鸭肉切细煮至极烂，再加米、葱白煮粥。具有补益脾胃、利水消肿的功效。适用于一切水肿患者。

（2）鸭汤粥：鸭汤煮粥，温食。5~7天为1个疗程。功同"八宝鸭"。

温馨提示　素体虚寒，或受凉引起的不思饮食、胃部冷痛、腹泻清稀、腰痛及寒性痛经等患者忌食。

20. 鸭蛋

作用概说　鸭蛋又名鸭卵，性微寒，味甘咸，有滋阴、清肺的作用。鸭蛋可腌制成皮蛋，有清凉、明目、平肝的功效，但清代著名食医王孟英曾说：（皮蛋）"味虽香美，皆非病人所宜。"

应用举例 咸鸭蛋：鸭蛋以盐腌透并煮熟后食之。适用于肺热咳嗽、咽喉痛、泄痢等患者。

温馨提示

（1）脾阳不足、寒湿下痢，以及食后气滞痞闷者忌食。

（2）生病期间暂不宜食用。

（3）肾炎患者忌食皮蛋。

（4）根据前人经验，鸭蛋忌与甲鱼或李子同食。

21. 鳜鱼

作用概说 鳜鱼又名桂鱼、鲜鱼等，性平，味甘，有补气血、益脾胃的作用。鳜鱼分布很广，我国各江河湖泊中均有。每100克鳜鱼肉中，含水分77克，蛋白质18.5克，脂肪3.5克，灰分1.1克，钙79毫克，铁0.7毫克，磷143毫克，硫胺素0.01毫克，核黄素0.1毫克，尼克酸1.9毫克。

应用举例 鳜鱼汤：适用于体质衰弱、虚劳羸瘦及脾胃气虚所致的食欲不振、营养不良等患者。

温馨提示 鳜鱼性平补虚，诸无所忌。

22. 鲤鱼

作用概说 鲤鱼性平，味甘，有利水、消肿的作用。鲤鱼是营养丰富、味美可口的优质鱼种，且为中国百姓家庭所喜爱，其利水、消肿的作用温和，无论煨煮、煲汤，或是清蒸、作羹，均可健脾开胃，增进食欲。

应用举例 红烧鲤鱼：治水肿胀满等病症，适用于急性肾炎伴尿少、血压升高者。

温馨提示 在烹饪制作中须注意的是，以少盐淡食为宜。

23. 鲫鱼

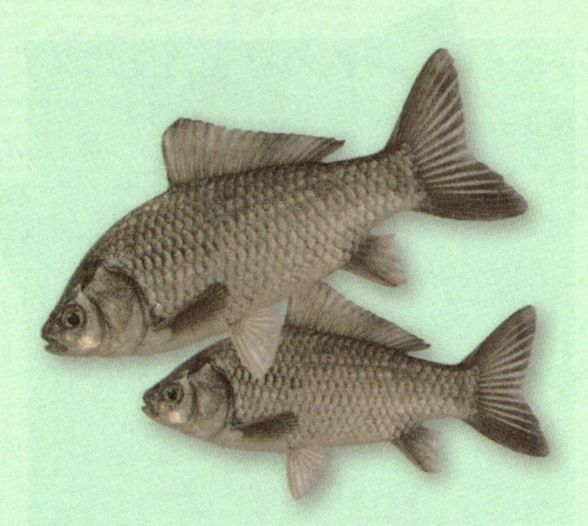

作用概说 鲫鱼性平，味甘，有健脾、利湿、消肿的作用。鲫鱼与鲤鱼一样，是人们十分喜食的鱼种，不只是取之方便，市场随时均可购得，更主要的是鲫鱼味美可口，即使白煨、煲汤都能健脾开胃，是急性肾炎患者调补的上佳食品。中医及现代营养学家都推荐应用鲫鱼食疗方法来辅助治疗全身水肿、脾胃虚弱、食少无力等病。

应用举例

（1）**蒜末鲫鱼**：鲫鱼1条，约重250克，剖腹去内脏，洗净，装入大蒜末10克，外包干净白纸，用水湿透，放入谷糠内烧熟。鱼蒜全食，有条件者每天1条。适用于慢性肾炎及营养不良性水肿患者。

（2）**鲫鱼粥**：活鲫鱼1~2条，大米50克，灯心草5~8根。将上三味加水适量，煮成稀粥食用。每天1剂。适用于慢性肾炎、肾盂肾炎患者。

温馨提示 鲫鱼性平，诸无所忌。

24. 黑鱼

作用概说 黑鱼也称乌鱼，性寒，味甘，有补脾利水、去瘀生新、清热、祛风的作用。现代营养学研究表明，黑鱼的营养素十分丰富，含有蛋白质、脂肪及人体不可缺少的钙、磷、镁、铁、锰、锌、铜、硒等矿物质成分。值得一提的是每100克黑鱼中含钾313毫克，含钠48.8毫克，其*K*指数为6.41，提示具有温和的利尿、降压作用。并由此佐证了民间运用黑鱼冬瓜汤，治疗急、慢性肾炎所引起的水肿，是有道理的。

应用举例 黑鱼汤：适用于慢性肾炎水肿、脚气、小便不利、月经不调、崩漏带下、腰酸腿软、痔疮等患者。

温馨提示 需注意的是，治疗急、慢性肾炎时，凡运用黑鱼食品，均不加盐，以淡食为主。

25. 甲鱼

作用概说 甲鱼又名鳖、王八、团鱼等。甲鱼的确有丰富的营养价值，每100克甲鱼肉中含蛋白质17.8克，属于优质动物蛋白质，是肾病患者所需要的蛋白质；此外，还含有对肾病患者有益的维生素和微量元素。每100克甲鱼肉中含维生素A 139微克，维生素B_1 0.07毫克，维生素B_2 0.14毫克，维生素E 1.88毫克，微量元素锌2.31毫克，铁2.8毫克，硒15.19微克。更重要的甲鱼肉性味甘寒，富含胶质，其汤即使在盛夏酷暑的高温天气亦会自然成胨。所以有很强的滋阴清虚火的功效，是中医滋补肾阴的最佳食品。

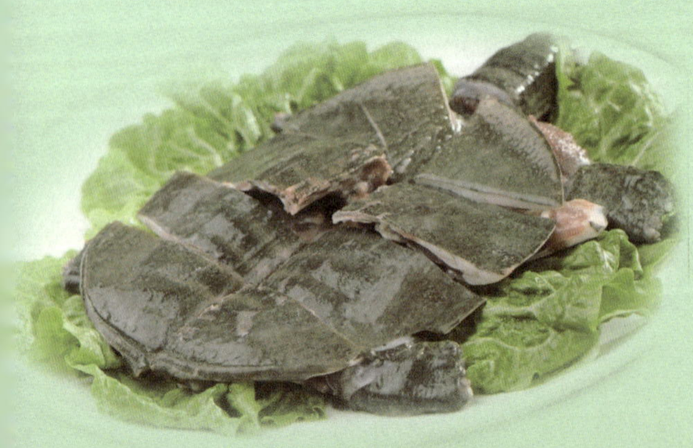

应用举例 清蒸甲鱼：有补虚强肾的作用，适用于一切虚证患者。

26. 龟肉

作用概说 龟又名乌龟、金龟、金钱龟等，味甘，有补肾、滋阴清虚火的作用。龟有河龟、山龟、海龟等，龟肉与甲鱼一样，是滋阴补肾的上品。龟肉所含蛋白质、维生素、微量元素与甲鱼肉相近，乌龟腹甲（龟版）所含的胶质更多，滋阴清虚火的作用更强。中医用龟版专治阴虚火旺的病证。所以"木火型"体质的人常吃，可望改善其病态体质。

应用举例

（1）龟肉枸杞百合汤： 龟肉500克，莲子60克，芡实60克，枸杞子20克，百合30克，米酒1匙，精盐、味精、芫荽少许。将莲子、芡实、枸杞子、百合洗净，龟宰后去肠杂，洗净，取肉切成小块。上料共入锅中，加清水适量，武火煮沸后，加入米酒和精盐，改文火煮3小时，至龟肉熟烂，调入味精、芫荽即可，饮汤食全部用料。补脾益肾、滋阴祛湿。适用于脾虚腹泻、久痢脱肛、遗精滑精等患者。

（2）龟肉煮鱼鳔： 龟肉150克、鱼鳔30克。龟肉切块与鱼鳔同煮，加少量盐以调味，饮汤食肉。有补肾阳、益肾气之功效，对老年人肾虚尿频有很好的治疗作用。

（3）乌龟炖猪肚： 乌龟1只（500克左右），猪肚500克。洗净，切成小块，置锅内，加水，文火炖成糊状。早、晚各食1次，分2天食完，隔天再食2剂，3剂为2个疗程，有助于消除蛋白尿。

附：药食两用品与调料

1. 生姜

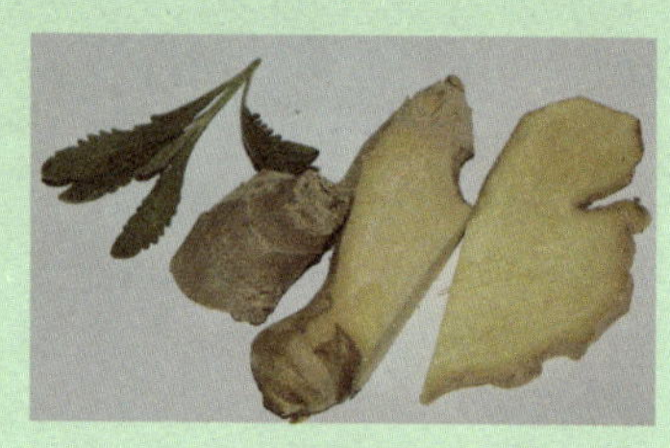

作用概说 生姜性温，味辛，有发汗散寒、温胃止呕、祛寒痰，解鱼、蟹、菌蕈毒的作用。生姜是日常食用的一种调味品，除作调料外，还可作为药用。鲜生姜辛温，发汗温胃，逐寒邪；干姜辛热，温中散寒，除脾胃虚寒；炮姜温经止血；姜皮可利尿消肿。

应用举例

（1）生姜红糖汤： 适用于伤风感冒引起的头痛、全身酸痛、咳嗽吐白色黏痰，胃寒疼痛及寒性呕吐等患者，妇女产后食用，起到温经散寒，去瘀血而养新血的效果，对产后健康有好处。

（2）生姜汤： 适用于食用鱼、蟹、菌蕈、野禽诸物中毒引起的腹痛吐泻患者，也适用于误食生半夏、生野芋、魔芋、生南星等发生中毒，口舌发麻患者。

温馨提示

（1）阴虚内热、内火偏盛者忌食。

（2）目疾、痈疮和痔疮者不宜多食、久食。

（3）肝炎患者忌食。

（4）根据前人经验，怀孕妇女忌用，不可多食。

（5）民间有"烂姜不烂味"之说，这是错误的。腐烂的生姜会产生一种毒性极强的物质——黄樟素，这种毒素能使肝细胞变性坏死，进而诱发肝细胞癌变，因此烂生姜不可食。

2. 枸杞子

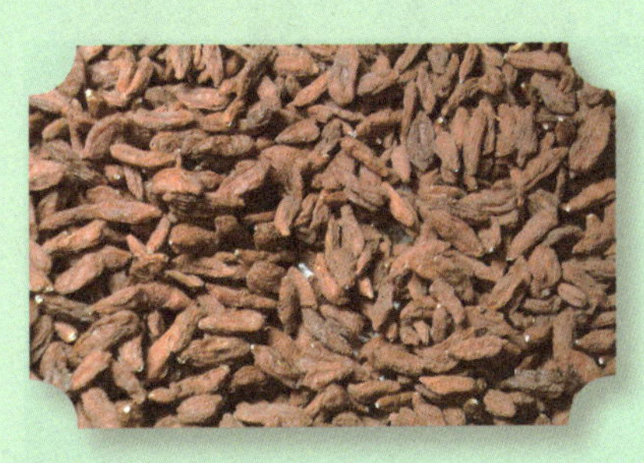

作用概说　枸杞子性平，味甘，有补精气、坚筋骨、滋肝肾、止消渴、明目、延缓衰老的作用。现代研究表明，枸杞子内含甜菜碱、胡萝卜素、玉蜀黄素、烟酸、维生素B_1、维生素B_2、维生素C、钙、磷、铁、有机锗、卜谷甾醇、酸浆果红素、亚油酸及14种氨基酸等，能使身体强壮、补益精气、强盛阳道。现代药理研究表明，枸杞子有降血脂、降血压、降血糖、防治动脉硬化、保护肝脏、抑制脂肪肝、促进肝细胞再生，以及提高机体免疫功能、抗恶性肿瘤的效果。枸杞子对眼病有良好的补益作用，对肝肾不足所致的视力下降、见风流泪、云翳遮睛、眼花目暗、夜盲雀目、两眼干涩、玻璃体混浊、白内障等，有很大益处。

应用举例

（1）**清炒枸杞叶**：入菜肴。适用于腰膝酸软、头晕目眩、虚劳瘦弱及糖尿病患者。

（2）**杞胶粥**：杞子25克，阿胶10克，粳米50~100克。先以杞子和米煮粥，阿胶烊化后兑入，加糖调味。每天早、晚温服，连服3~4周。间隔数周后还可继续服。适用于血虚患者。

温馨提示 脾虚泄泻者忌食。

3. 人参

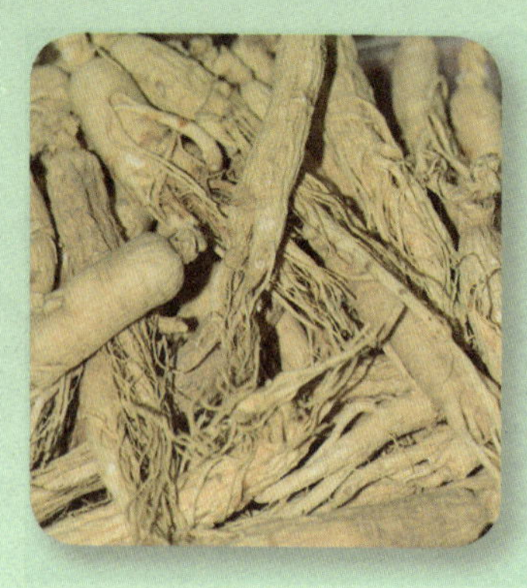

作用概说 人参性温，味甘、微苦，有补气生血、健脾益胃、强心提神的作用。人参虽是一味古老的中药，由于一般民众皆以之泡茶或佐膳，故逐渐亦入常用食品。人参由于产地不同、加工方法各异，故又有多种品种，诸如园参、野山参、红参、糖参、白参、生晒参、高丽参、别直参、朝鲜参、东洋参等。

应用举例 人参入菜肴（尤宜入汤）：适用于身体瘦弱、劳伤虚损、气血不足、喘促气短、脾胃气虚、食少倦怠、大便滑泄、慢性腹泻等患者，对惊悸、健忘、头昏、贫血、神经衰弱、男子阳痿、女子崩漏等有一定疗效。

温馨提示

（1）体质壮实，及热性病患者忌食。

（2）高血压伴有头昏脑胀、口苦咽干、性情急躁、大便干结，以及肝阳偏亢者忌食。

（3）糖尿病伴有口干作渴、多饮多食、小便赤热、舌红乏津者忌食。

（4）阴虚火旺伴口鼻干燥、手足心热、烦躁失眠、口鼻出血，以及咯血咳血者忌食。

（5）干燥综合征患者忌食。

（6）初生婴幼儿忌食。

（7）服用中药藜芦时忌食。

（8）在食用人参期间，一般忌吃萝卜（尤其是生萝卜）及饮茶。

（9）人参忌用铁锅煎煮。

4. 黄精

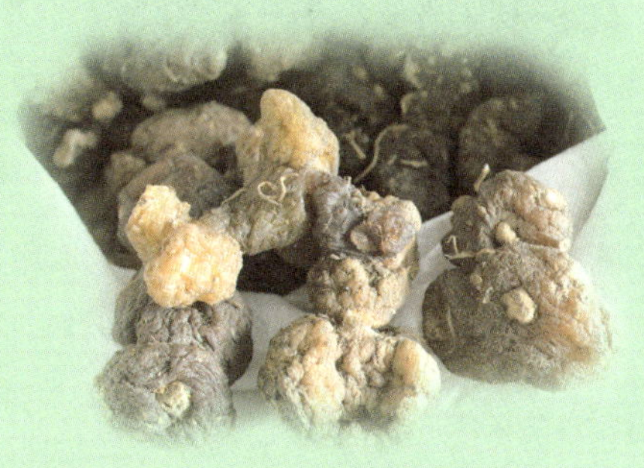

作用概说 黄精又名鸡头参、黄鸡菜、山姜等，性平，味甘，有补中益气、滋补强壮、健筋骨、降血糖、降血压的作用。黄精属百合科植物，古代养生学家以及道家视之为补养强壮食品，故又有"仙人遗粮"之名。近代药理研究证实，黄精能抑制尿糖和血糖，还能降血压，防止动脉粥样硬化与肝脏脂肪浸润，并能促进免疫球蛋白形成，提高人体抗病能力。

应用举例 黄精入菜肴：适用于气血不足、贫血、病后体虚、神经衰弱、目暗、精神萎靡、腿脚软弱无力、糖尿病、高血压、肺痨咳血、肺虚干咳等患者。

温馨提示

（1）脾胃虚寒、腹泻便溏者忌食。

（2）痰湿痞满气胀、食欲不振，以及舌苔厚腻者忌食。

5. 冬虫夏草

作用概说 冬虫夏草性温，味甘，有虚损、益精气、止咳化痰、抗癌、延缓老的作用。

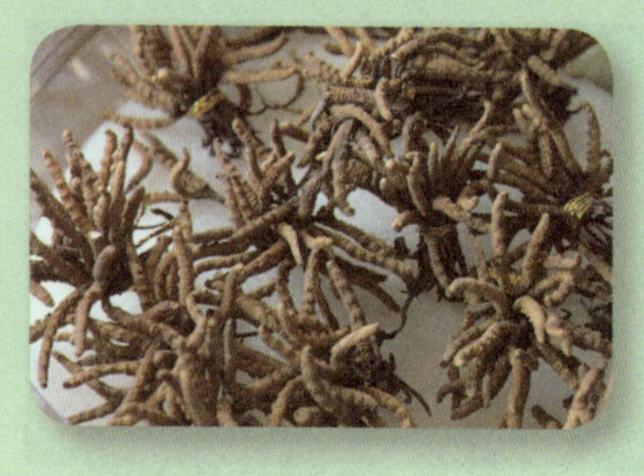

应用举例 虫草鸭：适用于老年慢性支气管炎、肺气肿、肺结核、支气管哮喘、咳嗽气短、虚喘咯血、体虚多汗、自汗、盗汗、病后虚弱、久虚不复，或衰老体弱及各种慢性消耗性疾病等患者，对肾气不足所致的腰膝酸痛、阳痿、遗精以及癌症患者放疗、化疗后有一定疗效。

温馨提示 冬虫夏草具温和平补之性，能平补阴阳，诸无所忌。

6. 地黄

作用概说 地黄又名山白菜、婆婆奶等，性凉，味甘、苦，有滋阴、养血、凉血的作用。地黄有生地黄与熟地黄之分。生地黄偏重于凉血止血，故对皮肤病有效；熟地黄侧重于滋阴补血，故对阴虚贫血有益。现代研究表明，地黄中含有地黄素、甘露醇和维生素类物质，其性微温，甘而不苦，为滋阴补肾、养血补血食物，凡阴虚血虚肾虚者食之，颇有益处。

应用举例 生地黄入菜肴：适用于阴虚发热、口干渴、阴伤便秘，妇女月经不调、血崩、胎动不安等患者，对肾阴不足、虚火上炎之咽喉干痛、湿疹、荨麻疹、神经性皮炎及皮肤红斑者有一定疗效。

温馨提示

（1）地黄性凉，脾虚腹泻、胃虚食少者忌食。

（2）地黄忌与萝卜、葱白、薤白、韭白一同食用。

（3）地黄忌用铜、铁器皿煎服。

7. 胡椒

作用概说 胡椒又名白川、黑川等，性热，味辛，有除胃寒、消寒痰、化食积、解毒的作用。

应用举例 胡椒作调味品：适用于心腹冷痛、痛时喜按喜暖、泄泻冷痢、食欲不振、胃寒反胃、呕吐清水、朝食暮吐（包括慢性胃炎、胃弛缓、胃内停水）、感受风寒或遭受雨水淋湿等患者，与鱼、肉、鳖、蕈诸物同食，可防食物中毒。

温馨提示

（1）尿毒症患者食欲不振时，可作为佐料开胃。

（2）阴虚有火、内热素盛，以及咳嗽、吐血者忌食。

（3）咽喉口齿目疾和痔疮患者忌食。

8. 砂仁

作用概说 砂仁又名缩砂蕾、春砂仁等，性温，味辛，有醒脾、开胃、行气、化滞、消食的作用。砂仁属芳香性健胃辛香调味食品，含挥发油，油中主要成分为龙脑、右旋樟脑、乙酸龙脑酯、芳樟醇、橙花三烯醇等，作为调味品，能起到温暖脾肾、下气止痛、宽胸膈、疏气滞、化宿食、除呕逆、增食欲、止冷泻的作用。

应用举例 砂仁入菜肴：适用于食欲不振、不思纳谷，或受寒湿之邪所致的腹痛胀满、肠鸣泄泻、宿食不化、呕吐清水、舌苔厚腻及孕妇偶因跌仆以致胎动不安而腹痛等患者。

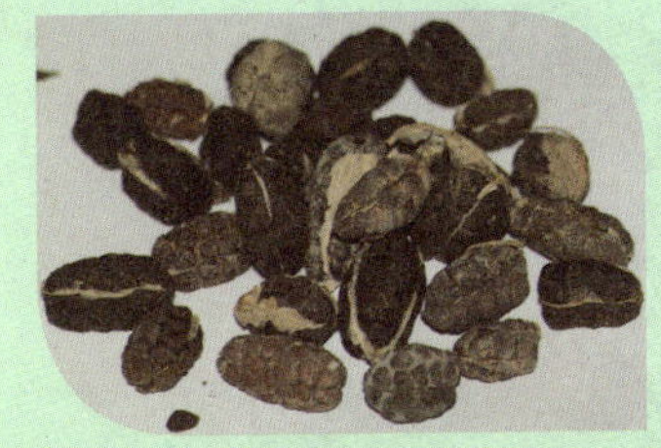

温馨提示 阴虚有热者、肺结核活动期、干燥综合征，以及妇女产后忌食。

9. 草豆蔻

作用概说 草豆蔻又名草蔻仁，性温，味辛，有温中、祛寒、行气、燥湿的作用，为芳香类健胃调料食品。

应用举例 草豆蔻入菜肴作调味品：适用于胃寒冷痛、食滞胀满，或食欲不振、不思纳谷、反胃吐泻等患者。

温馨提示

（1）阴虚血少者忌食。

（2）切忌过多食用。

10. 花椒

作用概说 花椒又名川椒、椒红、山椒等，性温，味辛，有小毒，有芳香健胃、温中散寒、解鱼腥毒的作用。

应用举例 花椒入菜肴：适用于胃部及腹部冷痛、食欲不振、呕吐清水、肠鸣便溏等患者，或哺乳妇女断奶之时。

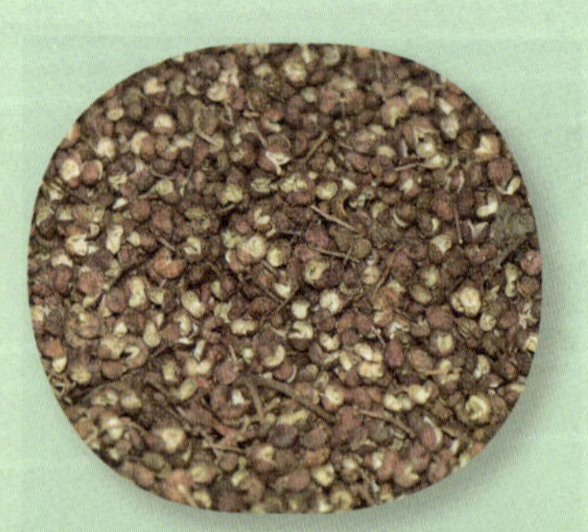

温馨提示

（1）阴虚火旺者忌食。

（2）怀孕期间的妇女忌食。

11. 肉桂

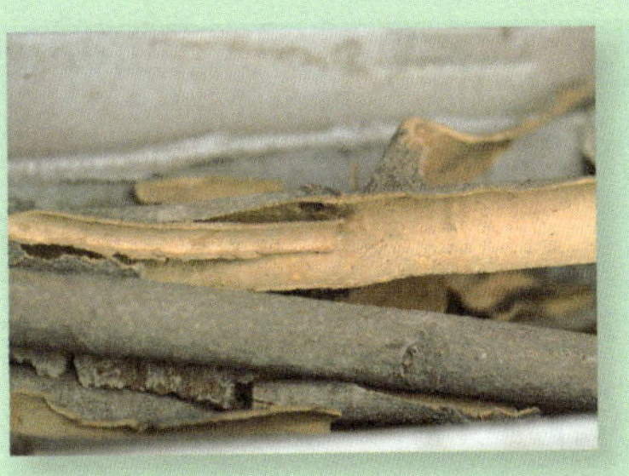

作用概说 肉桂又名官桂、桂皮等，性热，味甘、辛，有温中散寒、健胃暖脾、通利血脉的作用。肉桂既是一味常用中药，同时也是一味常用的肉食品佐料，其性温热，故只宜少用而不可多用。

应用举例 肉桂入菜肴：适用于畏寒怕冷、四肢手脚发凉、胃寒冷痛、食欲不振、呕吐清水、腹部隐痛喜暖、肠鸣泄泻，或妇女产后腹痛、月经期间小腹冷痛等患者。

温馨提示

（1）内热较重、内火偏盛，或阴虚火旺者忌食，舌红无苔者亦忌。

（2）干燥综合征、更年期综合征者忌食。

（3）大便燥结，或患有痔疮者忌食。

（4）出血性疾病患者忌食。

（5）妇女怀孕期间忌食。

（6）肉桂在春夏之季忌食。

12. 荜澄茄

作用概说 荜澄茄又名山鸡椒、毕茄、野胡椒等，性温，味辛，有温暖脾肾、健胃消食的作用，属芳香开胃类调味品。

应用举例 荜澄茄入菜肴作调料：适用于食积气胀、胃寒冷痛、反胃呕吐、不思饮食、肠鸣腹泻等患者。

温馨提示 阴虚火旺者忌食。

13. 白豆蔻

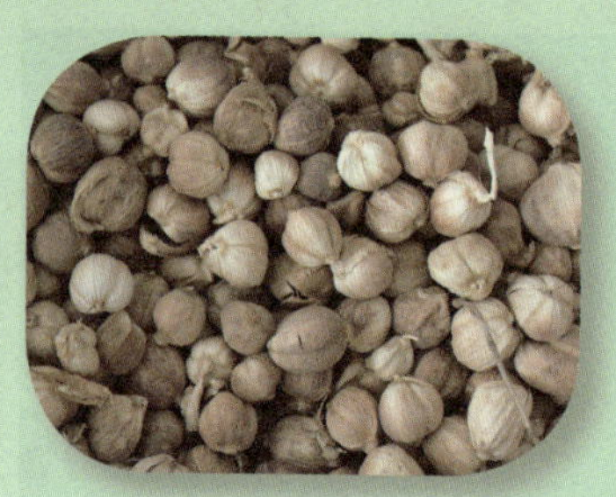

作用概说 白豆蔻又名白扣、蔻仁、豆扣等，性温，味辛，有开胃理气、醒脾消食的作用，属芳香类调味品。白豆蔻作为芳香健胃的调料，不可炒用，火炒后减去效力。在做菜肴时，宜将白豆蔻研为极细末，菜肴烹制时，调入即可。

应用举例 白豆蔻入菜肴：适用于脾胃气滞所致的食欲欠香、不思纳谷、胸闷腹胀、嗳气反胃、舌苔厚腻等患者。

温馨提示

阴虚内热，或胃火偏盛、口干口渴、大便燥结者忌食。

14. 紫苏叶

作用概说 紫苏叶又名苏叶，性温，味辛，有和中开胃、消炎化食、散寒解毒的作用。紫苏叶含紫苏精油，有特殊的香气，又含极丰富的维生素A原和多量的维生素B_1、维生素B_2、维生素C及钙、铁等。紫苏叶有很强的防腐能力，同时可防止因食用鱼、贝介类而引起的食物中毒。所以，在民间紫苏叶经常作为生鱼的配菜和烹调时的香料，既能去除鱼、虾、蟹、螺、蚌等的腥味，防止中毒，又能保持新鲜。

应用举例 入菜肴：适用于感冒风寒、恶寒发热、咳喘气喘、胸腹胀满、肠鸣腹泻、食欲不振及孕妇胎动不安等患者，与鱼虾蟹煮食，可解鱼蟹毒。

温馨提示 体质虚弱，自汗多汗者忌食。

15. 吴茱萸

作用概说 吴茱萸又名辣子、伧子等，性温，味苦、辛，有温中、暖胃、健脾的作用。

应用举例 入菜肴：适用于脾胃虚寒、腹痛便溏、久泻冷痢、慢性肠炎等患者。

温馨提示 阴虚火旺型体质、眼疾等患者忌食。

16. 小茴香

作用概说 小茴香又名香丝菜、谷茴香等，性温，味辛，有理气开胃、解鱼肉毒的作用。

应用举例 入菜肴：适用于小肠疝气痛、寒气腹痛、胃寒恶心呃逆呕吐、睾丸肿痛偏坠、睾丸鞘膜积液，以及孕妇产后乳汁缺乏等患者，作为调味品食用，可以芳香开胃，增进食欲。

温馨提示 发热或有内火以及阴虚者忌食。

17. 丁香

作用概说 丁香又名鸡舌香、公丁香、丁子香等，性温，味辛，有温胃散寒、善止呕逆、开胃进食的作用。丁香是一种芳香健胃剂，能促使胃液分泌，增强胃肠蠕动。

应用举例

（1）丁香汤：丁香3克，生姜3克（或橘皮10克），煎汤。适用于胃寒呃逆、寒性胃痛、反胃呃逆、呕吐等患者。

（2）含食：口臭者，以丁香口含1~2小时，有治疗作用。

（3）入菜肴：作为调味品食用，可以芳香开胃，增进食欲。

温馨提示

（1）胃热引起的呃逆或兼口渴、口苦、口干者忌食。

（2）不宜与中药郁金同食。

（3）热性病及阴虚内热者忌食。

18. 大茴香

作用概说 大茴香又名八角大茴、八角等，性温，味甘、辛，有散寒、理气、开胃的作用。

应用举例 入菜肴：适用于胃寒呃逆、寒疝腹痛、心腹冷痛、小肠疝气痛等患者，并可芳香开胃，增进食欲。

温馨提示 阴虚火旺者忌食。

19. 山柰

作用概说 山柰又名沙姜、三柰等，性温，味辛，有温中散寒、开胃消食、理气止痛的作用。山柰主产于我国广东，但湖南、广西及台湾省亦产。民间常在制作卤菜时，用山柰与砂仁、生姜、肉桂、橘皮、丁香、八角等一同配制成芳香醒脾、和中开胃的香料，腌制各种卤菜食用，以加强口感，增进食欲。

应用举例 作调料：适用于心腹冷痛、肠鸣腹泻、纳谷不香、不思饮食，或停食不化等患者。

温馨提示

（1）山柰性味功效犹如生姜，故俗称沙姜。

（2）阴虚火旺以及胃热偏重者忌食。

20. 酒

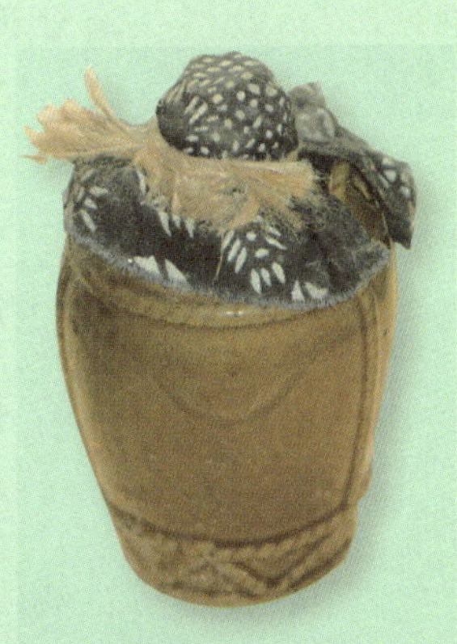

作用概说 酒性温，味甘、苦、辛，有散寒气、通血脉的作用。酒主要包括各种白酒、果酒、黄酒、啤酒及酒酿。在各种酒类中，酒精（即乙醇）是主要成分，像高粱酒含乙醇量较高（为60%左右），葡萄酒含乙醇量占13%~18%，绍兴黄酒含乙醇量为12%~15%，啤酒含乙醇量最低（一般为3%~6%）。啤酒乙醇含量最少，故喝啤酒不但不易醉人伤人，反而对身体健康大有益处，它能增进食欲，帮助消化，解除肌肉疲劳，适用于高血压、心脏病、肠肾病消化不良、贫血、失眠和神经衰弱等患者。

应用举例

（1）饮酒： 适量。适用于遭受大雨淋身或感受寒湿之邪后驱寒预防感冒，也适用于风湿性关节炎患者。

（2）入菜肴： 作为调味品，烹调时酌加些酒，则味香气浓，增加口感。

温馨提示

（1）阴虚体质，或湿热偏重，以及出血性疾病患者忌食。

（2）高血压、高脂血症、动脉硬化、冠心病、心动过速者忌食。

（3）肝炎、肝硬化、糖尿病、食管炎、胃溃疡患者尤当禁忌。

（4）新婚夫妇或怀孕妇女忌饮酒。

（5）痛风患者忌喝啤酒，因啤酒中含大量嘌呤。

21. 醋

作用概说 醋又名苦酒、米醋、食醋等，性温，味苦、酸，有活血散瘀、消食化积、解毒的作用。醋是一种极为常用的酸性调味品，其主要成分是水、醋酸（一般含有5%）、糖分、氨基酸、乙醛、乙醇等，不仅有酸味，且有一股鲜味和香气，具有增进食欲，帮助消化以及防腐杀菌的作用。作为调料，人们很喜欢用到它。在烧牛肉时，放少许醋，容易煮烂；煮骨头汤时，加些醋，可使骨头中的磷、钙得到溶解，增加汤的营养，味道也更加鲜美；烧鱼时加点醋，既可解除腥味，又可使鱼骨中的钙、磷溶解出来，提高其营养价值；煮海带时，时间越长反而越硬，如稍加几滴醋，可使海带变软易食；拌凉菜时，浇上些醋，不仅能杀菌，还可以软化蔬菜的纤维，有助于消化；烹调青菜、豆菜时，可适量加些醋，以保持菜中所含的硫胺素、维生素C等。有些小病不用药治，用醋即有效果。如呃逆之人，俗称“打嗝”，即横膈肌痉挛症，饮醋1小杯，一口气喝下，即可停止；便秘者每天酌情喝醋开水（开水中滴进数滴醋）少许，可缓解大便困难；浮肿之人，长期饮服少许醋开水，有很好的消肿作用；晕车晕船，出发前喝醋开水1小盅，可减少乘车乘船的眩晕。日本学者牧谷七郎博士曾总结食醋有四大功效：一是防止和消除疲劳；二是降低血压和血清胆固醇，防止动脉硬化；三是具有杀灭和抑制多种细菌和病毒的作用，尤其是预防肠道传染病和感冒的发生；四是有助于食物中钙、磷、铁等物质的吸收利用。

应用举例 入菜肴或少量直接饮用：适用于慢性萎缩性胃炎、胃酸缺乏等患者，可预防和治疗呼吸道传染病，如流感、流脑、白喉、麻疹等，对泌尿系结石，如肾结石、输尿管结石、膀胱结石有一定疗效。

温馨提示

（1）脾胃湿盛、痿痹、筋脉拘挛，以及胃酸过多、泛吐酸水者及外感初起时忌食。

（2）烹调用的器具不能用铜制的，因为醋能溶解铜，可引起"铜中毒"。

22. 酱

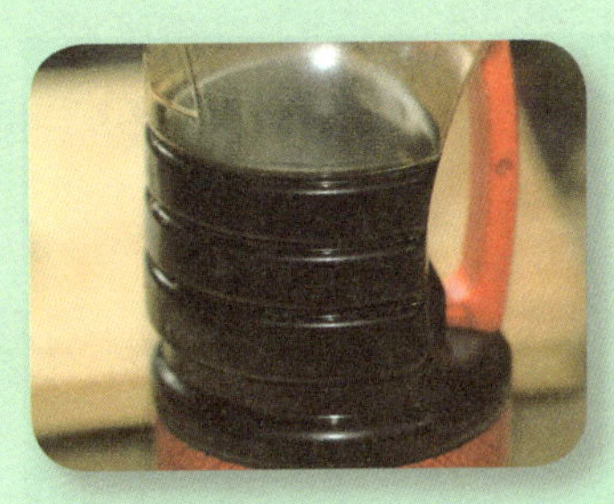

作用概说 酱又称面酱、豆酱、酱油等，性寒，味咸，有除热、解毒的作用。

应用举例 作调味品：常人皆可食之。

23. 茶

作用概说 茶又名苦茗，性凉，味甘、苦，有清热解毒、消食解腻、利尿排毒、清心明目、提神益思、减肥健美、强心抗癌的作用。茶叶按加工方法不同，分绿茶和红茶。茶叶里含咖啡碱、儿茶素、酚类及芳香物质等，其中有机化合物达450种以上，无机矿物质也有20余种。其所含的咖啡碱能促进人体血液循环，具有兴奋中枢神经和强心利尿作用；芳香族化合物，能溶解脂肪，故能去腻消食。绿茶中的叶绿素又有降低血液中胆固醇的作用，人到中年以后，为了防止血液胆固醇增高，常饮绿茶颇有益。饮茶可以利尿排毒，能增强肾脏和肝脏功能，可以辅助治疗肝炎、肾炎和白血病等。绿茶还有促进血液再造的能力，这对防止恶性贫血有一定作用。饮茶还能增强辨色力，对防治夜盲症有好处。近年医学研究认为，饮茶还可以预防某些癌症的发生，茶叶对人体各部位的癌细胞都有消蚀和破坏抑制作用。

应用举例 饮茶：适用于高脂血症、高血压、冠心病、动脉硬化、心动过缓、糖尿病等患者，也适用于吃进油腻饮食或奶类食品过多，感到胃部饱满、口中黏腻之时饮用，此时饮茶，顿觉脘腹舒畅，口中清爽，有助于对食物的消化。

温馨提示

（1）习惯性便秘者忌饮茶。

（2）临睡觉前不宜饮浓茶，以免引起失眠。

（3）饮茶忌多、忌浓、忌冷，也忌饮隔夜茶。

（4）胃寒者不宜饮绿茶，更不能饮冷茶，因其性寒，可导致胃寒痛复发。

（5）怀孕妇女以及产妇在哺乳期忌服浓茶。

（6）在服用人参、西洋参、威灵仙、土茯苓，以及安眠药和含铁质补血药时，忌用茶水送服，以免影响药效。

24. 咖啡

作用概说 咖啡性温，味甘、苦，有强心、利尿、兴奋、提神、醒脑的作用。咖啡原产于非洲热带地区，现我国广东、云南等地区亦有栽培，种子“咖啡豆”，炒熟研粉可作饮料，即咖啡茶。由于咖啡中所含的咖啡因对中枢神经的兴奋作用，会加重失眠患者的病情，故不宜食。小儿脏腑娇嫩，发育尚未健全，常饮咖啡会使小儿神经系统的发育受到影响，甚至出现神经系统活动紊乱的症状，故当忌之。咖啡因对胎儿的发育也不利，可导致婴儿肌肉张力降低，肢体活动能力差，甚至出现弱智或痴呆。现代研究表明，咖啡因有使胆固醇增高的危险，可导致与动脉硬化有关的低密度脂蛋白增多，所以，冠心病患者忌之。咖啡因对交感和副交感神经均有兴奋作用，饮用后可导致胃酸等消化液增多，从而加重消化道溃疡患者的病情，故不宜食。

在服用痢特灵、异烟肼等单胺氧化酶抑制剂后，若再饮用咖啡，则容易出现恶心、呕吐、腹泻、腹痛、头痛、头晕、心律失常等症状，所以也不宜同时服食咖啡。

应用举例 喝咖啡：适用于精神委靡不振、神疲乏力、嗜睡多睡、春困、慢性支气管炎、肺气肿、肺源性心脏病、宿醒未消、酒醉等患者。

温馨提示

（1）失眠者或临睡觉之前忌食。

（2）冠心病、消化道溃疡患者忌食。

（3）小儿和孕妇忌食。

25. 食油

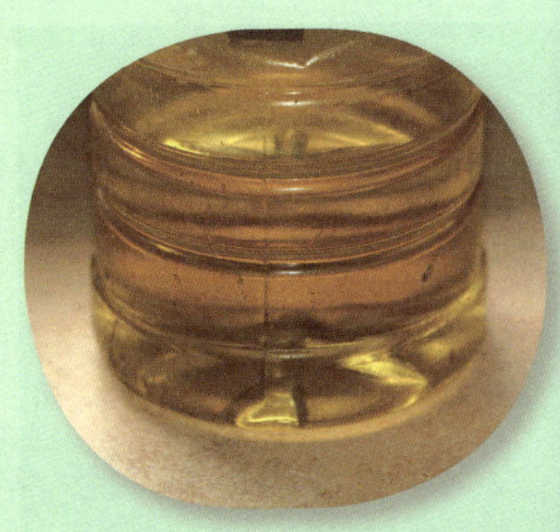

作用概说 食油又分为菜油、豆油、麻油、花生油、茶油等。有补虚、润肠的作用。

应用举例 适用于血管硬化、高血压、冠心病、高脂血症、糖尿病、肝胆病、胃酸增多、大便干燥难解，或蛔虫性肠梗阻等患者。

温馨提示 菌痢、急性胃肠炎、腹泻等患者，由于胃肠功能紊乱不宜多吃。

26. 食盐

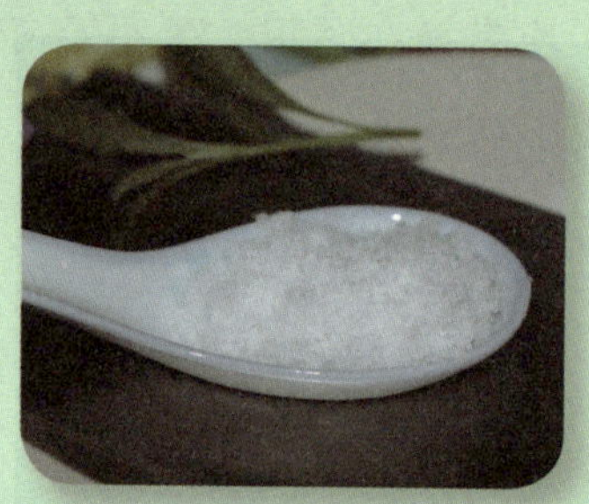

作用概说 食盐性寒，味咸，有清火、凉血、滋肾、坚齿的作用。

应用举例 适用于急性胃肠炎呕吐腹泻、炎夏中暑多汗烦渴、咽喉肿痛、口腔发炎、齿龈出血、胃酸缺乏引起消化不良、大便干结和习惯性便秘等患者。服用补肾中药者，适宜吃少许盐汤，以作引经之用。

温馨提示

（1）水肿患者忌食。

（2）高血压、心脏功能不全、肾脏病、慢性肝炎等患者忌食或少食。

27. 蜂蜜

作用概说 蜂蜜又名蜜糖、蜂糖等，性平，味甘，有补虚、润燥、解毒、营养心肌、保护肝脏、降血压、防止动脉硬化的作用。现代营养学分析表明，蜂蜜中含有大约35％葡萄糖、40％果糖，这两种糖都可以不经过消化作用而直接被人体所吸收利用。蜂蜜还含有与人体血清浓度相近似的多种无机盐和一定数量的维生素B_1、维生素B_2、维生素B_6、维生素D、维生素E、烟酸、泛酸，以及钙、铁、铜、锰、磷、钾等。另外，蜂蜜中含有氧化酶、还原酶、过氧化酶、淀粉酶、脂酶、转化酶等，是食物中含酶

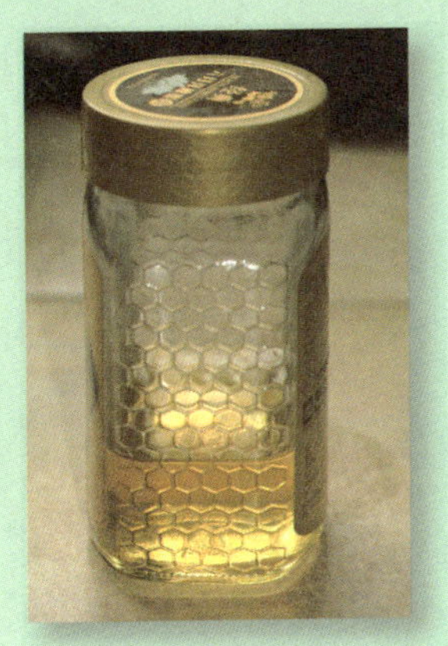

最高的一种。酶能帮助人体消化吸收和完成一系列物质代谢，所以，无论从营养价值和医疗作用来看，蜂蜜都是人类的滋补保健佳品。

应用举例 蜂蜜泡水饮用：适用于肺燥咳嗽、干咳无痰、肠燥便秘、胃及十二指肠溃疡、高血压、冠心病、肝病等患者，对生长发育期的儿童、美容润肤者尤其适用。

温馨提示

（1）大便溏薄、肠滑泄泻者忌食。

（2）痰湿内蕴、腹满痞胀者忌食。

（3）糖尿病患者忌食。

（4）呕吐及慢性湿疹者忌食。

（5）根据前人经验，蜂蜜忌与生葱、大蒜、莴苣、韭菜一同食用。

28. 蜂王浆

作用概说 蜂王浆又名蜂浆、王浆、蜂乳等，性平，味甘，有补虚损、抗衰老、抗癌的作用。蜂王浆的营养价值比蜂蜜高得多，它含有蛋白质、果糖、多种维生素、脂肪、游离和结合的生物素，丰富的泛酸、叶酸、肌醇，及多种酶、激素和微量元素等，能明显增强人体对多种致病因子的抵抗力，促进脏腑组织的再生修复力，调整内分泌和新陈代谢，增强人体的免疫功能。但蜂王浆有来自花粉的异性蛋白和蜂毒肽，有些人对此易过敏，应予注意。同时，蜂王浆中有胰岛素样物质，能增强人体内胰岛素的降血糖作用，加剧低血糖反应。

应用举例 直接饮用：蜂王浆适量用开水冲服。适用于病后体弱、年老体虚、营养不良、气血不足、食欲不振、白细胞减少、高血压、糖尿病、支气管哮喘、慢性肝炎、慢性肾病、神经衰弱、关节炎、毛发脱落等患者，对癌症有独特的疗效。

温馨提示

（1）过敏体质者忌食。

（2）低血糖者忌食。

（3）脾虚、便溏腹泻者忌食。

29. 白糖

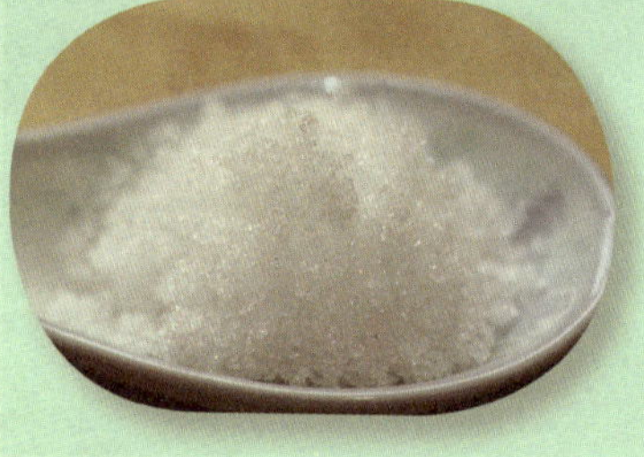

作用概说 白糖又名白砂糖、白洋糖、绵白糖、冰糖等，性平，味甘，有润肺生津、补中益气、解酒毒的作用。

应用举例 入菜肴或泡水：适用于肺虚咳嗽、口干燥渴，以及醉酒等患者。

温馨提示

（1）糖尿病患者不宜食用。

（2）痰湿偏重者忌食。

（3）晚上睡前不宜吃糖，特别是儿童，最容易坏牙。

30. 红糖

作用概说 红糖又名赤砂糖，性温，味甘，有益气补血、缓中止

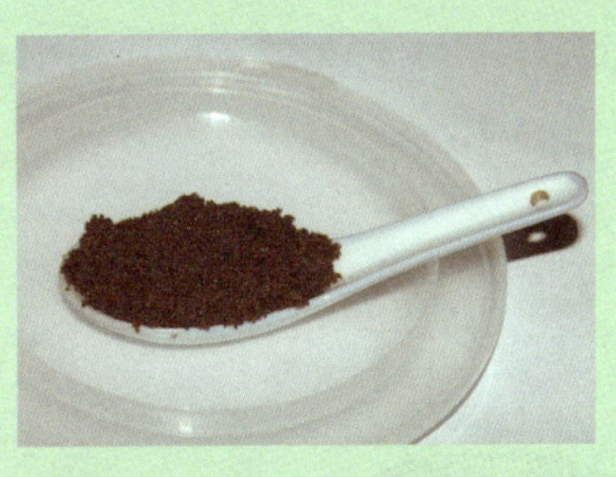

痛、健脾暖胃、化食散寒、和血化瘀的作用。红糖是用甘蔗的茎汁，直接经炼制而成的赤色结晶体。许多人不爱吃红糖而爱吃白糖，认为白糖精纯，对身体有益。其实红糖的营养价值比白糖高，红糖含钙质比白糖多2倍，含铁质比白糖多1倍，其他微量元素如锰、锌的含量也比白糖多；同时还含有胡萝卜素、维生素B_2、烟酸等，这些营养物质对孕妇、产妇、婴儿都是十分必要的，尤其是红糖对妇女的经期、孕期、产期和哺乳期均大有益处。

应用举例 红糖茶：红糖适量泡水饮用。适用于妇女体虚、月经期受寒或贫血造成月经不调、痛经、腰酸、经色暗红有血块，以及孕妇、产妇等人。

温馨提示

（1）痰湿偏盛、肥胖症、消化不良者忌食。

（2）糖尿病及龋齿患者忌食。

31. 饴糖

作用概说 饴糖又名糖稀、锡糖、麦芽糖等，性温，味甘，有补虚损、健脾胃、润肺止咳的作用。

应用举例 入菜肴或点心：适用于胃及十二指肠溃疡、慢性支气管炎肺燥干咳无痰、大便干结难解等患者。

温馨提示

（1）糖尿病患者忌食。

（2）内热较重、腹满呕逆者忌食。

（3）慢性牙病、牙痛患者忌食。

32. 豆浆

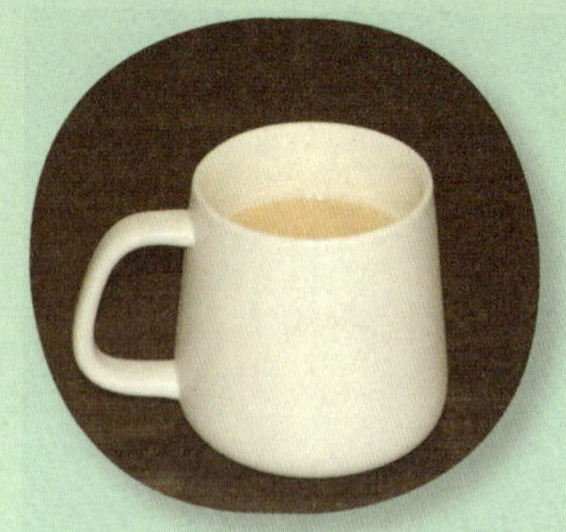

作用概说 豆浆性平，味甘，有补虚损、润肠燥、清肺火、化痰浊的作用。

应用举例 直接饮用：适用于中老年体质虚弱、营养不良、老年慢性支气管炎、虚劳咳嗽、痰火哮喘、老年人便秘、冠心病、糖尿病等患者，尤其适合青少年儿童食用。

温馨提示

（1）根据前人经验，胃寒、饮食后不适或作闷、反胃者忌食。

（2）慢性肠炎，易腹泻、腹胀、夜尿频多、遗精梦泄者忌用。

（3）痛风患者亦忌。

33. 桂花

作用概说 桂花又名九里香、木犀花等，性温，味辛，有温中散寒、暖胃止痛的作用。桂花含多种芳香物质，常用糖渍蜜饯加工糖果食品。民间百姓多以之泡茶或浸酒饮用。

应用举例 泡茶或浸酒后饮用：适用于胃寒疼痛、嗳气饱闷、口臭、牙痛、慢性气管炎、痰饮喘咳等患者。

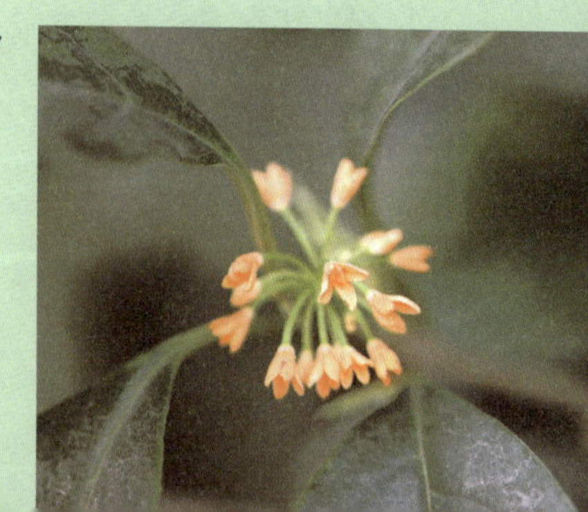

温馨提示 桂花香味强烈，应少许食用，不宜多服。

34. 槐花

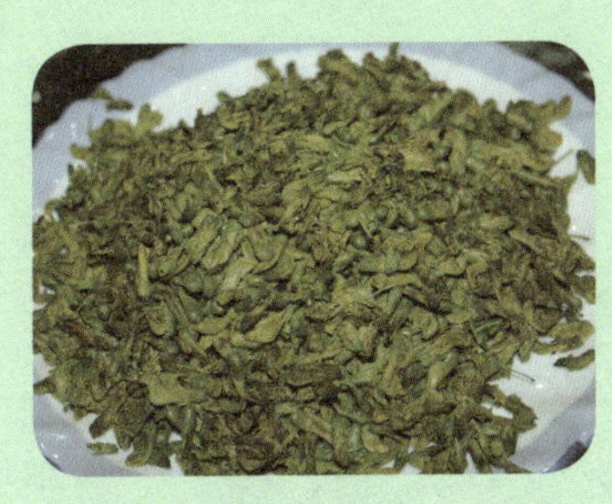

作用概说 槐花性凉，味微苦，有清热、凉血、止血的作用。槐花可食，民间百姓常用槐花做饼食用，或加到其他食品中制成保健食品，不但香味好，而且营养价值较高。槐花有对毛细血管起保持正常抵抗力，减少血管通透性，使脆性血管恢复弹性的功能，从而降血脂和防止血管硬化。

应用举例 入点心或作调料：适用于高血压、高脂血症、血管硬化、痔疮出血、大便带血、小便出血、糖尿病、视网膜炎、银屑病、颈淋巴结核等患者。

温馨提示 槐花性凉，脾胃虚寒者忌食。

35. 菊花

作用概说 菊花性凉，味甘、苦，有养肝明目、疏风清热的作用，适用于高血压头痛、头昏眩晕、眼底出血，以及冠心病、炎夏季节头昏脑胀、口干目赤等患者。泡茶宜选择味甘质优的白菊花，尤以杭白菊（又名白茶菊）为佳。

应用举例 菊花鱼汤：杭菊花10克，鲜河鱼1条（250~500克）。去杂洗尽，加入料酒、姜等调料一起煮汤食用。平肝潜阳、健脾利水，适用于肾病高血压患者。

温馨提示

（1）脾胃虚寒者忌食。

（2）味苦的野菊花忌食。

36. 金银花

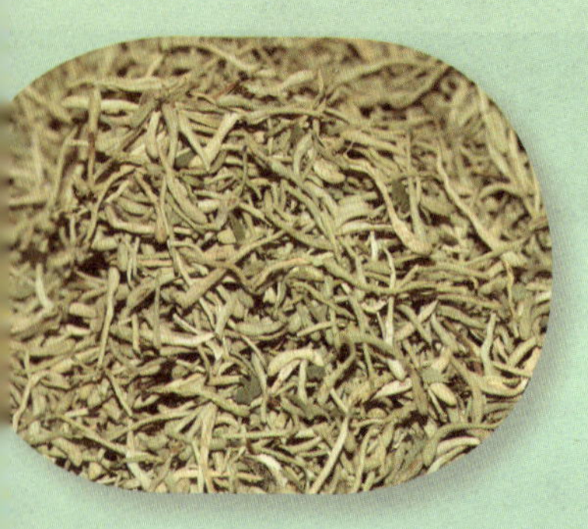

作用概说 金银花性寒，味甘，有清热、解暑、抗炎的作用。金银花是忍冬科植物忍冬的花蕾，于每年5~6月间，在晴天清晨露水刚干时摘取花蕾，摊席上晾晒或阴干，忌在烈日下曝晒，并注意翻动，否则容易变黑。如用新鲜者，以选择花未开放、色黄白、肥大者佳。在民间，金银花常被蒸馏为“银花露”，在炎夏之季供小儿饮用。成人常直接用金银花泡茶，作为夏季清凉饮料。

应用举例 适用于炎夏酷暑、头昏头晕、口干作渴、多汗烦闷、皮肤感染、痈疽疔疮、丹毒、腮腺炎、化脓性扁桃体炎等患者，小儿夏季食用，可以防痱毒。

温馨提示 脾胃虚寒、腹泻便溏者忌食。

37. 薄荷

作用概说 薄荷性凉，味甘、辛，有疏散风热、清利头目、芳香辟秽的作用。

应用举例 适用于外感风热、头痛目赤、咽喉肿痛、口疮口臭、牙龈肿痛、风热瘙痒等患者，炎热酷暑之季当作清凉饮料饮用，可预防中暑，以解暑热。

温馨提示

（1）阴虚血燥体质，或汗多表虚者忌食。

（2）脾胃虚寒、腹泻便溏者切忌多食、久食。

（3）薄荷煎汤代茶饮用，切忌久煮。

38. 荷叶

作用概说　荷叶性平，味苦、涩，有解暑热、清头目、止血的作用。

应用举例　适用于炎夏天热中暑、眩晕脑胀、头昏头痛、暑湿泄泻、吐血、咯血、痰中带血、鼻出血、尿血、大便出血、妇女崩漏等患者。

温馨提示　胃寒疼痛，或体虚气弱者忌食。

39. 胖大海

作用概说　胖大海性凉，味甘、淡，有清肺热、利咽喉的作用。

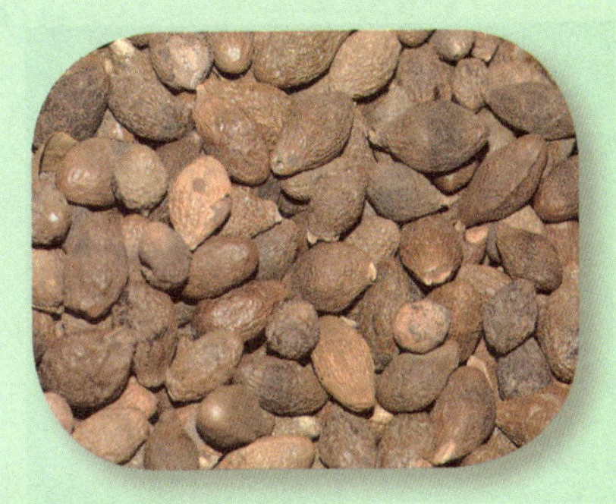

应用举例　泡茶饮：适用于肺热咳嗽、干咳无痰、声音嘶哑、咽喉疼痛、急性扁桃体炎、牙龈肿痛、目赤、痔疮漏管、大便出血等患者，炎夏之季可当作清热解暑饮料食用。

温馨提示 胖大海性凉，风寒咳嗽者忌食。

40. 灵芝

作用概说 灵芝性平，味甘，有补肝气、益心气、养肺气、固肾气、益精气的作用。现代研究认为，灵芝有十大作用：①增强网状内皮系统的吞噬能力（比中药黄芪、党参强），提高机体的免疫功能。灵芝多糖可加速核酸和蛋白质的代谢，促进造血，增强体质。②抗癌作用。③增加冠状动脉血流量，降低心肌耗氧量，加强心肌收缩力，对抗动脉粥样硬化的形成。④镇咳、祛痰、平喘的作用。⑤保护肝脏，降低血清谷氨酸转氨酶，促进肝细胞再生的作用。⑥增加常人红细胞供给组织细胞的需氧量的作用。⑦升高白细胞的作用。⑧有镇静和镇痛的作用。⑨能显著降低血清醛缩酶；对进行性肌营养不良，萎缩性肌强直和皮肌炎有治疗作用。⑩延缓衰老作用。

应用举例 入菜肴：适用于神经衰弱、心悸头昏、夜寐不宁、失眠多梦、高血压、高脂血症、冠心病、心律不齐、慢性支气管炎、支气管哮喘、肺气肿、慢性肝炎、慢性肾炎、糖尿病及体质虚弱、气血不足、白细胞减少、小儿特发性血小板减少性紫癜、癌症等患者。

温馨提示 灵芝甘平无毒，诸无所忌。

41. 金樱子

作用概说 金樱子又名糖罐子、山石榴、糖刺果等，性平，味酸、

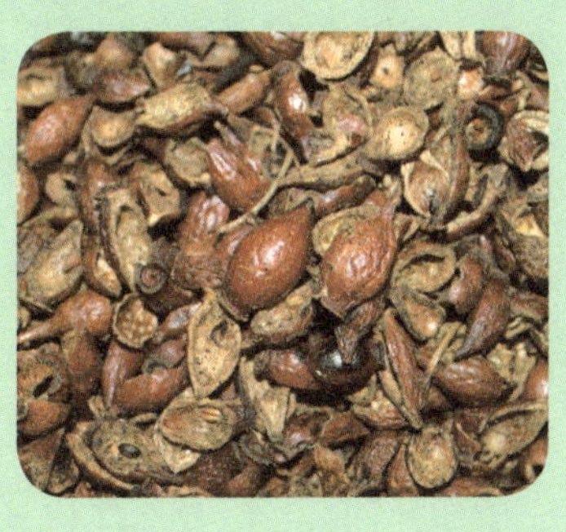

涩，有涩肠止泻、固精缩尿的作用。

应用举例 入菜肴：适用于久泻久痢、肺虚喘咳、自汗盗汗、滑精早泄、遗尿，或小便频数及妇女体虚带下、白带过多等患者。

温馨提示 感冒发烧，或有实火邪热者忌食。

42. 松花粉

作用概说 松花粉又名松黄、松花等，性温，味甘，有益气、养血、平肝、祛风的作用。松花粉内含蛋白质、多种氨基酸、糖类、多种维生素、酵素类、油脂等。民间百姓用以制糕点，有降血压，软化血管，防治心脏血管病变、中风，促进小儿成长，恢复老年人活力和精神疲劳之功能。

应用举例 入菜肴：适用于胃及十二指肠溃疡、中虚胃痛、慢性便秘，久痢不止、延及数月、缠绵不尽等患者，对高血压、冠心病、头目眩晕、神经衰弱、失眠等也有一定疗效。

温馨提示 松花粉性味平和，诸无所忌。

43. 刀豆

作用概说 刀豆性温，味甘，有温中下气、止呕逆、益肾的作用。刀豆主产于我国长江流域，南方各省均有栽培。虚寒呃逆及胃寒呕吐者，宜与生姜同食，肾虚腰痛者宜与猪腰子一同食用。

应用举例 炒刀豆：适用于虚寒性呃逆、呕吐、腹胀及肾虚所致的腰痛患者。

温馨提示 禁忌同“扁豆”。

44. 白茅根

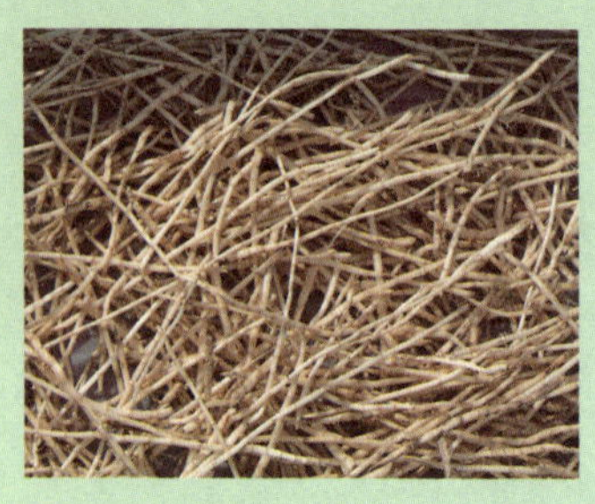

作用概说 白茅根性寒，味甘，有清热利尿、凉血止血的作用。白茅根内含有葡萄糖、果糖、木糖、蔗糖、枸橼酸、草酸、苹果酸、钾盐等，动物实验证实，白茅根确有利尿作用。

应用举例 茅根汤：适用于急性肾炎、急性肾盂炎、膀胱炎、尿道炎、咯血、鼻出血、小便出血等患者，对高血压、急性发热性患者烦热口渴、急性传染性黄疸肝炎、小儿麻疹也有一定疗效。

温馨提示 茅根性寒，故脾胃虚寒、腹泻便溏者忌食。

45. 芦根

作用概说 芦根性寒，味甘，有清热生津、除烦止呕的作用。

应用举例 芦根汤：适用于一切热性患者口干烦渴、小便赤涩、肺痈、肺脓疡、大叶性肺炎、肺痿、支气管扩张患者咳嗽多痰、咳痰黄稠腥臭、胃热呕吐、噎嗝、呃逆及口臭、牙龈出血等患者，对胆结石、黄疸、尿酸性疾患和痛风、小儿麻疹、小儿麻痹症发热期有一定疗效。芦根还有预防乙型脑炎、白喉、流行性感冒及解河豚和其他鱼蟹中毒的作用。

温馨提示

（1）脾胃虚寒、腹泻便溏者忌食。

（2）在民间，一直流传着用芦根解河豚鱼毒的习惯，故有"拼命吃河豚，要命求芦根"之说。

46. 黄芪

作用概说 黄芪性微温，味甘，有补虚、益气、止汗的作用。黄芪补气，民间常用，或以黄芪炖鸡，或以黄芪煨枣。黄芪中含有糖类、黏液质、胆碱、甜菜碱、叶酸和多种氨基酸等营养成分。现代研究表明，黄芪对正常心脏有加强收缩的作用；对疲劳而陷于衰竭的心脏，其强心作用更为明显。黄芪还有扩张血管，改善血液循环和营养状况的作用，故对慢性溃疡久不愈合者有效；又有消除肾炎蛋白尿，保护肝脏，防止肝糖原减少的作用。

适用于气血不足、气短乏力、表虚而易患感冒、自汗多汗、内伤劳倦、脾虚泄泻、脱肛、子宫脱垂、慢性溃疡、久不收敛，老烂腿，慢性肝炎，慢性肾炎，白细胞减少，糖尿病等患者，以及一切气虚体弱者。

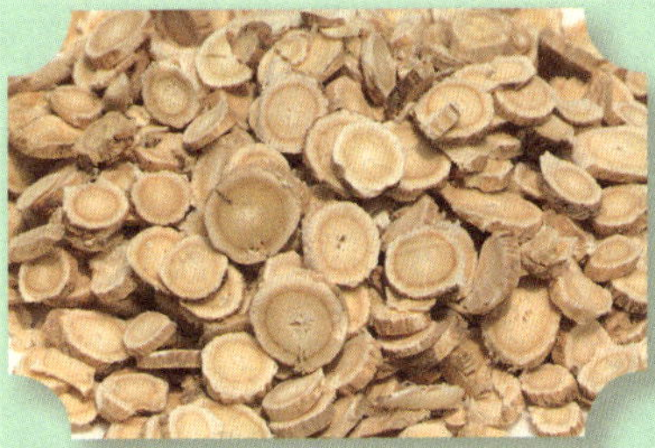

应用举例 芪参粥：黄芪80克，党参50克，粳米100克，红糖少许。参、芪切薄片放锅内，加清水，用中火煮沸取汁，粳米加药汁，清水适量，武火煮沸后，转用文火煮至汁烂成粥。每天2次，每次250克粥，代食或佐食。适用于急、慢性肾炎蛋白尿患者。

温馨提示 发热病、急性病、热毒疮疡、阳气旺、食滞胸闷、胃胀腹胀者忌食。

47. 川芎

作用概说 川芎性温，味辛，有祛风寒、止头痛的作用。川芎止头痛颇为有效，可浸酒服，泡茶饮，或炖鸡煨肉食用。

应用举例 川芎酒：适用于风寒头痛、风热头痛、偏头痛、血管神经性头痛等患者。

温馨提示 高血压性头痛、脑肿瘤头痛、肝火头痛，以及阴虚火旺者均忌食。

48. 党参

作用概说 党参性平，味甘，有补虚益气、健脾养胃、润肺生津的作用。党参属食用中药，含有皂苷、生物碱、蛋白质、维生素B_1、维生素B_2、葡萄糖和挥发油等，对神经系统有兴奋作用，能增强机体抵抗力，又能增加红细胞和血红蛋白。

应用举例 入菜肴（宜入汤）：适用于体质虚弱、气血不足、面色萎黄、病后产后体虚、脾胃气虚、神疲倦怠、四肢乏力、食少便溏、慢性腹泻等患者，对慢性肾炎蛋白尿有一定疗效。

温馨提示 党参性平，益气健脾，诸无所忌。但正在服用中药藜芦者，不宜同时再吃党参。

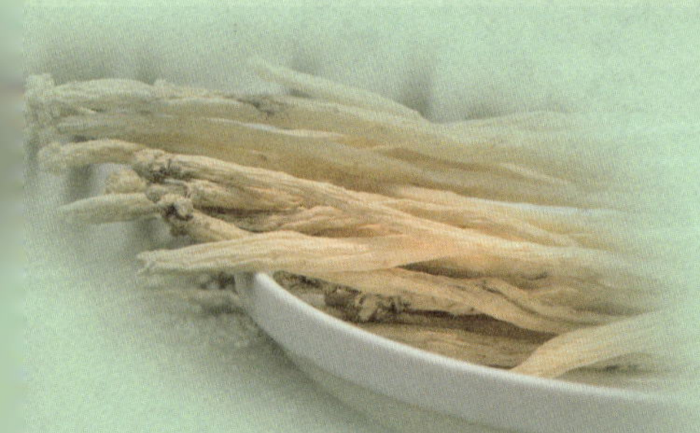

49. 白芍

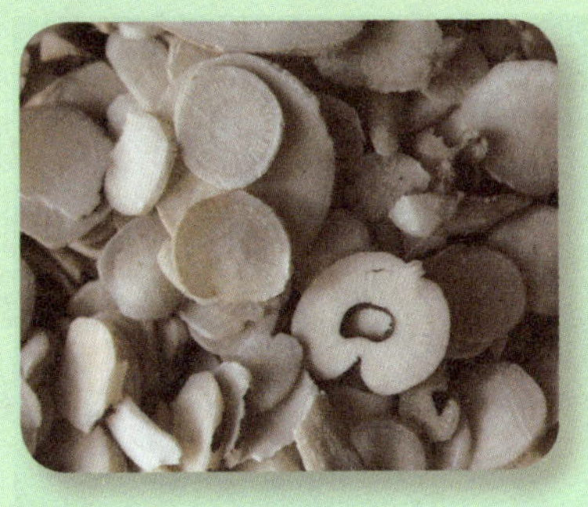

作用概说 白芍性凉，味苦、酸，有补血、止痛、敛汗的作用。

应用举例 入菜肴：适用于血虚阴虚及胸腹胁肋疼痛、肝区痛、胆囊炎胆结石疼痛、泄痢腹痛、妇女行经腹痛等患者，对自汗、易汗、盗汗有一定疗效。

温馨提示

（1）白芍性寒，虚寒性腹痛泄泻者忌食。

（2）小儿出麻疹期间忌食。

（3）服用中药藜芦者忌食。

50. 太子参

作用概说 太子参性微温，味甘，有补肺、健脾、益气的作用。

应用举例 入菜肴（宜入汤）：适用于咳嗽痰少、久咳不愈、不思饮食、神疲乏力、胃弱、消化不良、慢性腹泻、神经衰弱、体虚自汗，以及病后、产后体弱未复等患者。

温馨提示 太子参补脾肺，性质平和，诸无所忌。但在服用中药藜芦时，不宜同时再吃太子参。

51. 茯苓

作用概说 茯苓性平，味甘，有健脾胃、利水消肿、延缓衰老、抗癌的作用。茯苓属一种食用菌，自古至今，有用茯苓制成茯

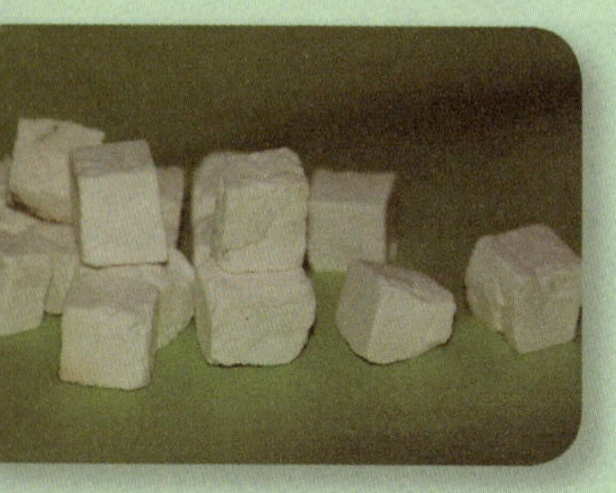

苓糕、茯苓饼、茯苓粥、茯苓包子、茯苓馄饨、茯苓酒等食用。现代研究表明，茯苓含有直接参与体内抗衰老过程的重要物质——卵磷脂，还含有蛋白质、脂肪、葡萄糖、无机盐以及多糖。茯苓多糖可以明显增加巨噬细胞的吞噬功能，增强T淋巴细胞功能，有强烈的抗肿瘤作用；茯苓还有增强心肌收缩力，能抑制胃溃疡的发生，保护肝脏，防止肝细胞坏死，以及利水，降低血糖等作用。

应用举例 入菜肴：适用于小便不利、脾虚食少、大便泄泻、水肿胀满，包括心源性水肿、肾炎水肿、癌性水肿、脚气水肿及癌症等患者。

温馨提示 茯苓性平健脾，诸无所忌。

52. 天麻

作用概说 天麻性平，味甘，有熄风、止眩晕的作用。

应用举例 适用于眩晕眼花、天旋地转、头风头痛、肢体麻木，或半身不遂者食用。

温馨提示 天麻性平，味甘无毒，诸无所忌。

53. 当归

作用概说 当归性温，味甘、辛，有补血、调经、润肠的作用。当归补血，自古用之，补血膳食名方“当归生姜羊肉汤”起源于汉代医圣张仲景，并流传至今。在民间，有用当归配五香调料一同煨煮整个猪腰，无需剖洗，味香可口而无异味。适用于妇女月经不调、痛经闭经、崩漏、产后出血过多、恶露不下、腹胀疼痛、血虚体弱、气血不足、头痛头晕，或老年肠燥便秘等患者。

应用举例 归芪羊血汤：当归25克，黄芪50克，羊血（已凝成块）250克。先将归、芪共煎2次，合并取汁约200毫升，再加水适量，放少许盐、姜、料酒等调料，与羊血一起煮汤食用。有益气补血、强壮肾元的作用。适用于慢性肾炎所致贫血者。

温馨提示 慢性腹泻、大便溏薄者忌食。

54. 肉苁蓉

作用概说 肉苁蓉性温，味甘、酸、咸，有补肾气、益精血、润肠燥、通大便的作用。

应用举例 入菜肴：适用于男子阳痿、遗精、早泄、精子稀少不育，妇女带下、月经不调、不孕症、四肢不温、腰膝酸痛，体质虚弱的老年人，产后便秘、体虚便秘、病后便秘及老人便秘等患者，对高血压有一定疗效。

温馨提示

（1）大便溏薄者忌食。

（2）性功能亢进者忌食。

55. 杜仲

作用概说 杜仲性温，味甘，有补肝肾、壮腰膝、强筋骨、安胎的作用。

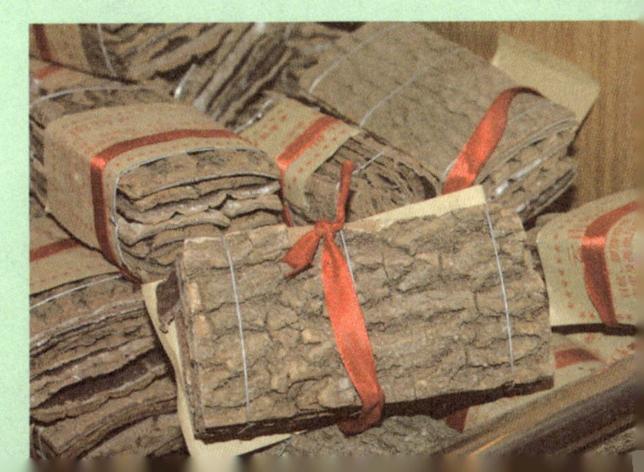

应用举例 入菜肴（宜入汤）：适用于中老年人肾气不足、腰脊疼痛、腿脚软弱无力、小便余沥者，妇女体质虚弱、肾气不固、胎漏欲堕及习惯性流产者保胎等患者，对高血压也有一定疗效。

温馨提示 杜仲性味平和，补益肝肾，诸无所忌。

56. 何首乌

作用概说 何首乌性微温，味甘、涩，有补肝肾、益气血、乌须发、通便秘的作用。

应用举例

（1）入菜肴：适用于中老年人肝肾不足、头昏眼花、腰膝软弱、须发早白、血虚头晕、神经衰弱，病后、产后及老年人阴血不足而肠燥便秘及高血压、高脂血症、动脉硬化、冠心病等疾病引起的心悸、气短、胸闷等患者。

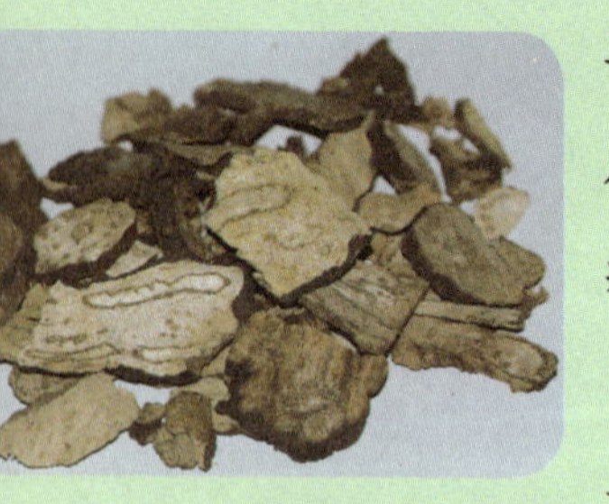

（2）首乌粥：制首乌50克，入锅煎取浓汁，将首乌汁与粳米100克、冰糖适量，同煮为粥。适用于高脂血症、肾性贫血等患者。

温馨提示

（1）大便溏薄者忌食。

（2）何首乌忌用铁器煮食。

（3）根据前人经验，何首乌忌同猪肉、羊肉、萝卜、葱、蒜一并食用。

57. 白首乌

作用概说 白首乌性平，味甘，有滋补肝肾、强壮身体的作用。

应用举例 入菜肴：适用于体质衰弱，或久病体虚、营养不良、气血不足、肝肾不足之须发早白、腰膝酸软、神经性衰弱、头昏眼花、耳鸣耳聋、老年人慢性便秘等患者。

温馨提示 白首乌补虚，性味平和，诸无所忌。

58. 锁阳

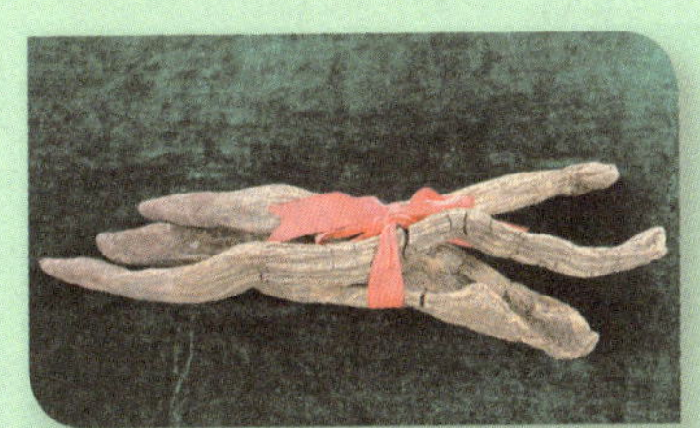

作用概说 锁阳又名锈铁棒、黄骨狼等，性温，味甘，有补肾虚、润肠燥的作用。

应用举例 入菜肴：适用于中老年人肾虚阳痿、遗精、早泄及腰膝软弱无力，或老年人大便燥结等患者。

温馨提示 大便溏薄者忌食，性功能亢进者忌食。

59. 酸枣仁

作用概说 酸枣仁性平，味甘，有安神、止汗的作用。

应用举例 入菜肴：适用于虚烦不眠、心慌惊悸、睡卧不宁、恐怖惊惕、常多恍惚、健忘、体虚多汗、自汗、易汗、盗汗等患者。

温馨提示 腹泻便溏者忌食。

60. 石斛

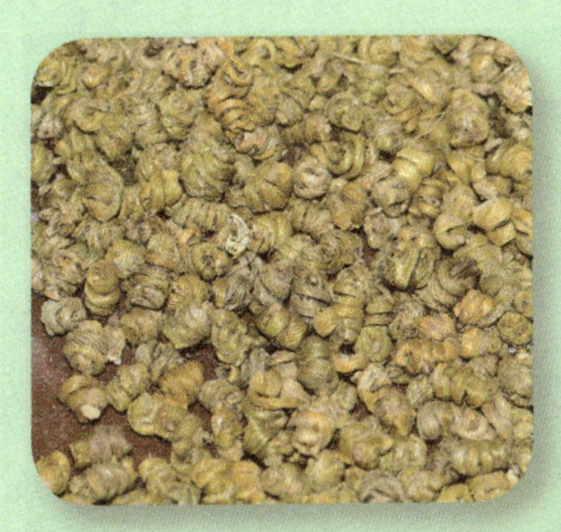

作用概说 石斛性寒，味甘、淡，有清热、益胃、生津、养阴的作用。

应用举例 煎水代茶饮：适用于高热病后津伤口干、烦渴、虚热不退、慢性萎缩性胃炎之胃液不足、胃中虚热、干燥综合征、糖尿病等患者及教师、歌唱家、播音员声音嘶哑、失音。有清热解毒、生津止渴的作用。

温馨提示 石斛性寒，胃寒疼痛、舌苔发白者忌食。

61. 甘草

作用概说 甘草性平，味甘，有益气健脾、清热解毒的作用。

应用举例 甘草适量煎汤：适用于脾胃虚弱、食少便溏、胃及十二指肠溃疡、心悸怔忡、神经衰弱者、血小板减少性紫癜等患者。

温馨提示

（1）腹部胀满者忌食。

（2）忌与海藻和羊栖菜一同食用。

（3）在服用中药大戟、甘遂、芫花期间，忌食甘草。

62. 白术

作用概说 白术性温，味甘、苦，有健脾胃、进饮食、止虚汗的作用。

应用举例 入菜肴：适用于脾胃气虚、不思饮食、倦怠无力、慢性腹泻、消化吸收功能低下及自汗易汗、小儿流涎等患者。

温馨提示 胃胀腹胀、气滞饱闷者忌食。

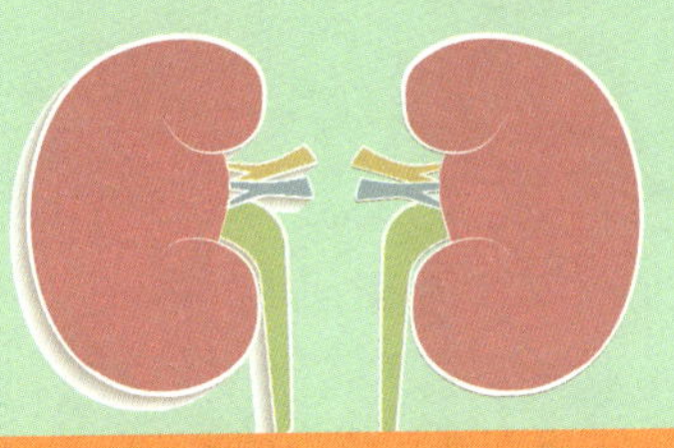

下篇：强肾大套餐

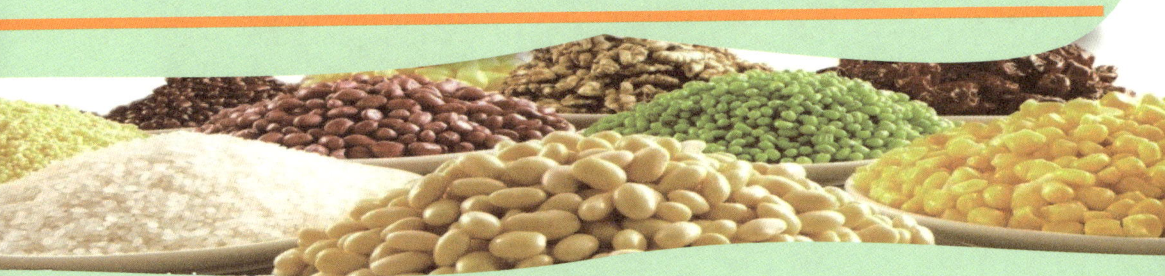

怎样才能"吃掉"肾病？有人重视营养，试图以"山珍海味"具有的营养"压倒"它；有人坚信偏方，期望用"蛇虫怪兽"所含的毒素"毒死"它。而专家认为，在科学理论指导下的食疗是"吃掉"肾病最有效的辅助手段。因为……

肾病的食疗，就是有选择性地应用日常食品，它不同于服药，针对性并不很强，读者可以在中篇介绍的食物中随意选择，尽可能花样多些，只要注意一下寒热温凉的食性就可以了。当然，食用之前，有必要了解相关的知识，例如……

"肾病"的种类很多，食疗的方法也举不胜举，本篇介绍的只是举例而已，不可能（也不需要）面面俱到，读者可以举一反三，灵活使用。至于所介绍的"制法"，则灵活性更大，只是有的食谱后所附的"注意事项"，倒是不要忽视，而应切实加以"注意"……

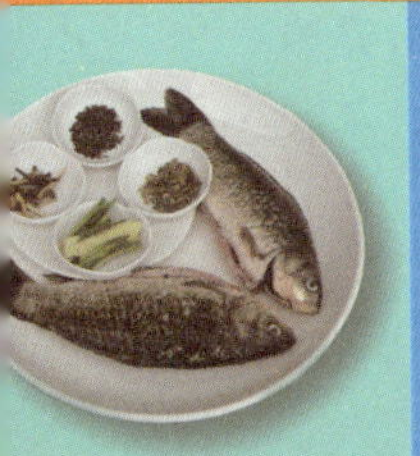
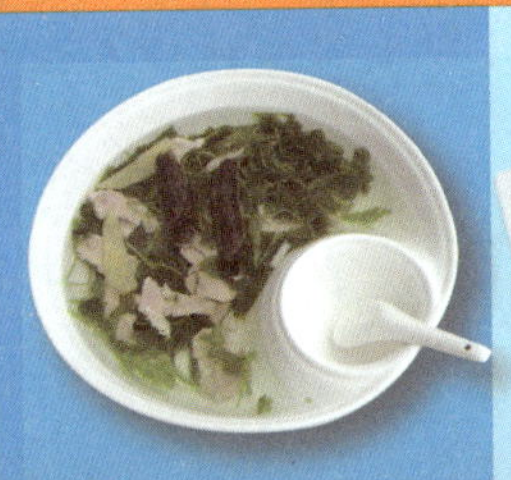
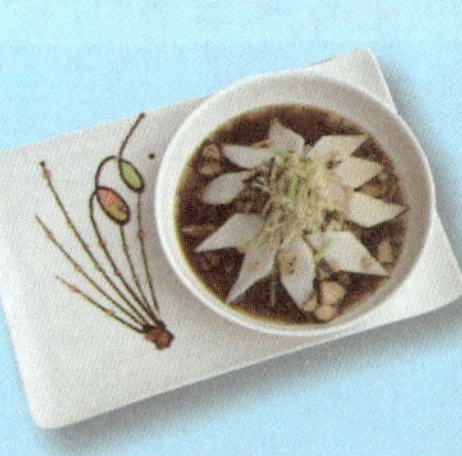
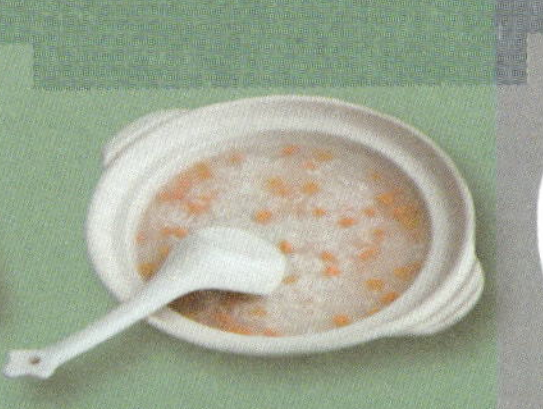
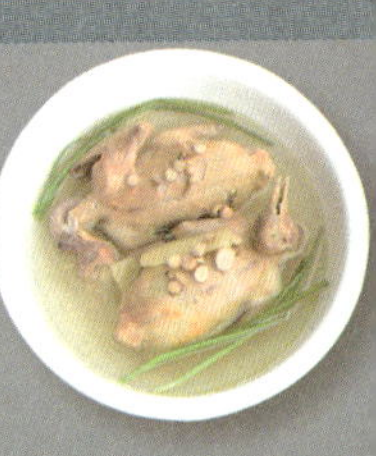

肾系疾病的种类很多，其发病机理、临床表现、治疗方法及预后等各不相同。本篇首先介绍的食疗（药膳），主要针对——

肾脏本身疾病的护养

一、急性肾炎

【饮食宜忌】

1. 配膳原则

急性肾炎患者的饮食原则为低蛋白、少盐或无盐。在浮肿、少尿、高血压和尿素氮高的情况下，蛋白质摄入量，每天在20克左右为宜，以减轻肾脏负担。食盐与水分的限制，视水肿程度而定。少盐的标准，每天食盐1~2克为宜，不得超过每天3克。水肿明显时，每天饮水量不超过1 000毫升。宜食清淡而有利尿作用的食物，糖类食物可适当增加，提供足够的热量以节约蛋白质，如粥类、面条、软饭、藕粉、果汁、土豆、粉皮等皆宜进食，维生素丰富的食物，如胡萝卜、番茄、菜泥、橘汁、柠檬水等，这些食物既含丰富的维生素，又多为碱性，可调节肾炎患者的酸碱平衡，以利于肾功能恢复。

2. 食品选择

（1）主食的选择：可供急性肾炎患者选用的主食有：小米、高粱米、玉米面、玉米粒、大米等。因受蛋白质摄入量的限制，要多食纯淀粉制品，食用面粉时，可将全部面粉用量的一半，用水洗出面筋（面粉中的粗蛋白），将沉淀下来的麦淀粉加入另一半面粉中制作面食，以减少主食类中的质次蛋白质。

（2）肉食的选择：急性肾炎患者，最好摄入适量的优质蛋白。鱼类中有许多具有利尿消肿的功效，其中包括鲤鱼、鲫鱼、黄鱼、青鱼、黄颡鱼、黑鱼、银鱼等，其他新鲜有营养的猪肉、鸡肉、鸭肉等亦可进食，但胆固醇高的患者应以补充鱼类优质蛋白为主。

（3）蔬菜的选择：水肿、高血压是急性肾炎患者的主要症状，因此可供急性肾炎患者选择的蔬菜分为两大类：①有利尿作用的蔬菜，如冬瓜、黄瓜、胡萝卜、荠菜、马兰头、菊花菜、洋白菜、卷心菜、生菜、青椒、苋菜、西葫芦、茄子、天津白菜、金针菜、枸杞菜、菜花、莴笋、朝鲜蓟等，其中冬瓜、黄瓜、卷心菜、青椒、枸杞菜等兼解毒之功。②可预防高血压或降压的蔬菜，如番茄、空心菜、莼菜、茄子、竹笋、茭白、洋葱、山药、荸荠、莲藕、海芥菜、冬菇、草菇、马铃薯、慈姑、紫菜等。为防止热量不足，可多补充糖类高的食品，如马铃薯、山药、慈姑等。

（4）水果的选择：适合急性肾炎患者选用的水果有西瓜、甜瓜、葡萄、橘、柑、猕猴桃、草莓、菠萝、黄皮果、橄榄、李子、苹果、菱、荸荠等。以上水果除供给人体所需热量、蛋白质、无机盐、维生素外，均有利尿作用。其中西瓜甘寒，果肉含蛋白质、葡萄糖、蔗糖、果糖、苹果酸、谷氨酸、瓜氨酸、糖氨酸、磷酸、甜菜碱、番茄色素、蔗糖酸、钙、磷、铁、粗纤维及维生素A、B族维生素、维生素C等；西瓜皮、瓤为利尿剂，治肾炎水肿极佳；西瓜子的仁中还有一种能降低血压的物质，西瓜中的配糖体也有降低血压的作用。因此，西瓜可谓肾炎患者的食疗佳品。西瓜又有“天然白虎汤”之美称，可谓清热良剂。菠萝甘平、微涩、酸，其中含糖类、脂肪、蛋白质、有机酸、酶类、钙、磷、铁及多种维生素（其中维生素C含量尤多，为苹果的5倍）。菠萝的果汁中含菠萝朊酶，据《新编药物学》记载，菠萝朊酶临床上可用作抗水肿和抗炎药，口服后能加强体内纤维蛋白的水解作用，将阻塞于组织的纤维蛋白以及血凝块溶解，从而改善体液的局部循环，使水肿消除。菠萝生食宜去净外皮，加糖或蜜煮使口感更佳。

3. 注意事项

（1）忌辛辣刺激性食物。此类食物对肾脏有刺激作用，如辣椒、胡椒、芥末、咖喱等。因多食味精会引起口渴而欲饮水，故味精亦应少用。

（2）忌含氮浸出物。肾炎患者因肾功能不好，对氮元素的排出不能及时完成，故在肾功能减弱的情况下，应减少含氮物质的摄入，含氮物质存在于无药膳协同配伍的单纯鸡汤、鱼汤、肉汤、鸭汤等。

（3）限制食盐、蛋白质及饮水量。食盐与饮水量，视水肿程度而定。一般食盐的摄入，以每天1~2克为宜，不得超过每天3克。液体的摄入量根据浮肿程度和排尿量而定，急性期以500毫升为限，以后视尿量而增加水量。限制植物蛋白的摄入，选用优质蛋白，以减轻肾脏负担。

【食谱精选】

菜肴

1. 玉米须煮蚌肉

配方 玉米须50克，蚌肉120克。

制法 上二味放入锅内，用文火煮至烂熟。

功效 利水消肿。适用于急性肾炎水肿、尿路感染等患者。

用法 隔天服1次。

2. 赤豆黄母鸡

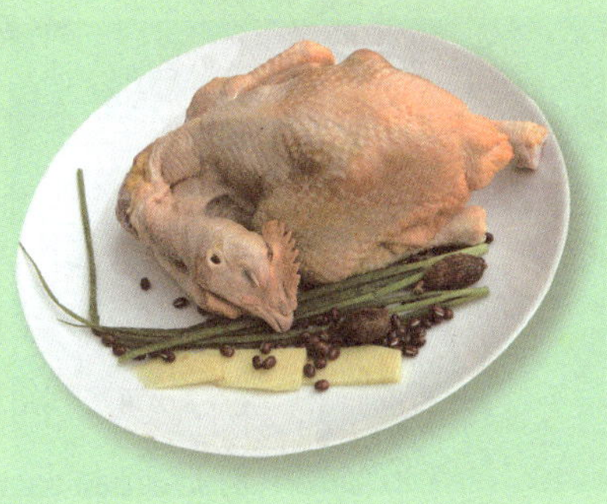

配方 黄母鸡1只，草果6克，赤小豆30克。

制法 宰杀黄母鸡，去毛，去内脏，洗净血水待用。黄母鸡与草果、赤小豆同煮至熟即可。

功效 益气行水。适用于急性肾炎脾肾两虚者。

用法 空腹饮汤食肉。

3. 何首乌煮鸡蛋

配方 何首乌100克，鸡蛋2个，葱、生姜、食盐、料酒、味精、香油等适量。

制法 将何首乌洗净，切成长约3.3厘米、宽1.6厘米的块。把鸡蛋、何首乌放入锅内，加水适量，再放入葱、生姜、食盐、料酒、香油等调料。将锅置武火上烧沸，文火熬至蛋熟，将蛋取出用清水泡一下，将蛋壳剥去，再放入锅内煮2分钟。

功效 补肝肾、益精血、提高免疫力。适用于急性肾炎患者。

用法 食用时，加味精少许，吃蛋喝汤，每天1次。

4. 芪蒸乳鸽

配方 黄芪10克，乳鸽2只，生姜2片，葱白1段，胡椒粉1克，食盐1

克，清汤250毫升。

制法 将乳鸽杀后沥净血，去毛后洗净，由背部剖开，去内脏，斩去爪，冲洗干净，再入沸水焯1分钟左右捞出待用。将黄芪用湿布擦净，切成薄片，分2份夹乳鸽腹中，再把乳鸽放在蒸碗内，注入清汤，用湿棉纸封口，上蒸笼蒸约30分钟即可。取出乳鸽，揭去纸，滗出汁，加食盐、胡椒粉调好味，再将乳鸽翻在汤碗内，灌入原汁即成。

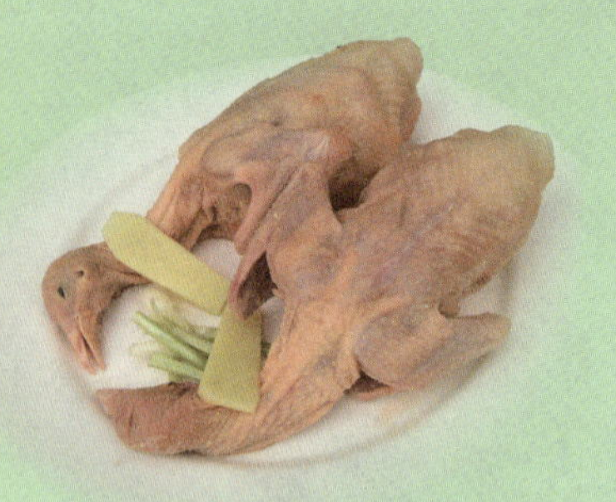

功效 补脾调肺、益气行水。适用于急性肾炎气虚脾弱，症见水肿等患者。

用法 佐正餐食用。

5. 砂仁鲫鱼

配方 大鲫鱼2条（约500克），胡椒1.5克，陈皮3克，小茴香3克，砂仁3克，荜茇3克，葱25克，生姜10克，大蒜、盐等适量，花生油适量。

制法 将胡椒捣碎，用陈皮、砂仁、荜茇、小茴香、葱段、姜片、蒜片、盐和匀待用。鲫鱼去鳞、腮、内脏，洗净，沥干水，将调拌好的药物和调料放到鱼腹内。烧热锅放入花生油，七成热时，将鲫鱼下油中煎制，待鱼黄至熟，即可捞出沥油。另起热锅加热油少许，煸姜、葱，注入清汤，调好味，将已煎透的鱼下锅内略煮，待汤沸后即可食之。

功效 补虚健脾、行气利水。适用于急性肾炎水肿患者。

用法 佐正餐食用。

饮料

1. 茅根菠萝速溶饮

配方 鲜茅根250克，鲜菠萝汁500毫升，白糖500克。

制法 将鲜茅根洗净，加水适量，煎煮30分钟，去渣，继续以文火煎煮浓汤至将要干锅时，加入鲜菠萝汁，再加热至稠黏时，停火，待温，拌入干燥的白糖粉把煎液吸净，混匀，晒干，压碎，装瓶备用。

功效 清热利尿。适用于急性肾炎患者。

用法 每次10克，以沸水冲化，顿服，每天3次。

2. 玉米须速溶饮

配方 鲜玉米须1 000克，白糖500克。

制法 将玉米须洗净，加水适量，煎煮1小时，去渣，再继续以文火煎煮浓缩，要将要干锅时，停火，待冷后，拌入干燥的白糖粉把煎液吸净，混匀，晒干，压碎，装瓶备用。

功效 利水消肿。适用于急性肾炎水肿、尿血、肾结石腰痛等患者。

用法 每次10克，以沸水冲化，顿服，每天3次。

3. 竹茅饮

配方 淡竹叶、白茅根各10克。

制法 上药放在保温杯中，以沸水冲泡，盖严，浸30分钟即可。

功效 清热止血利尿。适用于急性肾炎尿血患者。

用法 代茶频饮。

4. 加味小蓟饮

配方 小蓟15克，竹叶10克，藕节15克，梨汁、西瓜汁各适量。

制法 前3味共煎取汁，兑入梨汁、西瓜汁即可。

功效 清热利尿止血。适用于急性肾炎尿血患者。

用法 每天2次，连服5~7天。

5. 玉米车前饮

配方 玉米须15克（鲜玉米须60克），车前草15克，冰糖适量。

制法 取玉米须、车前草加水400毫升，煎煮至150毫升，过滤取汁，加水再煎取汁150毫升，2次药汁混匀加冰糖后饮。

功效 利尿消肿。适用于急性肾炎水肿患者。

用法 每天1剂，分2~3次饮。

6. 绿豆饮

配方 绿豆250克，冰糖120克。

制法 绿豆洗净，入锅中，加水适量，浸泡30分钟，用大火煮沸后，改用文火煮10分钟。放冷，用双层纱布过滤即可。亦可留下绿豆，另加水煮烂，加入冰糖随时饮。

功效 清热解毒、消暑利尿。适用于急性肾炎患者，亦可防止夏季中暑。

用法 每天1剂，随时饮。

7. 蜜糖银花露

配方 金银花15~30克，蜂蜜30毫升。

制法 先煎金银花，取汁约2杯，放凉后分次与蜂蜜冲匀后即可。

功效 清热解毒、疏散风热。适用于急性肾炎初起、外感风热表证未解者。

用法 每天1剂，代茶频饮。

羹汤

1. 冬瓜赤小豆汤

配方 冬瓜1 000克，赤小豆30克，白糖适量。

制法 冬瓜、赤小豆同煮，加糖适量。

功效 利水消肿。适用于急性肾炎水肿者。

用法 趁热服，以汗出为佳。

2. 冬瓜汤

配方 冬瓜500克，猪肋骨250克，盐少许。

制法 猪肋骨洗净，焯水后放入汤锅中，加8杯水做成高汤，除去浮油。冬瓜洗净，切成块，放入高汤中，用大火煮沸后改用小火煮10分钟，加少许盐调味，盖上锅盖5分钟后，再取出食用。

功效 清热利尿。适用于急性肾炎、发热、水肿、小便不利者。

用法 每天1剂，佐正餐食用。

3. 桑白皮赤小豆鲫鱼汤

配方 桑白皮（鲜用）60克，赤小豆90克，鲫鱼2条（约300克），生姜皮6克，陈皮6克，盐、味精适量。

制法 鲫鱼去鳞、肠杂，洗净，油煎待用。桑白皮等洗净后放入锅内，加清水适量，武火煮沸后改文火煲半小时，加入鲫鱼，再以文火煲15~20分钟放入盐、味精调味即可。

功效 清热疏风、利水消肿。适用于急性肾炎水肿患者。

用法 佐正餐食用。

4. 荠菜参肉汤

配方 荠菜100克，海参1枚（约150克），猪瘦肉50克。

制法 荠菜洗净，海参常法水发，瘦猪肉切薄片，共入锅煲，调味煮汤食。

功效 清热利尿、滋阴补肾。适用于急性肾炎、湿热水肿等患者。

用法 每天1次，7天为1个疗程。

【注意事项】不宜与辛辣及热性食物同用。

5. 蕹菜汤

配方 蕹菜500克，冰糖（或蜂蜜）10克。

制法 将蕹菜洗净，切碎，加水适量，将菜煮烂，捞出，菜汤继续煎煮浓缩到1饭碗时，加冰糖或蜂蜜，晾温顿饮。

功效 解毒、消肿、止血、降压。适用于急性肾炎尿血患者，可辅助降压。

用法 每天2次。

注意事项 蕹菜，又名空心菜或通菜，凡血压低、心气不足者不宜多吃。体弱者吃此物易引起抽筋，常人是游泳前最好避免吃蕹菜。

6. 黑鱼赤小豆汤

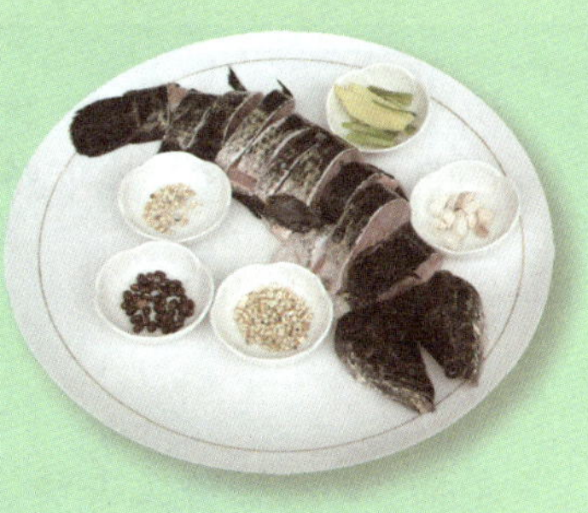

配方 黑鱼1条，赤小豆15克，薏苡仁、茯苓各9克。

制法 将黑鱼去内脏、洗净、常法油煎后，入赤小豆、薏苡仁、茯苓煮1小时。

功效 利水消肿。适用于急性肾炎水肿患者。

用法 吃鱼喝汤。

7. 荠菜鸡蛋汤

配方 鲜荠菜100克，鸡蛋1个，盐少许。

制法 将鲜荠菜洗净，切碎，放入锅中，加水1大碗，煮沸后打入鸡蛋，煮熟，加盐调味即可。

功效 清热利尿、凉肝止血。适用于急性肾炎尿血患者，并可辅助降压。

用法 每天2次，连服1个月为1个疗程。

8. 青鸭羹

配方 青头鸭1只，草果1个，赤小豆250克。

制法 将青头鸭宰杀制净，赤小豆淘洗干净，连同草果装入鸭腹内，再将鸭放入锅内，加水适量，用火炖煮，待鸭炖熟即成。

功效 健脾、开胃、利尿。适用于急性肾炎水肿兼脾虚者。

用法 每天2次。空腹食鸭肉，喝汤。

9. 鲫鱼羹

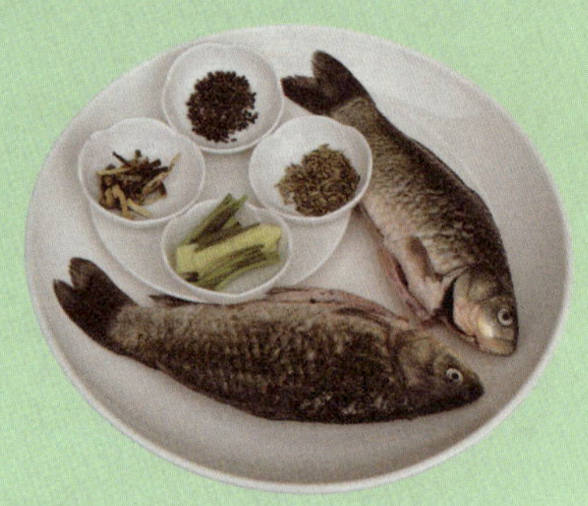

配方 鲫鱼2条（约1 000克），砂仁、陈皮、胡椒各10克，大蒜、葱、食盐、酱油、菜油各适量。

制法 将鲫鱼去鳞、鳃和内脏，洗净。在鱼腹内装入砂仁、陈皮、胡椒、大蒜、葱、食盐、酱油。锅内放入高汤烧开，将鲫鱼放入锅内烧熟，再加入水适量，炖成羹即成。

功效 醒脾利水。适用于急性肾炎水肿、食欲不振者。

用法 空腹随量食。

10. 银耳羹

配方 银耳5克，鸡蛋1个，冰糖、香油适量。

制法 银耳用温水浸泡约30分钟，待其发透后，摘去蒂头，择净杂质，用手将银耳分成片状，然后倒入锅内、加适量水，置武火上烧沸后，移文火上继续煎煮2~3小时，待银耳软烂为止。将冰糖放入另一锅中，加适量水，置文火上溶化成汁，用纱布过滤。将鸡蛋打破取蛋清，兑入清水少许，搅匀后，倒银耳锅内搅拌，待烧沸后，除去浮沫，将糖汁倒入银耳锅内，起锅时加少许香油即成（不习惯者，也可不加煮（电））。

功效 滋阴润肺。适用于急性肾炎患者，常食可预防感冒。

用法 每天1剂，空腹服。

药酒

1. 菊花醪

配方 甘菊花10克，糯米酒适量。

制法 将洁净的菊花剪碎，与糯米酒一并放在小锅内拌匀，煮沸即可。

功效 平肝清热。适用于急性肾炎血压高者，可起辅助治疗之功。

用法 顿食，每天2次。

2. 薏苡仁醪

配方 生薏苡仁100克，糯米500克，酒曲适量。

制法 将生薏苡仁加水适量煮成稠米粥，再以糯米烧煮成干米饭，将两者拌匀，待冷，加酒曲适量，发酵成酒酿即可。

功效 健脾利水。适用于急性肾炎脾胃虚弱、风湿性关节炎等患者。

用法 分顿服食，每天2次。

主食

1. 赤小豆粥

配方 赤小豆30克，白米15克，白糖适量。

制法 先将赤小豆煮熟（亦可先泡1~2小时后煮），再入白米煮，粥成加入白糖。

功效 利尿消肿、除湿热。适用于急性肾炎水肿、小便不利者。

用法 宜于夜间食用。

2. 芹菜粥

配方 白米50克，芹菜适量。

制法 将芹菜洗净，切细成末，白米如常法煮粥，白米将熟时放入芹菜来熬至极烂即成。

功效 平肝清热、祛风利湿。适用于急性肾炎高血压者。

用法 每天早、晚餐时，温热食。

注意事项 此法作用较慢，需长服久食，方可有效。应现煮现吃，不宜久放。

3. 胡萝卜粥

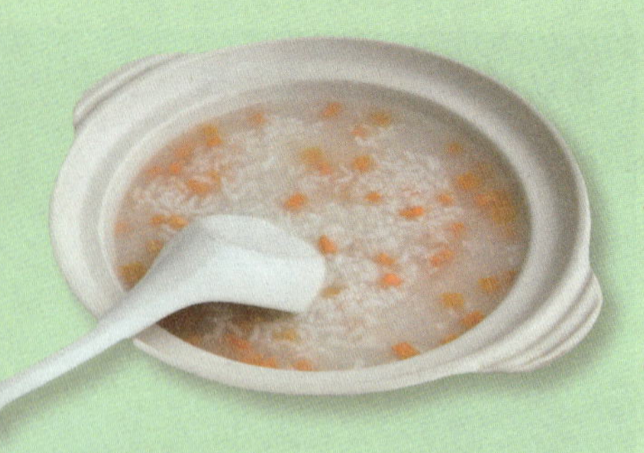

配方 新鲜胡萝卜、粳米各适量。

制法 将胡萝卜洗净，切碎，与粳米同入锅内，加清水适量，煮至米开粥稠即可。

功效 健脾消滞、降压利尿。适用于急性肾炎水肿、高血压、消化不良等患者。

用法 每天早、晚餐时，温热食。

注意事项 本粥味甜易变质，需现煮现吃，不宜多煮久放。

4. 车前叶粥

配方 鲜车前叶30~60克，葱白1茎，粳米50~100克。

制法 将车前叶洗净，切碎，同葱白煮汁后去渣，然后加粳米煮粥。

功效 利尿、清热、明目、祛痰。适用于急性肾炎水肿、尿血、小便不利者。

用法 每天2~3次，5~7天为1个疗程。

5. 白菜薏苡仁粥

配方 小白菜500克，薏苡仁10克，粳米50克。

制法 先将用清水浸泡2~3小时的薏苡仁与粳米煮成稀粥，再加入洗净、切好的小白菜，煮二三沸，待白菜熟即成，不可久煮。

功效 健脾祛湿、清热利尿。适用于急性肾炎浮肿少尿者。

用法 早餐食用。

6. 葫芦粥

配方 陈葫芦粉15克，粳米50克，冰糖适量。

制法 先把陈葫芦烧存性后研末。同粳米、冰糖同入锅内，煮粥食。

功效 利水消肿。适用于急性肾炎水肿、小便不利等患者。

用法 每天1剂服食。

药茶

1. 玉米须茶

配方 茶叶1克，玉米须30克。

制法 上二味，沸水冲泡，徐徐饮下。

功效 利尿消肿、降压。适用于肾炎并高血压患者。

用法 每天数次，频饮。

2. 黄芪茶

配方 红茶1克，黄芪25克，水500毫升。

制法 先将黄芪煮沸5分钟后，加入红茶即可。

功效 益气暖脾、和胃利尿。适用于急性肾炎患者。

用法 分3次服下，每天1剂。

3. 赤小豆茶

配方 赤小豆30克，桑白皮15克，紫苏10克，生姜3克。

制法 上药加水适量同煎，煮至豆烂即可饮用。

功效 健脾利水。适用于急性肾炎水肿患者。

用法 空腹饮汤食豆。

4. 冬瓜瓤茶

配方 冬瓜瓤100~200克。

制法 将冬瓜瓤水煎，去渣取汁即可。

功效 利尿退肿。适用于急、慢性肾炎及肝硬化腹水所致的水肿患者。

用法 每天1剂，代茶饮。

5. 石韦茶

配方 石韦、连线草、猪鬃草各15克。

制法 上药去杂质，洗净，共为粗末，水煎取汁即可。

功效 清利湿热、凉血止血。适用于急、慢性肾炎及肾盂肾炎患者。

用法 代茶频饮。

6. 桑菊绿豆茶

配方 桑白皮30克，白菊花10克，绿豆60克。

制法 先煮绿豆，将熟时放入桑白皮、白菊花，煮至豆烂即可。

功效 清肺利尿、消肿。适用于小儿肾炎急性期。

用法 代茶饮。

【一日食谱举例】

1. 早餐：枣糖糕，鲜牛奶100毫升，无盐豆腐干30克左右。

2. 午餐：混合面（玉米面40克、小米面40克、黄豆面20克，混合均匀。锅中加水200毫升，煮沸后下混合面搅成糊状，再煮沸即成），赤豆黄母鸡（制法见前），炒豆芽，荠菜鸡蛋汤。饭后2小时或饭前1小时吃橘子或梨1个。

3. 晚餐：馒头，赤小豆粥（制法见前），瘦肉炒油菜。饭后2小时左右吃苹果1个。

食谱分析 这种搭配既保障营养平衡，满足需要，又有清利湿热的食疗作用，应该注意到肾脏病对食盐的禁忌，以及适当补充蛋白质。

二、慢性肾炎

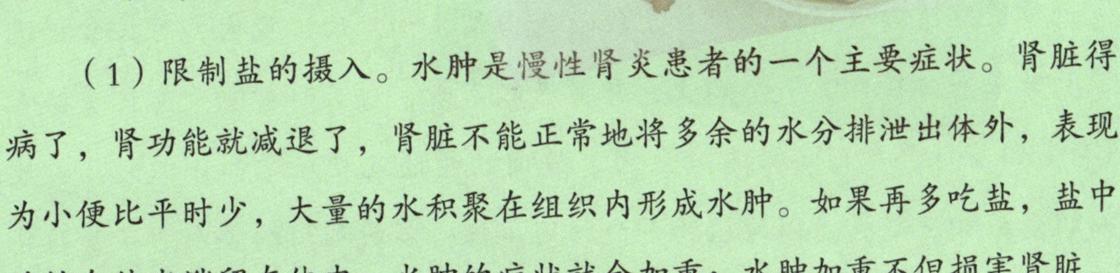

【饮食宜忌】

1. 配膳原则

（1）限制盐的摄入。水肿是慢性肾炎患者的一个主要症状。肾脏得病了，肾功能就减退了，肾脏不能正常地将多余的水分排泄出体外，表现为小便比平时少，大量的水积聚在组织内形成水肿。如果再多吃盐，盐中的钠会使水潴留在体内，水肿的症状就会加重；水肿加重不但损害肾脏，还会加重血压高，加重心脏的负担，造成充血性心力衰竭。因此慢性肾炎患者应严格控制盐和水。不仅要忌食盐，含盐多的盐蛋、松花蛋、咸菜、腊肉、榨菜等均在“严控”之列。慢性肾炎患者存在水肿或高血压时，症状轻者，每天食盐2~3克。食谱中菜肴的盐和酱油尽量减少。若水肿较重，血压较高，则要求吃“无盐饮食”，可吃食谱上的菜，但做菜时不能放盐或酱油，也不能吃咸菜、盐蛋、海鱼等含盐食品，甚至用碱做的馒头、点心、苏打饼干也不能吃。可以用水果汁、青紫苏、芹菜叶调味。因为碱、苏打含有较高浓度的钠。如果水肿很轻或不明显，血压也不高了，就可按食谱进餐。慢性肾炎水肿患者，不是一点不能饮水，口渴时饮点淡茶水是可以的，但不能多，每天1杯（约200毫升）。茶叶有强心利尿作用，可减轻水肿。茶叶还含有丰富的酚羟基化合物，可改善肾的功能，延缓肾衰竭的发生。但浓茶含咖啡因，能刺激肾脏，含鞣酸多不利于尿的排泄，因此不宜喝浓茶。

（2）适当摄入蛋白质。蛋白尿也是慢性肾炎的一个顽固症状，查尿常有1~4个“+”号（+~++++）。正常人尿中是没有蛋白的，体内的蛋白质每天从小便中丢失了，蛋白质丢失越多，水肿也就越重。人体缺乏蛋白质，免疫功能就会降低，抵抗力减弱，还会引起慢性肾炎反复急性发作，进一步使病情加重。因此应补充优质蛋白质，如鱼肉、瘦肉，可按食谱进餐。若尿蛋白在4个“+”以上，尿量又较多者，每天可按每千克体重摄入1克蛋白质计算。肉类菜肴的鱼肉、瘦肉的量还宜相应增加。但大豆类制品的量应相应减少，因为植物蛋白利用率低，不被利用的蛋白质从肾脏排泄，会加重肾脏的负担。尤其不能只吃豆类植物蛋白，必须和优质动物蛋白质同吃，这样不但无害，还能提高营养价值。如果患者尿量较少（每天尿量少于1 000毫升），鸡蛋也宜少吃，因为蛋的代谢产物是尿素，小便少，尿素不能排泄出去，就会产生尿毒症。所以少尿的慢性肾炎患者不但要少吃鸡蛋，其他含蛋白质较多的食物也要适当控制，甚至比食谱建议吃的量还要少。

（3）少吃或不吃高脂肪和高热量食物。慢性肾炎患者常有高血压和贫血的症状。高脂肪和高热量饮食可使血压升高，并可抑制造血功能。所谓高脂肪饮食是指大鱼大肉和动物内脏等高胆固醇食品，本书推荐的食谱中没有这类食品。高热量饮食，不是指高糖饮食，而是指每天正餐外另加的点心，如巧克力、奶油等，本书推荐的食谱亦未涉及这类食品。虽然慢性肾炎者可以一日多餐，但是指将正餐的总量分4~5餐，而不是另外加餐。即使慢性肾炎水肿基本消退后，多吃高脂肪、高热量饮食也容易引起高脂血症、肾动脉硬化，更加重肾脏的损害，尿中的蛋白更难以控制。

（4）平时多吃蔬菜和水果。蔬菜、水果含有各种丰富的营养成分，对保障身体的营养和促进肾病的康复都有较好的作用。蔬果中含钠低的冬瓜、豆芽、大白菜、莴笋、花椰菜、西瓜、南瓜、茭白、西红柿、土豆宜多吃，含钠高的油菜、菠菜、胡萝卜宜适当少吃。水果中的香蕉，肾病患者不宜吃，因为香蕉中含有较多的钠盐；苹果、梨、橙、荸荠含钠低则可多吃些。

2. 食品选择

（1）主食的选择：慢性肾炎患者可

供选用的主食有大米、小米、燕麦、玉米面、玉米粒、高粱米、面粉等，尤其是含麦麸高的面粉，以上食品大多有利尿消肿之功。慢性肾炎患者出现浮肿、高血压及含氮代谢废物潴留时，应多食含麦麸高的食品。麦麸为麦加工时脱下的麸皮，是一种高纤维食物。饮食中增加高纤维食物，可增加大便量促使脂肪及氮废物排除；同时，摄入高纤维，能增加粪便中类固醇的排出。其次，高纤维食物还可促进胆固醇代谢，使血清胆固醇下降，使动脉硬化的形成减慢，亦可防止肾小球动脉硬化。燕麦也有降低血清胆固醇的作用。玉米降脂作用良好，慢性肾炎患者长期食用玉米面、玉米粒可防止肾小球硬化。据日本民间疗法研究者报道，治疗慢性肾炎水肿，用玉米粒1份，加3倍量水，煎汤代茶，早、晚饮服，久而有效。

（2）肉食的选择：慢性肾炎患者，在出现低蛋白血症，大量蛋白尿的情况下，应采用高蛋白饮食。在尿毒症阶段，则应低蛋白饮食，以避免非蛋白氮积聚和中毒症状加重。一般可选用有利尿功效的肉食，如白鸭肉、鸡肉、猪肝、青鱼、黄颡鱼、银鱼、塘鳢鱼、石鲫、鲈鱼、鲛鱼、黑鱼、鲤鱼、鲮鱼、泥鳅、青蛙、蛤蜊肉等。

（3）蔬菜的选择：可供慢性肾炎患者选用的蔬菜有冬瓜、黄瓜、芥菜、胡萝卜、雪菜、洋白菜、生菜、青椒、苋菜、茄子、枸杞菜、莴笋、黄花菜、紫菜等。以上蔬菜大多有利尿之功，对慢性肾炎水肿可获良效。可预防高血压或降压的蔬菜有空心菜、番茄、茄子、青芦笋、豌豆、洋葱、山药、荸荠、莲藕、海芥菜、冬菇、草菇、马铃薯、紫菜等。马铃薯主要成分为糖类、蛋白质、维生素B_1、维生素B_2、维生素C、钙、铁、磷等，

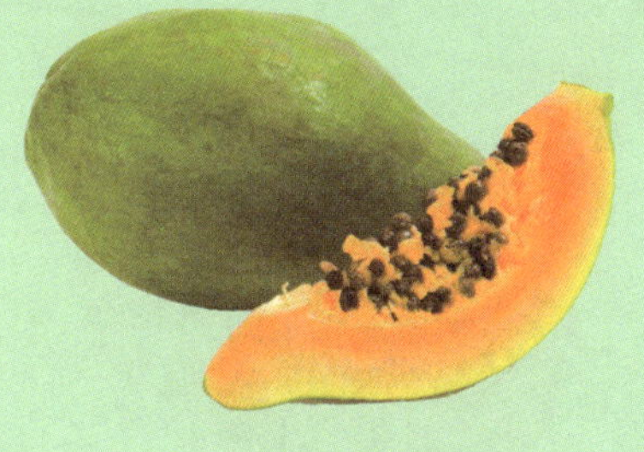

并含有丰富的钾，是一种碱性食品，主要维持体内血液酸碱平衡和细胞的新陈代谢，保持体内的正常渗透，是参与体内化学变化的重要元素之一，能防止高血压和保持肾脏的健康。慢性肾炎患者因免疫功能差，抵抗力减退，易患感冒，而感冒又可加重病情，有些蔬菜有防治感冒的功效，其中包括南瓜、胡萝卜、葱、红薯等。南瓜是营养价值较高的蔬菜之一，它含有丰富的糖类、维生素A、维生素C等，肉色愈深黄，所含的维生素A就愈丰富。

（4）水果的选择：慢性肾炎患者可选有利尿作用的水果，如西瓜、甜瓜、葡萄、橘子、柑、猕猴桃、草莓、菠萝、黄皮果、橄榄、桃子、李子、桑椹等。其中山楂、苹果、香蕉、橙子、金橘、柿子、银杏等有降压的功能。另外，一些干果，如黑芝麻、核桃、莲肉等均有补肾功效，并含有丰富的蛋白质和不饱和脂肪酸，钙、磷、铁、镁等矿物质及较多的B族维生素等。

3. 注意事项

（1）限制食盐。慢性肾炎患者有高血压和水肿，应为无盐或少盐饮食，每天不应超过2~3克。忌食咸菜、酱豉、腌腊制品。

（2）忌植物蛋白质。慢性肾炎患者每天丢失大量蛋白质，应以优质蛋白质作为补充。植物蛋白质中含大量嘌呤碱，能加重肾脏中间代谢的负担，故不宜食用，如黄豆、绿豆、蚕豆、豆浆、豆腐、豆芽等。

（3）忌高脂肪食物。高脂肪食物可加重动脉硬化和抑制造血功能，这对慢性肾炎患者的高血压和贫血症状是十分不利的。但如完全没有脂肪的摄入，也是对身体不利的。

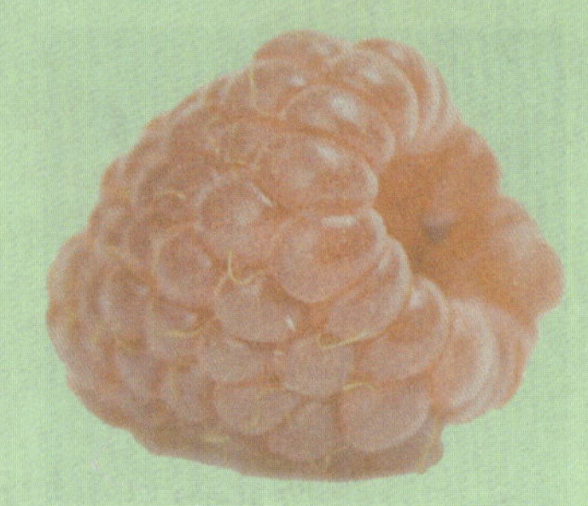

【食谱精选】

菜肴

1. 黑豆炖猪肉

配方 黑豆50克，瘦猪肉250克，食盐少许。

制法 将黑豆、瘦猪肉炖汤，加少许食盐即可。

功效 补肾。适用于慢性肾炎患者。

用法 分数次服用。

2. 乌龟炖猪肚

配方 乌龟1只（500克左右），猪肚500克，盐少许。

制法 将乌龟、猪肚洗净，切小块，入锅，加水，用文火炖成糊状，加盐少许即可。

功效 滋阴益气。适用于慢性肾炎患者。

用法 早、晚各服1次，2天内服完。间隔1天后再服1次，3次为1个疗程。

3. 熘炒黄花猪腰

配方 猪腰500克，黄花菜50克，葱、姜、蒜、食盐、糖、淀粉、素油各适量。

制法 将猪腰切开，剔去筋膜臊腺，洗净，切成腰花块备用。黄花菜水泡发，切成段备用。炒锅内把素油烧热，先煸炒葱、姜、蒜，再爆炒猪腰，至变色熟透时，加水、黄花菜、食盐、糖，煸炒片刻，加淀粉勾芡，汤汁明透即可。顿食或分顿食用。

功效 猪腰可补肾，黄花菜有利尿之功。适用于慢性肾炎肾虚水肿者。

用法 佐正餐食用。

4. 葱炖猪蹄

配方 猪蹄1只，葱段20克，食盐适量。

制法 猪蹄洗净，切开，放锅中，加葱段，食盐适量，加水，以小火炖煮至熟烂。

功效 利尿、消肿、补血。适用于慢性肾炎贫血者。

用法 分顿吃蹄喝汤。

5. 煨鲫鱼蒜

配方 鲫鱼1条，荷叶、大蒜适量。

制法 鲫鱼去鳞及内脏，洗净，大蒜切碎纳入鱼肚内，用荷叶包裹，放至燃烧的谷糠上煨熟食用。

功效 温补利水止呕。适用于慢性肾炎及恶心呕吐患者。

用法 佐正餐食用。

6. 炖鳖肉

配方 鳖肉（甲鱼肉）500克，大蒜100克，盐、白酒适量。

制法 放在锅内共炖熟。

功效 补肾滋阴、益气利尿。适用于慢性肾炎肝肾阴虚者。

用法 食肉饮汤。

7. 核桃仁炒韭菜

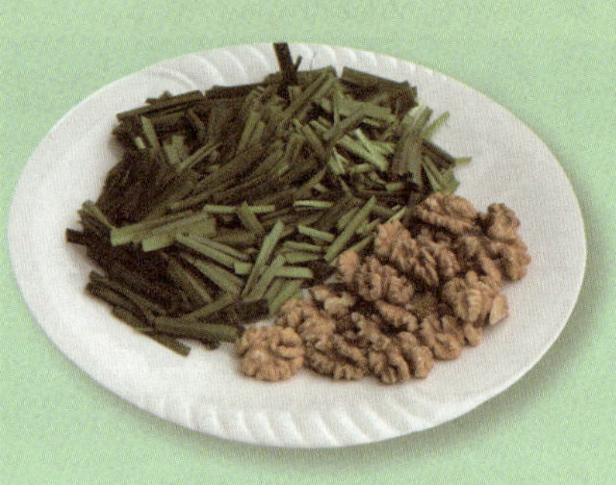

配方 核桃仁50克，韭菜适量，香油、食盐少许。

制法 先用香油将核桃仁炸黄，后入洗净、切成段的韭菜翻炒，调以食盐。

功效 补肾助阳。适用于慢性肾炎脾肾阳虚者。

用法 佐餐随量食用。

8. 归参山药猪腰

配方 猪腰500克，当归、党参、山药各10克，酱油、醋、姜丝、蒜末、香油各适量。

制法 将猪腰切开，剔去筋膜臊腺，洗净，放在锅内，加入当归、党参、山药，水适量，清炖至猪腰熟透。捞出猪腰，待冷，改刀切成薄片，码在盘中，浇酱油、醋、姜丝、蒜末、香油等调料即可食用。

功效 养血、益气、补肾。适用于慢性肾炎气血虚弱，急性肾炎，急、慢性肾盂肾炎腰酸腰痛，气短，失眠，自汗等患者。

用法 佐正餐食用，每天2次，分2天服完。

9. 杜仲爆羊腰

配方 羊腰500克，杜仲15克，五味子6克，素油、酱油、葱、姜

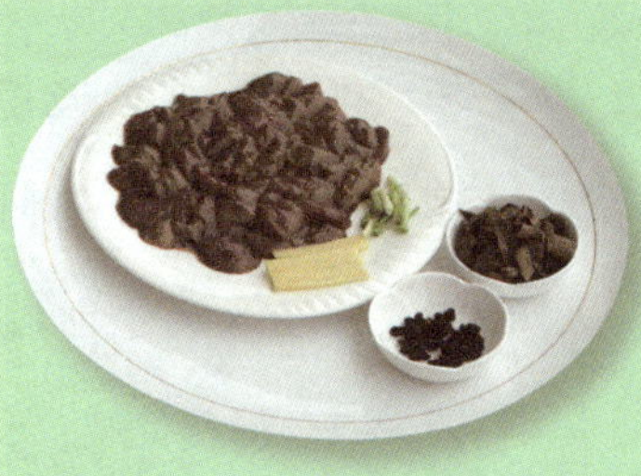

各适量。

制法 将杜仲、五味子加水适量，煎煮40分钟，去渣，加热浓缩成稠液备用。羊腰洗净，去筋膜臊腺，切成小块腰花，先以芡汁裹匀，再以热素油爆炒，至嫩熟，调以酱油、葱姜等调料即可。

功效 补肾强腰。适用于慢性肾炎、慢性肾盂肾炎肾虚体弱、长期腰痛等患者。

用法 佐餐，每天2次。

注意事项 患者在发烧期间及水肿严重时勿用本道菜品。

10. 黄芪烧羊肉

配方 羊肉250克，黄芪25克，酱油、姜各适量。

制法 黄芪加水，熬取浓汁。羊肉用家常方法红烧，加水时将黄芪汁掺入。煮熟即可。

功效 补气固表、温阳利水。适用于慢性肾炎脾肾阳虚者，并可预防感冒。

用法 佐餐食用，每天或隔天1剂，连用半个月。

注意事项 阴虚火旺、内有实热及外感未清者，不宜服用。

11. 赤豆鲤鱼

配方 鲤鱼1条（1 000克以上），赤小豆100克，陈皮6.5克，花椒7.5克，草果7.5克，姜、葱、胡椒、食盐各适量。

制法 将鱼去鳞、去鳃、去内脏，洗净待用。另将赤小豆、陈皮、花椒、草果洗净，塞入鱼腹，再将鱼放入盘子中。加适量姜、葱、胡椒、食盐，灌入鸡汤，上笼蒸制1小时左右即可出笼。另加葱丝，其他绿叶鲜菜，用汤略烫，浸入汤中即成。

功效 行气健脾、利水消肿。适用于慢性肾炎、脾胃虚弱、水肿等患者。

用法 佐正餐食用，分4次服完。

12. 清炖甲鱼

配方 甲鱼250克，红枣7枚，食盐少许。

制法 甲鱼放清水养2~3天，然后将甲鱼连甲煮至七八成熟，去甲，加入红枣，共炖至烂熟，加入食盐少许佐味。

功效 养阴益气。适用于慢性肾炎肝肾阴虚者。

用法 每天1~2次，食肉饮汤，分2天服完，连服3~4料。甲壳放锅内炒脆，研为极细末，每次5克，每天3次。

注意事项 发热期间及阳虚、湿盛者，不宜服用。

13. 胡椒蛋

配方 白胡椒7粒，新鲜鸡蛋1个。

制法 在鸡蛋顶部，用小剪刀剪个筷子头粗细的小孔，把7粒白胡椒从小孔放入鸡蛋中，再用面粉和成面团，把鸡蛋小孔封固，用湿纸把整个鸡蛋包裹起来，放入蒸笼内蒸熟或放入碗内，隔水蒸熟即可。

功效 适用于小儿慢性肾炎。

用法 蒸熟的鸡蛋去壳后，将鸡蛋、胡椒一起趁热吃下，每天1次，连用10次为1个疗程，休息3天后再服第2个疗程，一般用3个疗程。

14. 鸡蛋蜈蚣

配方 鸡蛋1个，蜈蚣1条。

制法 将新鲜鸡蛋打一小口，把蛋清和蛋黄搅匀，将蜈蚣捣末，放入有口的鸡蛋内，再搅匀，蒸15分钟即可。

功效 除肾炎蛋白尿。适用于慢性肾炎多量蛋白尿，或肾炎某一阶段无自觉症状，而蛋白尿存在者。

用法 每天服1个蜈蚣鸡蛋。

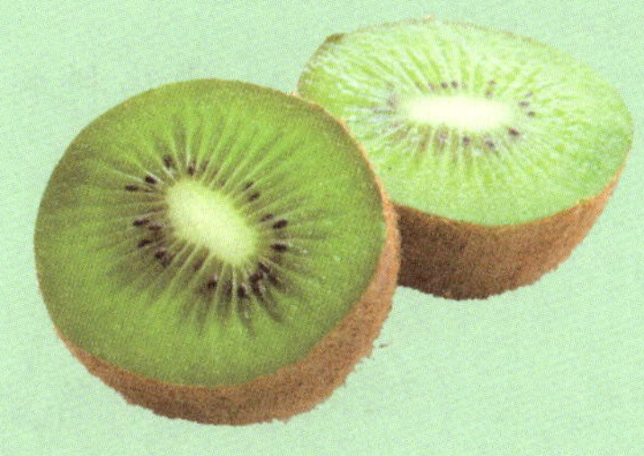

饮料

1. 玉米须饮

配方 干玉米须30克（或鲜玉米须60克）。

制法 玉米须放锅内，加水400毫升，煎煮成约150毫升，滤取汁后，加水再煎取150毫升，2次汁混匀即可。

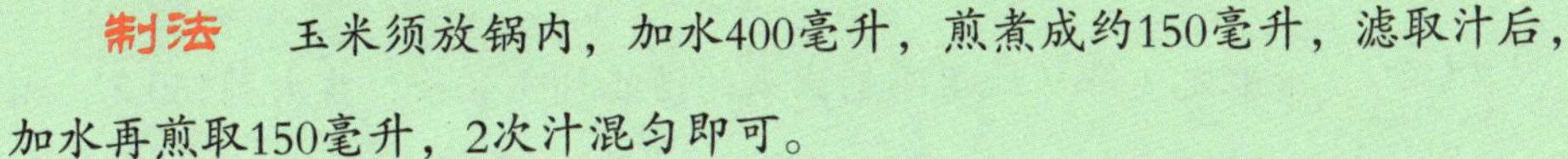

功效 利尿、渗湿、消肿。适用于慢性肾炎水肿、小便不利等患者。

用法 每天1剂，每日2次。

注意事项 脾肾阳虚、遗精、遗尿者，不可饮。

2. 柿叶速溶饮

配方 鲜柿叶3 000克，白糖适量。

制法 将鲜柿叶洗净、切碎，加水浓煎，去渣取1 000毫升汁，文火浓缩至稠黏，加糖吸干药汁，轧粉装瓶。

功效 清热润肺、收涩。适用于肾炎顽固蛋白尿者。

用法 每次冲服15克，每天3次。

3. 西瓜速溶饮

配方 西瓜1个，糖适量。

制法 西瓜取瓤去子，以洁净纱布绞取汁液。先以大火，后以文火煎煮西瓜汁成膏状。停火，待冷却后，加白糖粉将汁膏吸干，混匀，晒干。再压碎，装瓶备用。

功效 清热利水。适用于急、慢性肾炎，急、慢性肾盂肾炎水肿热象偏重者。

用法 每天15克，以沸水冲化饮用，每天3次。

注意事项 脾肾阳虚型水肿勿服。

4. 生地龙汁

配方 活地龙（即从地里刚刨出来的活蚯蚓）40条，生大蓟150克，糖150克。

制法 把活蚯蚓洗去泥土，放入清水内。加入3~5滴食油，让蚯蚓吐尽腹中泥土，如此反复2次，至腹中黑线消失呈透明状为止。然后将蚯蚓置干净容器内，撒上糖，不久蚯蚓即化成糖汁。另取生大蓟150克，加水煮沸约10~15分钟，趁滚沸时冲入活蚯蚓化成的糖汁即成。

功效 凉血止血。适用于肾炎尿血者，对不明原因的尿血者效果亦佳。

用法 空腹热服。

注意事项 收集蚯蚓的地方应没有污染源。

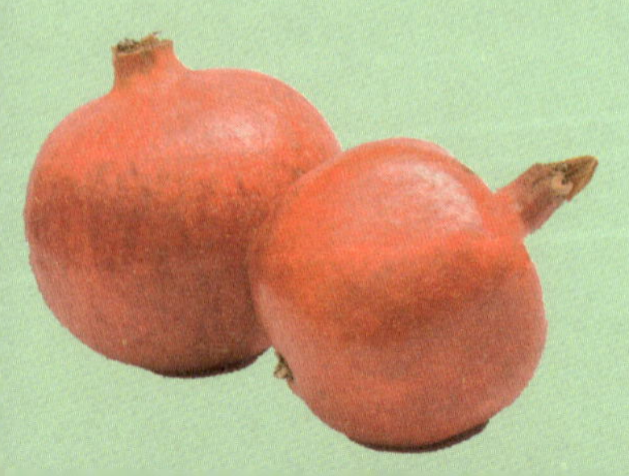

5. 双瓜露

配方 西瓜皮100克，冬瓜100克。

制法 将上料洗净，切成细丝，入蒸馏器中蒸馏取露。

功效 滋阴清热、利水消肿。适用于慢性肾炎水肿患者。

用法 随时饮用，量不限。

注意事项 虚寒体质者勿服。

汤羹

1. 黑豆鲤鱼汤

配方 黑豆60克，活鲤鱼1条（约350克）。

制法 将鲤鱼去鳞及内脏，洗净，黑豆淘洗净，入锅炖汤。

功效 利水消肿。适用于急、慢性肾炎水肿患者。

用法 每天1次，连用5次为1个疗程。

注意事项 外感热病后不宜食用；不宜食生冷及寒性食物，以免损伤脾肾阳气。

2. 五菜降压汤

配方 紫菜1块，芹菜2棵，番茄1个，荸荠5个，洋葱半个。

制法 将紫菜浸软去沙，芹菜切段，番茄切片，荸荠去皮，切小块，洋葱切丝。上料加适量清水，煮沸后调味即可。

功效 清肝降压。适用于急、慢性肾炎，慢性肾盂肾炎血压高患者。

用法 每天1次，连服10~15天。

3. 荷蒂汤

配方 鲜荷蒂（即荷叶中心部分）5个，冰糖少许。

制法 将鲜荷蒂去茎，洗净，剪碎，加水适量，煎煮1小时，取汤，酌加冰糖少许。

功效 清暑利湿、止血。适用于急、慢性肾炎，慢性肾盂肾炎尿血者。

用法 代茶饮用。

4. 红枣木耳汤

配方 黑木耳15克，红枣15枚，冰糖适量。

制法 上料以温水泡发并洗净后，放入小碗中，加水和冰糖适量，将碗放蒸锅中蒸1小时。

功效 益气补血。适用于慢性肾炎、慢性肾盂肾炎贫血者。

用法 1次或分次服用，吃木耳、红枣，喝汤，每天2次。

5. 雄鸭大蒜汤

配方 雄鸭1只，大蒜50克。

制法 将雄鸭去毛、开膛取出内脏，洗净，大蒜剥皮填于鸭腹内，煮熟即可。

功效 补中益气、宣窍通闭。适用于慢性肾炎及水肿患者。

用法 食肉饮汤，随餐食用，食用时酌加少许盐。

6. 猪肉羹

配方 猪肉500克，葱5克，草果3个，花椒、豆豉少许，粳米60克。

制法 将猪肉切细末，加入葱、草果、花椒、豆豉，同煮烂熟，入粳米60克煮羹，五味调匀即成。

功效 利水消肿。适用于慢性肾炎、急性肾炎水肿，急、慢性肾盂肾炎患者。

用法 空腹食之。

7. 羊腰苁蓉羹

配方 羊腰（羊肾）1对，肉苁蓉30克，葱、姜、盐少许。

制法 将羊腰一剖两片，去腰臊，切成细丝。肉苁蓉酒浸切细，共煮成羹，用葱、姜、盐调味即成。

功效 补肾助阳。适用于慢性肾炎脾肾阳虚者。

用法 空腹食之。

注意事项 外感发热及阴虚患者勿服。

8. 羊乳山药羹

配方 羊乳500毫升，怀山药（干品）30克。

制法 将怀山药炒微黄，研为细末，羊乳煮沸后，加入怀山药末，调匀后即可。

功效 羊乳滋阴养胃补肾，怀山药补中健脾，二味合用滋阴益气、润胃补肾。适用于慢性肾炎气阴不足者。

用法 每天1剂，可长期食用。

药酒

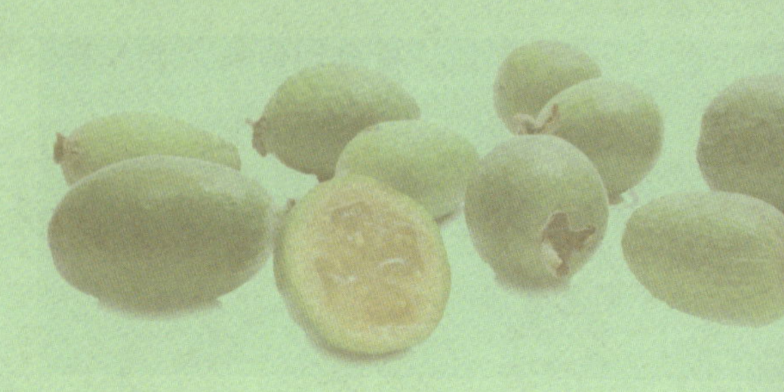

1. 陈柑酒

配方 陈柑15克，酒适量。

制法 将陈柑放入酒中煎。

功效 适用于慢性肾炎患者。

用法 每服煎液少许，不宜长期、大量饮用。

2. 桑椹醪

配方 鲜桑椹1 000克，糯米500克，酒曲适量。

制法 鲜桑椹洗净，捣成汁（干品300克煎汁去渣），再将桑椹汁与糯米共同烧煮，做成干饭。待冷，加酒曲适量，拌匀，发酵成为酒酿。

功效 补血益肾、利水消肿。适用于慢性肾炎患者。

用法 每天随餐适量饮用。

主食

1. 鲤鱼汁粥

配方 鲜鲤鱼1条（约350克），糯米100克。

制法 将鲤鱼去鳞、内脏，洗净，煮汤，鱼熟后，捞起鱼，用鱼汤与糯米煮粥即可。

功效 利水消肿、温中健脾。适用于慢性肾炎水肿、小便短少者。

用法 食鱼喝粥，每天1次，连用7天为1个疗程。

注意事项 外感热病后，不宜食用。

2. 雄鸭粥

配方 雄鸭肉适量、粳米各适量，葱白3茎。

制法 将鸭肉切细，煮至极烂，再加米、葱白煮粥；或用鸭汤煮粥。

功效 补益脾胃、利水消肿、滋阴血。适用于慢性肾炎及水肿患者。

用法 每天2次，空腹温热食。5~7天为1个疗程。

注意事项 阴虚脾弱大便泄泻者不宜选用。

3. 商陆粥

配方 商陆5克，粳米50~100克。

制法 先将商陆用水煎汁，去渣，然后加入粳米煮粥。

功效 通利大、小便，利水消肿。适用于慢性肾炎水肿、肝硬化腹水患者。

用法 每天或隔天1次。

注意事项 商陆有小毒，用量应从小量开始，逐渐加量，不得过量。不宜久服，孕妇忌服。

4. 大枣桂圆粥

配方 桂圆、大枣、糯米各适量。

制法 先将桂圆、大枣用文火煮20分钟，加糯米适量煮成粥，勿用铁器煮。

功效 益气补血。适用于慢性肾炎贫血者。

用法 每天1~3次，每次2碗，常食，咸甜均可。

5. 芡实茯苓粥

配方 芡实15克，茯苓10克，大米200克。

制法 将芡实、茯苓捣碎，加水适量，煎至软烂时，再加入淘净的大米继续熬成粥。

功效 健脾固涩。适用于慢性肾炎蛋白尿者。

用法 每天2次，连服数天。

药茶

1. 车前子茶

配方 车前子10克。

制法 将上药拣去杂质，筛去空粒，以水淘洗去泥沙，晒干。可放在保温杯中沸水冲泡15分钟后服。

功效 利水降压。适用于慢性肾炎水肿、高血压者。

用法 每天1次，沸水冲服，当茶饮。

2. 牛乳红茶

配方 鲜牛乳100克，红茶、食盐各适量。

制法 先将红茶用水熬浓汁，再把牛乳煮沸，盛在碗里，掺和红茶，同时加入少许食盐，和匀。

功效 益气填精。适用于慢性肾炎患者。

用法 每天1次，空腹服食。

3. 木耳红枣茶

配方 黑木耳30克，红枣20枚。

制法 上料煎汤，代茶饮。

功效 补中益气、养血止血。适用于慢性肾炎贫血、尿血者。

用法 每天1剂，可以连服。

4. 茯苓皮茶

配方 茯苓皮10克，花椒目6克。

制法 将花椒目捣烂，与茯苓皮同煎。去渣，取汁。

功效 利水退肿。适用于慢性肾炎水肿、小便不利者。

用法 代茶饮。

5. 蚕豆壳茶

配方 蚕豆壳30克。

制法 取蚕豆放水中浸透，剥下豆壳，晒干，炒焦即成。

功效 利水渗湿、健胃助运。适用于慢性肾炎水肿、小便不利者。

用法 每天1次，沸水冲泡，代茶饮。

6. 桑寄生茶

配方 桑寄生15克，茶叶5克。

制法 煎汤，去渣取汁，或放保温杯中沸水冲泡15分钟。

功效 利水祛湿、滋补肝肾，亦有降压之功。适用于慢性肾炎患者，兼有高血压者更适。

用法 代茶饮。

【一日食谱举例】

1. 早餐：牛乳红茶100毫升，鸡蛋1个。

2.午餐：米饭（糙米）1碗，黄芪烧羊肉（制法见前），五菜降压汤。饭后2小时左右吃香蕉1根

3. 晚餐：玉米面馒头，黑豆鲤鱼汤。饭后2小时后吃猕猴桃1个。

食谱分析　慢性肾炎患者补充蛋白质更为重要，否则水肿难以改善，所以食谱中适当增加了优质蛋白。补肾利尿降压也是重点，所以选了黄芪烧羊肉、五菜降压汤、黑豆鲤鱼汤等。

三、肾病综合征

【饮食宜忌】

1. 配膳原则

（1）补充优质动物蛋白质（每天60~80克），如牛奶、鱼、瘦肉等。因为肾病综合征的一个主要临床表现是大量蛋白尿，化验小便常可查见“++”或“+++”的蛋白质，表明患者体内的蛋白质每天都在大量丢失。蛋白质是构成人体和维持生命活动的最基本最重要的物质，如蛋白质大量从尿中排出，后果就不堪设想，所以肾病综合征患者必须补充人体易于吸收、利用的优质动物蛋白质。单纯植物蛋白，即便是优质的大豆蛋白质吸收利用率也比较低，故不宜多吃。宜少量的大豆制品与优质的动物蛋白质搭配着吃，动、植物蛋白互补，就可大大提高营养价值。根据这个道理，在“一周食谱”的菜肴中，再适当增加鱼和瘦肉的量。

（2）限制动物脂肪。肾病综合征患者的另一个主要症状就是“高脂血症”。即血清胆固醇大于5.72毫摩尔／升，或（和）三酰甘油高于1.70毫摩尔／升，或（和）低密度脂蛋白高于6.4毫摩尔／升，或（和）高密度脂蛋白低于0.9毫摩尔／升。简言之，胆固醇大大高于正常者就称为高脂血症。动物脂肪含胆固醇极高，故不宜吃。按我们的举例“一日食谱”进餐就不会增加胆固醇。

（3）补充维生素、矿物质和微量元素。肾病综合征患者所需维生素和其他肾病一样，按“一日食谱”进餐可满足其需要。但肾病综合征患者肾小球基底膜通透性增加，除大量蛋白质漏出丢失外，还会丢失矿物质钙、镁和微量元素锌等，这些也需要从食物中适当补充。

2. 食品选择

（1）每天吃鱼肉200克，瘦肉100克。以满足对动物蛋白和维生素、微量元素的需求。

（2）多吃蔬菜、水果，如土豆、莴笋叶、萝卜缨、蘑菇及苹果、梨等，以补充维生素、微量元素，并有助于调整血脂。

3. 注意事项

（1）限制水和盐的摄入。水肿也是肾病综合征的一个重要症状，多喝水，多吃盐必然加重水肿，所以必须加以限制。一般进餐时食物中的水分就足够了，不特别口渴者，无需再饮水。“一日食谱”是按低盐设计的，但若水肿特别严重，还要吃“无盐饮食”。什么是无盐饮食呢？请参见“急性肾炎”的“配膳原则”。

（2）少用味精，忌刺激性食物。味精化学名叫谷氨酸钠，菜、汤中若味精放多了，等于放了盐，同样造成水钠潴留，加重水肿，损伤肾脏。所以水肿严重者，味精也是不能吃的，可用鸡精代替。刺激性强的香辣食品如胡椒、辣椒等，可刺激肾脏、尿道，而使排尿困难，水肿加重，也在注意事项之列。

【食谱精选】

菜肴

1. 枣豆葫芦

配方 大葫芦1个，大红枣250克，赤小豆250克。

制法 大葫芦挖去内瓤，将大红枣、赤小豆填满大葫芦。将装满枣豆的葫芦置饭锅上蒸熟即成。

用法 每次吃葫芦、枣、豆，当零食吃。成人分3~5天吃完。

功效 适用于肾病综合征低蛋白血症、水肿以及慢性肾炎水肿患者。

2. 豆汁饮

配方 黑大豆30克，赤小豆30克，薏苡仁30克，绿豆60克，米糠40克，麦麸60克，紫皮蒜6个，红砂糖50克。

制法 诸豆和薏苡仁淘洗干净，紫皮大蒜去粗皮后捣成蒜泥。先煮诸豆、薏苡仁，煮至绿豆开花，薏苡仁、豆烂熟，下米糠、麦麸搅匀，煮沸，再下蒜泥、红糖溶化，搅匀即成。

功效 适用于肾病综合征低蛋白血症、水肿患者。

用法 每天2~3次，一直吃至水肿消失。

注意事项 肾衰竭、氮质血症患者忌服。

3. 鲤鱼炖蒜

配方 活鲤鱼1条（约250克），紫皮蒜2个。

制法 鲤鱼剖去内脏、鳃、鳞，将大蒜去皮后填入鱼腹中，若鱼大可多填几个大蒜。将填好大蒜的鱼用草纸包好，外裹黄泥，于柴草火灰中煨熟后，去泥纸。

功效 适用于肾病综合征蛋白尿、水肿患者。

用法 吃鱼和蒜，每次吃鱼肉100克，大蒜1个，每天2次。连吃鱼10条以上。

注意事项 慢性肾功衰竭、尿毒症患者忌食。

4. 胎盘炖乌龟

配方 胎盘1具，乌龟1只（约500克），生姜15克，葱白10克，料酒10毫升，食盐2克。

制法 胎盘（若无，可用猪胎盘）反复洗净。乌龟放在温水盆中排去尿，宰去头、足，剖去内脏，壳肉全用。将胎盘与乌龟同入锅中，加水2 000毫升，先大火煮沸后，打去浮沫，加入料酒、姜、葱、盐，再文火煨炖至肉烂、腹甲（龟版）溶化。

功效 适用于肾病综合征蛋白尿、低蛋白血症患者。

用法 空腹食之，每天2次，1周吃完。连吃3个以上。

注意事项 慢性肾衰竭、尿毒症患者忌食。

5. 砂仁蛙

配方 砂仁10克，青蛙1只。

制法 活青蛙剖腹，去内脏，洗净。将砂仁填入青蛙腹中，外用湿泥封固，放在火上煅红、煅透，去泥，将煅蛙研成细末。

功效 补虚利尿。适用于肾病综合征蛋白尿、高度水肿患者。

用法 每次沸水冲服3~6克，每天3次，连吃7~8只蛙。

注意事项 青蛙为禁捕食之动物，非病情需要不得擅自捕食，或用牛蛙代替。

汤羹

萝卜海带汤

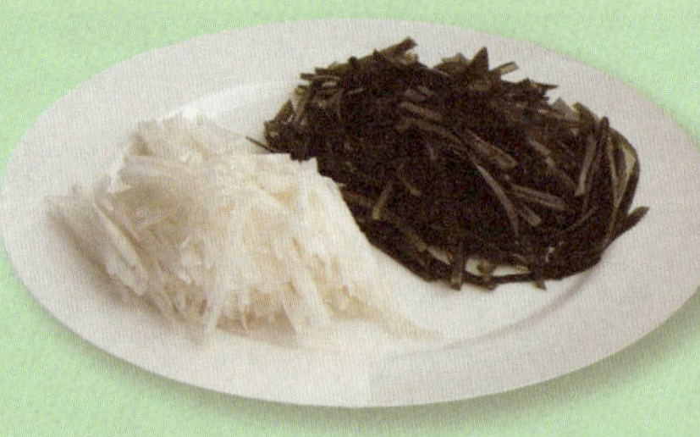

配方 白萝卜250克，海带50克，米醋3毫升。

制法 白萝卜洗净，连皮切成丝或片。海带用热水泡发后切成丝。将海带丝放入锅中加水适量，大火煮沸后下萝卜丝煮熟，起锅后加米醋即成。

功效 适用于肾病综合征高脂血症患者。

用法 佐餐食用，吃萝卜、海带，喝汤，每天1~2次。

【一日食谱举例】

1.早餐：寿窝头（黄豆粉、小米粉各150克，玉米粉200克，黑芝麻、核桃仁各30克，大枣100克，蜂蜜50毫升，香油10毫升，苏打0.5克。将黄豆粉、小米粉、玉米粉与苏打混合，逐渐加温水揉和好，再加入芝麻、核桃仁、蜂蜜、香油揉好后，做成小窝头状，上屉蒸熟即可食用），新鲜牛奶200毫升。

2.午餐：大米饭1小碗，鲤鱼炖蒜（制法见前），菠菜麻油拌芹菜（菠菜250克，芹菜150克，麻油5毫升，味精1克，食醋2毫升。将菠菜洗净，切两刀，入沸水中焯一下，捞出。芹菜茎叶均要洗净，茎切成段，入沸水中焯3分钟，捞出与菠菜一起放入盘中，加调料拌匀即成），猪肉烧胡萝卜（胡萝卜200克，猪瘦肉50克，酱油5毫升，醋0.5毫升，葱花1克，姜末1克，淀粉2克，混合油20毫升。将胡萝卜洗净，切成丁。猪肉剁碎，锅内放混合油用火烧热，将猪肉茸炒变色，放入酱油、醋、葱、姜炒匀后放胡萝卜丁再炒几下，加水50毫升，待萝卜烧熟时，加入调匀的淀粉勾芡，即可出锅）。饭后2小时吃苹果1个。

3. 晚餐：素馅蒸饼［面粉500克，面肥（含有酵母的老面）50克，水粉条100克，菠菜300克，冬瓜100克，麻油30毫升，食盐5克，味精2克，碱水10毫升。将冬瓜去瓤、去皮，剁碎，挤去水分。菠菜洗净，用开水烫过切碎。水粉条剁碎。把冬瓜、水粉条放入盆内，加入盐、味精、麻油拌匀成馅。将面肥（含有酵母的老面）放入盆内，加入温水250毫升化开，倒入面粉和成面团发酵，待酵面发起，加入碱（苏打）水揉匀。将面团搓成条，擀成薄片，在每片中间放上馅，周围捏上花边，上笼蒸熟即成］，萝卜海带汤，炒小白菜（小白菜250克，大豆油15毫升，酱油5毫升。将小白菜去老黄叶，洗净，切细，锅中放油烧热，放入小白菜煸炒，放酱油炒匀，不能久炒，要保持菜色）。饭后吃香蕉1根。

四、慢性肾衰竭

【饮食宜忌】

1. 配膳原则

（1）低蛋白。每天蛋白质摄入总量在30克左右，或以每天每千克体重0.5克计算。要选食谱所列的含优质动物蛋白质。为什么要低蛋白饮食呢？因为慢性肾衰尿毒症期，本来含氮的毒物如尿素氮、肌酐、肌酸等就很高，再多吃蛋白质，蛋白质分解的氮就使含氮毒物更高，更加增加肾脏的负担和对肾脏的毒害。蛋白质代谢还产生对人体有害的毒物氨。氨是引起恶心、呕吐、腹痛、腹泻，甚至头痛、昏迷的元凶。所以慢性肾衰尿毒症期必须限制蛋白质的摄入量。

（2）高糖。以满足患者的能量需求。

（3）高维生素。应多吃富含胡萝卜素、维生素B_1、维生素B_2、叶酸和维生素C的食物。按“一日食谱”进餐，基本可以满足。

2. 食品选择

（1）选择含优质动物蛋白质的食物，如牛奶、鸡蛋、鱼、瘦肉、鸡肉等。

（2）选择蜂蜜、葡萄糖、甜果汁等含糖高的食物。

（3）主食以麦淀粉为主。一般米、面中非必需氨基酸含量高，不利于尿素氮的下降。麦淀粉产热能高，非必需氨基酸含量低，有利于血中尿素氮下降。主食可以麦淀粉与普通面粉搭配，比例为3~6：1。即3~6份麦淀粉配1份普通面粉。

（4）可多吃白萝卜和芹菜叶，因为它们的维生素C含量高，白萝卜维生素C的含量是苹果的5倍、梨的9倍。此外，维生素E可保护肾脏，延缓肾衰的进程，宜吃富含维生素E的芝麻、大豆油、玉米油、花生油等。慢性肾衰还易出现肾病性缺钙，宜适当多喝牛奶以补充钙。

3. 注意事项

（1）忌辣椒、咖啡、酒等刺激性较强的食物，忌海鲜等发物，因此类食物易引起过敏反应，加重肾脏损伤。

（2）接受腹膜透析的患者每天都会丢失蛋白质，故每天应补充每千克体重2~5克蛋白质。若采用血液透析，每透析1次丢失蛋白质5~7克，也应作相应的补充。仍要严格控制饮水和吃盐。

（3）盐的摄入量应视尿量多少而定，尿多时，可不严格忌盐；尿少时则要用低盐饮食，还要限制吃含钾多的食物，如苋菜、扁豆、海带、紫菜、土豆、瘦牛肉等，以及含钾高的水果如香蕉、哈密瓜、菠萝、芒果、香瓜等。

【食谱精选】

菜肴

1. 杞地甲鱼汤

配方 枸杞子50克，熟地黄、生地黄各30克，甲鱼1只（约500克），生姜10克，葱白2茎。

制法 将甲鱼放入开水中烫死，剁去头、爪，揭去甲壳（打碎块待用），掏去内脏，将肉切成块。将生地黄、熟地黄洗净，放入锅中加水1 000毫升，熬煮1小时，去渣，取药汁约600毫升。将甲鱼肉、甲壳、枸杞子入锅，倒入药汁，再加骨头汤、料酒，先大火煮沸，打去浮沫，下姜、葱段，改小火煨炖至肉烂熟，去姜、葱即成。

功效 滋养肝肾、平肝潜阳。适用于肝肾阴虚型尿毒症患者。

用法 可佐餐或空腹食用，每次吃肉、喝汤，每天2次，分多次吃完。

注意事项 湿热盛舌苔黄厚腻者不宜。

2. 杜地羊肉汤

配方 杜仲20克，熟地黄30克，生姜15克，羊肉100克，食盐2克。

制法 杜仲、熟地黄洗净，切片，放入锅中，加水1 000毫升，先大火煮沸，再小火煎煮30分钟，去渣，取药液约600毫升。羊肉洗净，在沸水中煮一下，捞起切片。生姜洗净，切成细粒。将羊肉片与药液入锅中，先大火煮沸，打去浮沫，加入姜粒、食盐，再小火煮至肉熟即成。

功效 温肾壮阳、滋阴补肾。适用于尿毒症初期成恢复期阴阳两虚者。

用法 吃肉喝汤，每天1剂。

注意事项 湿浊、热毒未尽者忌食。

主食

1. 怀山面筋糊

配方 怀山药（干品）、面筋各60克，冰糖10克。

制法 怀山药研末，加入面筋拌和，用凉开水调成稀糊状。冰糖入锅中，加水煮开溶化而成冰糖水。将怀山药、面筋稀糊慢慢倒入冰糖水中，边倒边拌，使之成为半透明糊糊即可。

功效 适用于慢性肾衰竭（慢性尿毒症）患者。

用法 代主食，每天1次。

2. 韭菜肉饺

配方 鲜韭菜200克，乌骨鸡肉25克，面筋皮150克。

制法 韭菜洗净，择去杂质，切细，与乌骨鸡肉或猪瘦肉捣成馅。用面筋皮包韭菜肉馅成饺子，蒸熟即成。

功效 适用于慢性尿毒症、尿多尤其是夜尿多者。

用法 代主食，每天1~2次。

注意事项 阴虚火旺者忌食。

3. 杞子桃枣粥

配方 枸杞子30克，核桃仁60克，大红枣10枚，粳米100克。

制法 选购宁夏中宁县出产的红枸杞子、大红枣洗净。枸杞子、核桃仁、红枣与粳米一齐下锅，加水1 000毫升，煮成粥即可。

功效 适用于慢性尿毒症脾肾气虚的患者。

用法 代早餐，连枸杞子、核桃仁、大枣肉一起吃下。

注意事项 湿热重、湿浊上逆，症见舌苔厚腻者忌食。

4. 姜榔紫苏粥

配方 生姜15克，槟榔30克，紫苏叶15克，粳米50克。

制法 生姜洗后拍破，槟榔洗后切片（中药店有槟榔片），紫苏叶洗后切细。先水煎生姜、槟榔，煮沸后再小火煮20分钟，去渣，取药汁。紫苏叶、药汁与粳米一起入锅，煮成稀粥即成。

功效 化浊泄毒、降逆止呕。适用于尿毒症湿浊上逆的患者。

用法 分多次吃完，能1次吃完更好。

注意事项 虚证者忌用。

饮料

1. 黑红豆饮

配方 黑大豆、赤小豆各30克，红花6克，红糖30克。

制法 黑、红豆淘洗干净，与红花一起入锅，加水500毫升，用大火煮沸后，小火煮至豆烂，滤取汁液，去渣，汁液加入红糖，搅匀溶化即成。

功效 泄热解毒、活血化瘀。适用于尿毒症脑病患者。

用法 频频饮用或鼻饲，每天1~2剂。

2. 参麦蜜汁饮

配方 西洋参6克，麦门冬15克，五味子10克，蜂蜜30毫升。

制法 西洋参、麦门冬、五味子一起入锅，加水600毫升，先大火煮沸，再小火煎30分钟，去渣，取滤液。将药液调入蜂蜜，搅匀即成。

功效 补气养阴。适用于尿毒症初期或恢复期气阴两虚的患者。

用法 空腹饮用，每天3次，每次100毫升。

注意事项 湿浊、热毒盛者不宜。

【一日食谱举例】

1.早餐：平日糕（面包100克，水淀粉30克，白糖25克。将面包切成厚片，裹上水淀粉，放入热油锅内氽炸，金黄色时捞出，放入盘中，撒上白糖即成），新鲜豆浆200毫升。

2.午餐：韭菜肉饺（制法见前），杜地羊肉汤。饭后2小时吃番茄1个。

3.晚餐：怀山面筋糊（制法见前），凉拌青笋叶（青笋叶150克，酱油、生姜粒、麻油、醋、味精各适量。将青笋叶洗净，去老黄叶，用鲜嫩叶在开水锅中焯一下，沥干放入盘中，加酱油、醋、生姜粒拌匀，放入味精，淋上麻油即成）。饭后2小时吃苹果1个。

食谱分析 中医辨证大多数慢性肾衰患者属阴阳两虚、湿浊上逆，所以用杜地羊肉汤温肾壮阳、滋阴补肾，青笋叶、生姜降逆化浊。这种搭配符合低蛋白、高糖、高维生素的原则，食盐量视具体情况而定。

五、肾结石

【饮食宜忌】

1. 配膳原则

（1）少吃含钙食物。钙是结石的主要成分，所以含钙高的特别是含磷酸钙、草酸钙高的如海藻、发菜、菠菜、芹菜、洋葱等宜少吃。但也有老年人因缺钙引起肾结石，这是因为老年人骨质脱钙到血液中造成的。所以老年人的肾结石可以吃易被吸收利用的含钙高的牛奶、豆浆。但不宜在晚上喝牛奶，因睡眠后尿量减少，尿液变浓。饮牛奶后2~3小时是钙通过肾脏排泄的高峰期，浓缩含钙尿液，易形成结石。

（2）少吃盐。因为盐与钙有协同作用，即盐可助长钙在尿液中沉积成结石。

（3）少维生素C。因为维生素C在代谢过程中会产生草酸，草酸与钙结合就形成草酸钙，促使草酸钙结石的发生。含维生素C多的水果如苹果、橘子、柠檬、石榴、乌梅等酸性水果也宜少吃。

2. 食品选择

多吃米糠（糙米）、麦麸。米糠可防止尿钙增高，用米糠加面粉做成糕点常吃，可防止发生尿路结石。麦麸中含有植物酸，易与肠中的钙结合，并使之排出体外，从而使尿钙浓度降低，减少结石发生，防止结石增大，也可用麦麸加面粉做成糕点常吃。

3. 注意事项

（1）多饮水。大量饮水，尿量增多，对尿路起冲洗作用，将尿盐结晶冲洗出去，对小结石还能冲洗排出。晨起空腹饮水100毫升，睡前、半夜再各饮水500毫升最好。水可用白开水、淡绿茶水、西瓜汁、磁化水（磁化水可使尿中小的晶体析出而随尿排出，不易形成结垢滞留在输尿管等尿路所过之处）。

（2）忌啤酒。啤酒虽有利尿作用，但啤酒是大麦芽酿成的，含有钙、草酸和核苷酸等成分，可促使尿路结石的发生，所以肾结石患者不宜饮用啤酒。

【食谱精选】

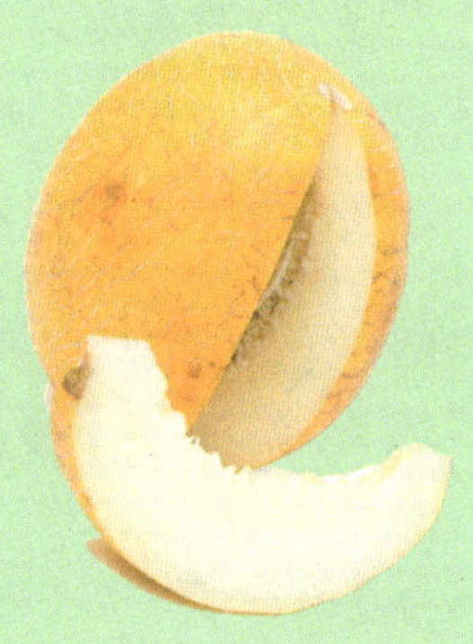

菜肴

1. 雄鸭大蒜汤

（制法见前）

2. 荠菜荸荠海带汤

配方 鲜荠菜、荸荠各100克，海带60克。

制法 鲜荠菜（也可用干品30克）洗净，切细。荸荠去粗皮，洗净，切片。海带热水泡发后切丝。将三味同入锅，加水2 500毫升，煎煮30分钟左右，去渣，取滤液。

功效 清热化痰、利湿通淋、除结石，尤其是草酸钙结石。

用法 代茶饮，当天饮完，每天如此，连饮半个月以上。

3. 煨鲫鱼蒜

（制法见第218页）

4. 黑豆鲤鱼汤

（制法见第223页）

药茶

1. 乌梅饮

配方 乌梅100克，白糖30克。

制法 乌梅洗净，放入锅内，加水2 500毫升，煎煮30分钟左右去渣取滤液。趁滤液尚热，加白糖溶化搅匀即成。

功效 适用于肾结石属磷酸盐结石者。

用法 代饮料，当天饮完，连饮1个月以上。

注意事项 草酸钙结石者不宜。

2. 茉莉花茶

配方 茉莉花7朵，绿茶6克。

制法 采摘含苞待放的茉莉花，阴干，铁盒装备用。购绿茶1袋。将绿茶6克放入茶缸，再加茉莉花7朵，沸水冲泡，加盖焖5分钟即可饮用。

功效 适用于肾结石属尿酸盐结石者。

用法 上、下午各泡1杯，饮完又加水，全天饮茶水达300毫升左右。

注意事项 对其他结石也有利排出。

3. 攻石汤

配方　三棱、莪术各10克，鸡内金、当归尾各10克，王不留行子15克，白糖20克。

制法　以上各药同入锅，加水1 000毫升，煎煮成600毫升，去渣取滤液。将滤液加入白糖搅匀即成。

功效　攻坚破石、利尿排石。适用于肾结石超过1立方厘米者。

用法　空腹饮用，每天3次，当天饮完，连饮半个月以上。

注意事项　身体虚弱、气血不足者忌服。

4. 核桃冰糖糊

配方　核桃仁、冰糖各500克，芝麻油500毫升。

制法　选净核桃仁，锅中加麻油烧热，下核桃仁炸至金黄色，捞出，冷却后研成细末。锅中余下的热油，加入冰糖溶化，再入核桃末拌成糊状，待冷备用。

功效　适用于肾结石患者。

用法　空腹食用，每次1汤匙（约20克），每天3次，连服1~3剂。

主食

1. 赤小豆粥

（制法见第210页）

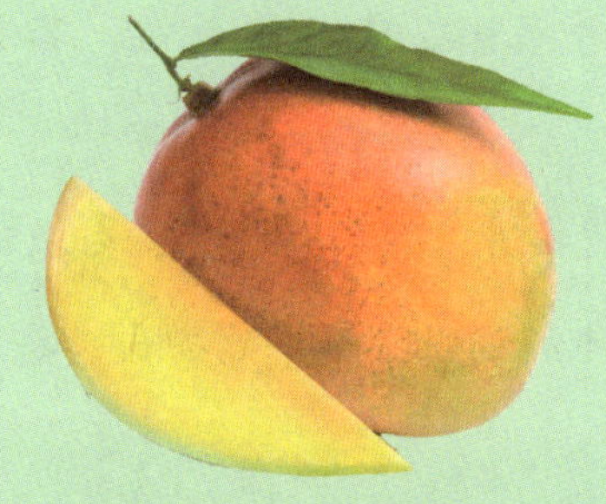

2. 芹菜粥

（制法见第210页）

3. 胡萝卜粥

（制法见第210页）

4. 车前叶粥

（制法见第211页）

5. 白菜薏苡仁粥

（制法见第211页）

6. 葫芦粥

（制法见第211页）

【一日食谱举例】

1. 早餐：玉米发糕（玉米粉400克，面粉100克，白糖100克，桂花10克，酵母5克。将玉米粉与面粉、酵母粉混匀，加温水500毫升搅匀，3~5小时，面就可以发好。在发好的面团中加入白糖、桂花拌匀。在蒸笼里铺薄湿笼布，将拌好的面倒入。用大火蒸40分钟左右即成），新鲜豆浆200毫升。

2. 午餐：芹菜粥，素炒豌豆苗，荠菜荸荠海带汤。饭后2小时后吃橙子1个。

3. 晚餐：蜜红薯（红薯1 000克，白糖75克，红糖100克。将红薯洗净、削去两头，放沸水锅里煮至半熟捞出，将大锅和陶碗洗净，把陶碗置大锅底部，再把煮过的红薯放在碗上；另一锅放清水600毫升，加红糖煮沸，滤进红薯锅内；将大锅放火上，待开后用小火煨，加盖，红薯将熟时加白糖，把红薯拨动一下，再盖好，煨至汤汁浓稠时，将红薯盛入盘中，浇上汤汁即成），炒蕹菜。饭后吃香蕉1根。

食谱分析 治疗肾结石，中医临床以清热化痰、利湿通淋为主，所以选择粗粮、薯类以及芹菜、豌豆苗、荠菜、荸荠等，也符合低钙、少维生素C、多纤维素的原则。

六、肾盂肾炎

【饮食宜忌】

1. 配膳原则

（1）饮食宜清淡，易消化。

（2）饮食宜营养丰富，包括充分的热量、充足的优质蛋白质和维生素A、维生素B_1、维生素B_2、维生素C等。

2. 食品选择

（1）主食以麦淀粉为主，与普通面粉搭配。

（2）选择优质蛋白质和维生素含量高的食物。

3. 注意事项

（1）急性肾盂肾炎和慢性肾盂肾炎急性发作期应卧床休息，大量饮水，每天摄入水量应在2 500毫升以上，以增加尿量，促进细菌、毒素及炎性分泌物迅速排出。

（2）调节尿液酸碱度。磺胺类、氨基苷类抗生素在碱性尿中抗菌作用增强，可多食用一些碱性食物或碳酸氢钠（小苏打）；而四环素族、呋喃坦丁等药物在酸性尿中抗菌作用增强，可食用酸性食物或口服大量维生素C，使尿液酸化。

【食谱精选】

汤羹

1. 公英荠菜汤

配方 蒲公英30克，荠菜100克。

制法 鲜蒲公英100克（干品用30克），鲜荠菜100克（干品30克）洗净，切细。将洗切后的蒲公英、荠菜入锅，加水500毫升，大火煮沸后，再小火煮20分钟即成。

功效 清热解毒、利尿通淋。适用于急性肾盂肾炎或慢性肾盂肾炎急性发作，出现尿频、尿急、尿痛等症状者。

用法 喝汤，菜亦可吃，当天分多次吃完，连吃1周以上。

注意事项 慢性肾盂肾炎属虚证者不宜。

2. 千车归肉汤

配方 千里光30克，车前草60克，扛板归30克，猪肉150克。

制法 千里光、车前草、扛板归（均用干品，草药店可购）洗净，沥干水分。将洗后的草药与半肥半瘦的猪肉同入锅，先大火煮沸后，打去浮沫，再小火煨炖至肉烂熟，去药渣即成。

功效 扶正祛邪、清热利湿。适用于慢性肾盂肾炎湿热久羁、缠绵不愈者。

用法 吃肉喝汤，当天分2次吃完，间隔1天再吃，连吃6次以上。

注意事项 纯虚证者不宜。

饮料

1. 双瓜葡萄饮

配方 西瓜100克，冬瓜50克，葡萄100克。

制法 西瓜等都用鲜品，都连皮用，洗净，沥干水分。将洗净后的西瓜、冬瓜、葡萄一起放入榨汁机中榨取汁水，瓶装备用。

功效 清热养阴、利尿通淋。适用于急、慢性肾盂肾炎津液亏损而余热未尽者。

用法 当饮料用，当天榨取的果汁当天饮完，连饮1周以上。

注意事项 慢性肾盂肾炎阳气虚者不宜。

主食

1. 小米粥

配方 小米100克，白糖10克。

制法 小米淘洗后，加水300毫升，煮成稀粥。稀粥煮熟后加入白糖，调匀即成。

功效 适用于慢性肾盂肾炎小便淋沥涩痛患者。

用法 早、晚各吃1次，代餐食用，连吃月余。

菜肴

1. 黄芪杞子鸡

配方 黄芪60克，枸杞子30克，乌骨鸡1只。

制法 选购白毛乌骨鸡，以江西泰和县武山下的竹丝鸡最有名，宰后去毛和内脏，洗净；黄芪用内蒙武川县、山西恒山县出产者；枸杞子用宁夏产者，洗净备用。将黄芪、枸杞子、乌骨鸡一起入锅，加水300毫升，先大火煮沸后，打去浮沫，改小火煲炖，至鸡肉熟烂，去黄芪即成。

功效 补气益肾，防止复发。

用法 吃鸡肉、枸杞子，喝汤，分2天多次吃完。每周1~2只鸡，连吃3周。

注意事项 已感冒或湿热盛者忌食。

【一日食谱举例】

1. 早餐：新鲜牛奶200毫升，煮鸡蛋1个。

2. 午餐：米饭1小碗，黄芪杞子鸡，番茄蛋花汤（番茄100克，鸡蛋1个，麻油5毫升。将鲜红番茄洗净，去皮，撕成条。锅中加水1大碗，煮沸后，打入鸡蛋，冲成蛋花，再下番茄条，煮沸即起锅，淋上麻油即成）。饭后吃橙子1个。

3.晚餐：小米粥，苦瓜炒肉片（鲜苦瓜150克，瘦猪肉50克，淀粉、酱油、大豆油各适量。将苦瓜洗净，去子，切成薄片，加盐拌和2分钟后，再用清水漂洗，可减轻苦味。猪瘦肉洗后切成片，加酱油、水淀粉拌匀。锅中放油烧热后下肉片煸炒，再加入苦瓜片，炒熟即成）。饭后2小时吃苹果1个。

食谱分析 中医治疗肾盂肾疾以清热解毒、利尿通淋为主，同时补肾益气，以提高免疫力，也符合饮食清淡的原则。

七、糖尿病肾病

【饮食宜忌】

1. 配膳原则

限制淀粉等含糖高的食物，选择优质蛋白食物，不宜吃动物脂肪，而应采用植物油烹调。具体方法是：轻体力劳动者每天予30~35千卡／千克体重的总热量，中等体力劳动者每天予35~40千卡／千克体重，体力劳动者可稍多于40千卡／千克体重，卧床休息者应在20~30千卡／千克体重。以上总热量包括各种食物总和的1天量，可根据每人习惯分餐给予。蛋白质的摄入应根据肾功能状况而定，如有低蛋白质血症而肾功能尚正常，每天可按每千克体重1克左右给予；若肾功能不正常者，每天每千克体重应少于1克。盐的摄入主要根据水肿状况而确定。

2. 食品选择

执行糖尿病饮食，限制蛋白质摄入，可以减低肾小球内压力，减轻高滤过相减少蛋白尿，以促使胰岛β细胞功能的改善，是延缓肾小球硬化进程的最基本的治疗措施。糖尿病肾病肾功能减退时，蛋白质摄入量以每天20克左右为宜。应当指出，以前国内让糖尿病肾病患者摄入较多的植物蛋白的做法是不宜提倡的，现主张优质动物精蛋白应占每天摄入蛋白质总量的2／3以上。

3. 注意事项

（1）透析后因病情改善，食欲增加，饮食的总热量和蛋白质量应比透析前适当增加。

（2）每次透析约丢失蛋白质2~5克。透析后饮食中蛋白质按每天每千克体重供给1~2克，每天可给鸡蛋2个，牛奶500毫升，适量的鱼、肉等。

（3）因血液透析失血量大，饮食中应补充丰富的铁质及维生素C等食物。

（4）除进食低磷饮食外，还可加用氢氧化铝，以降低磷的吸收。

（5）透析时大量维生素丢失，应给予足量的B族维生素和维生素C。

【食谱精选】

菜肴

1. 无花果冬瓜汤

配方 无花果200克，冬瓜250克，海带150克，紫菜50克。

制法 无花果洗净，切两半，冬瓜去皮、瓤，洗净切成小方块，海带用水浸发，洗去咸味。用6碗水煲冬瓜、海带、无花果，煲约2小时，下紫菜，沸后片刻即成。

功效 利湿消肿、降糖益肾。适用于糖尿病肾病患者。

用法 每天1次，佐餐或单食。

2. 车前冬瓜瘦肉汤

配方 鲜车前草60克，冬瓜300克，猪瘦肉150克。

制法 车前草洗净。冬瓜去皮、瓤，洗净，切小粒。猪瘦肉洗净，抹干水剁细，加调料腌10分钟。加适量水烧沸，放入冬瓜、车前草，煮10分钟后，捞去车前草，下瘦肉搅匀，烧熟后加盐，调味即成。

功效 清热、利尿、消肿、养血。适用于糖尿病肾病患者。

用法 佐餐或单食，每天1次。

3. 凉拌菠菜马齿苋

配方 鲜菠菜、嫩马齿苋各60克，麻油适量。

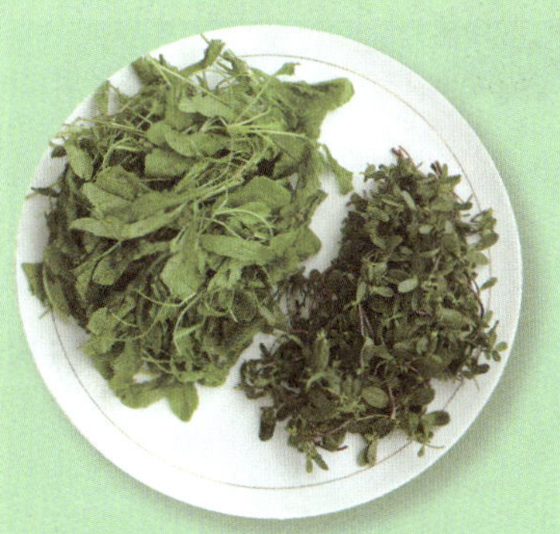

制法 菠菜、嫩马齿苋洗净，切段，在沸水焯熟，捞出沥干，加入麻油、盐、味精等调料即可。

用法 佐餐，每天1次。

功效 清热、活血、降压、降糖。适用于糖尿病肾病，伴持续性高血压者。

4. 藕丝山药炒牛肉

配方 莲藕100克，山药100克，牛肉150克，姜丝1汤匙。

制法 将莲藕、山药洗净，去皮，切丝，下热锅中略炒后铲起。牛肉切细丝，加调料腌10分钟。下油2汤匙，爆香姜丝，下牛肉炒至将熟时，加入藕丝、山药丝炒匀，入少许盐、味精、糖等调料即成。

功效 补脾肾、止消渴。适用于糖尿病肾病，症见面色萎黄、消瘦乏力、口渴心烦、食少腹泻、腰膝酸软等的患者。

用法 佐餐，每天1次。

5. 脆耳嫩藕滑肉片

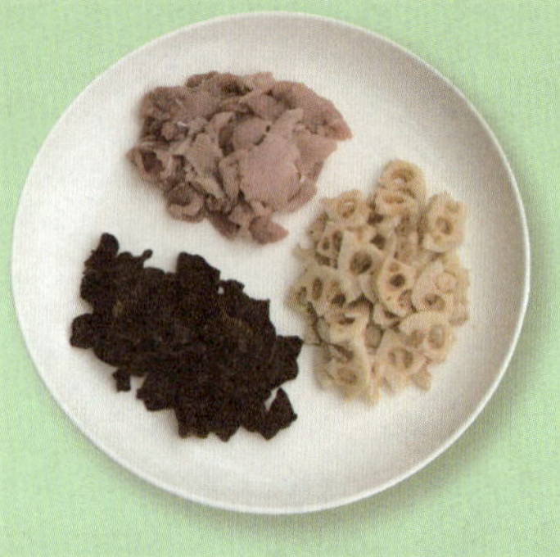

配方 嫩藕250克，猪瘦肉200克，木耳25克，葱2根，生抽、糖、麻油各适量。

制法 嫩藕刨皮洗净，切成细丝。瘦肉切丝，放入生抽1茶匙，拌匀略腌。葱切段。木耳浸水洗净，切丝待用。用油2汤匙爆炒葱段、肉丝及木耳。将藕丝及调料加入，炒匀即可。

功效 补脾胃、益气血。适用于糖尿病肾病及肾性贫血患者。

用法 佐餐，每天1次。

6. 芹菜炒鱼松

配方 芹菜150克，鲮鱼肉150克（剁细），豆腐干60克，葱1棵（切碎），生姜数片。

制法 鲮鱼肉加调料及少许水搅成鱼胶，下葱末搅匀，煎成鱼饼，稍冷，切如小指宽长条装盘。芹菜去叶，切段。起油锅先放入芹菜煸炒，再放入豆腐干同炒。加入酱油、糖、盐炒匀，出锅淋上麻油，装入盛鱼盘中即可。

功效 清利头目、益气和中。适用于糖尿病肾病及肾性高血压等患者。

用法 佐餐，每天1次。

7. 玉参焖鸭

配方 玉竹50克，沙参50克，老鸭1只，葱、姜、味精、精盐各适量。

制法 将老鸭宰杀后，除去毛和内脏，洗净，入锅内，将沙参、玉竹一同放入，加水，先用武火烧沸，再用文火焖煮1小时以上，使鸭肉酥烂，放入调料即可。

功效 滋阴生津、利水消肿。适用于糖尿病肾病，症见水肿、小便不利、骨蒸低热、咽喉干燥、口渴多饮等患者。

用法 食用时，饮汤食鸭肉。

主食

1. 玉米须粥

配方 鲜玉米须1 000克，小米50克，精盐适量。

制法 先将玉米须洗净，加水适量，煎汁去渣，加入小米煮粥，粥将熟时，调入精盐，再煮1~2分钟即可。

功效 清热利湿、消肿。适用于糖尿病肾病，症见水肿、小便短少等患者。

用法 每天2次，温热服食，7~10天为1个疗程。

2. 草果羊肉疙瘩汤

配方 草果5枚，羊肉500克，白面100克，生姜、葱、醋各适量。

制法 先将羊肉洗净，切成小块，与草果同入锅中，加水适量，大火煮沸，撇去浮沫。将白面拌成疙瘩，待肉熟后，倒入锅内，搅匀，汤熟后，加入姜末、葱、盐、醋即可。

功效 温中补虚、益肾壮阳。适用于糖尿病肾病，症见腰膝酸软、尿频阳痿、腹痛食少、消瘦便溏等的患者。

用法 温热服用，每天1次。

3. 加味茯苓粥

配方 白茯苓15克，泽泻10克，白术6克，桂枝3克，冬瓜皮20克，粳米50克。

制法 先将茯苓碾粉，待用。泽泻、白术、桂枝、冬瓜皮入锅内，加水煎汁，去渣，以汁带水，入茯苓粉、粳米，煮成粥。

功效 利水消肿、温阳化气。适用于糖尿病肾病，症见水肿、少尿、腹胀便溏等的患者。

用法 每天2次，分早、晚温热服食。

4. 桑白皮粥

配方 桑白皮30克（干品15克），粳米50克，冰糖适量。

制法 先将桑白皮加水200毫升，煎至100毫升，去渣留汁，入粳米、冰糖，再加水400毫升左右，煮至米开花，粥稠即成。

功效 清热泻肺、利水消肿。适用于糖尿病肾病及急性肾炎初起，症见水肿、少尿、咽痛、咳嗽等的患者。

用法 每天2次，温热服食。

5. 通草鲫鱼粥

配方 通草5~8根，鲫鱼1条，白米30克。

制法 将鲫鱼去鳞和内脏，洗净，用纱布包好，入锅，加水适量，放入通草、白米同煮，至米开花，粥熟即可。

功效 健脾益胃、利水消肿。适用于糖尿病肾病，症见水肿、尿少、反胃吐食、腹痛等的患者。

用法 温热服食，每天1次。

6. 莲子粥

配方 莲子30克，粳米100克，冰糖适量。

制法 将粳米、莲子淘洗干净，共入锅中，加水适量煮粥，待熟时加冰糖，稍炖即可。

功效 补益精气、健脾养心。适用于糖尿病肾病，症见心悸失眠、健忘多梦、脾虚久泻及尿频等的患者。

用法 供早、晚餐食用，7~10天为1个疗程。

7. 凉拌菠菜马齿苋

配方 鲜菠菜、嫩马齿苋各60克，麻油适量。

制法 菠菜、嫩马齿苋洗净、切段，在沸水焯熟，捞出沥干，加入麻油、盐、味精等调料即可。

功效 清热、活血、降压、降糖。适用于糖尿病肾病，伴持续性高血压者。

用法 佐餐，每天1次。

8. 三仁小米粥

配方 西瓜子仁15克，南瓜子仁15克，砂

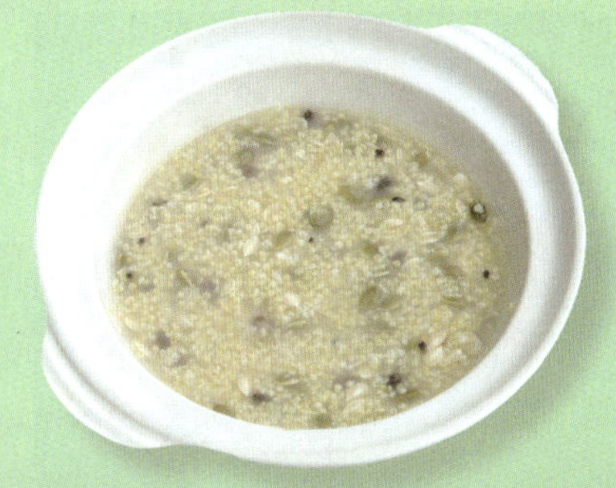

仁壳3克，小米50克。

制法 西瓜子、南瓜子晒干，剥壳取仁，砂仁壳研末。上料与小米同入锅内，加水适量，煮为稀粥。

功效 补虚益胃、降糖、降压。适用于糖尿病肾病，伴高血压者。

用法 供早、晚餐食用，每天1次。

【一日食谱举例】

1. 早餐：玉米发糕，新鲜淡豆浆。

2. 午餐：玉参焖鸭，车前冬瓜瘦肉汤，玉米须粥。饭后吃猕猴桃1个。

3. 晚餐：炒南瓜丝（小南瓜300克，大豆油10毫升。南瓜洗净，切成丝。锅烧热，放豆油烧熟后下南瓜丝，煸炒至熟即可），玉米须粥，脆耳嫩藕滑肉片。饭后1小时吃西瓜。

食谱分析 这种搭配，符合中医以清热利湿补肾为主的治法，也符合控制血糖，限制蛋白，选优质蛋白限制淀粉的原则。

中医认为，头发、牙齿、骨骼以及性功能等，均与“肾”有关，通过各种有效的“强肾”手段，可以起到美发、固齿、增加骨密度、改善性功能等的作用。以下简要介绍的食疗方案，主要用于——

肾系其他器官的护养

一、固齿

【食谱精选】

1. 骨碎补炖腰花

配方 骨碎补10克，猪腰子1对。

制法 将猪腰子剖开、去筋膜臊腺，切块划割细花，加水适量后与骨碎补同煎煮1小时，稍加食盐调味即成。

功效 适用于脾肾虚、牙齿松动的患者。

用法 分顿食用，吃数天。

2. 板栗小饼

配方 生板栗500克，白糖250克。

制法 将生板栗放锅内加水煮半小时，待冷后剥去皮，放在锅中再蒸半小时，趁热放在锅内，加入白糖，用力压拌均匀成泥，做成小饼即可。

功效 补肾益精、益齿止血。适用于牙周炎患者。

用法 佐餐，服小饼。

3. 石斛绿茶饮

配方 石斛12克，绿茶6克。

制法 石斛、绿茶，开水冲泡后饮用。

功效 利水、养胃阴。此茶有滋阴清热、固齿生津的作用，适用于牙床发炎及口臭等患者。

用法 频饮。

4. 生地骨碎补猪肾汤

配方 生地黄30克，骨碎补15克，猪肾（腰子）1个。

制法 猪肾去杂、洗净后上料加适量盐煮汤。

功效 滋阴补肾。

用法 吃猪肾饮汤，每天分2次用完。

5. 枸杞枣肉粥

配方 枸杞子20克，枣肉30克，粳米60克，白糖适量。

制法 先将枸杞子、枣肉和米煮粥，最后加入白糖即可。

功效 益肾填髓。

用法 作主食食用，每天1次。

6. 滋肾固齿八宝鸭

配方 白鸭1只（约重1 500克），黑芝麻、桃仁、桑椹、水发莲子、芡实、红枣、薏苡仁各20克，糯米、盐、黄酒、味精各适量。

制法 白鸭去肠脏、洗净，将黑芝麻、桃仁、桑椹、水发莲子、芡实、红枣、薏苡仁填入鸭腹腔，再填加糯米至满，用线缝合腹腔口。放置在汤盆中，加盐、黄酒、味精和水，上笼屉蒸熟。食前拆线，即可食用。

功效 鸭肉滋阴补虚，黑芝麻、核桃仁、桑椹、莲子、芡实、红枣、薏苡仁、糯米均为平补脾肾之品，经常吃，能补肾健脾、固齿。适用于体质久虚、消瘦、牙龈萎缩等患者。

用法 佐餐常食。

7. 单方

（1）薄荷、青盐等分研末，每晨以少许擦牙固齿，效良。

（2）鹿茸研末，每服5克，可坚齿（阴虚患者忌用）。

（3）羊胫骨灰少许，常擦牙，齿疏豁用之。

（4）淫羊藿为末，口服或煎汤频漱，可固齿（阴虚患者忌用）。

（5）补骨脂60克，青盐15克，研末擦牙，可治日久牙痛、固齿。

二、美发

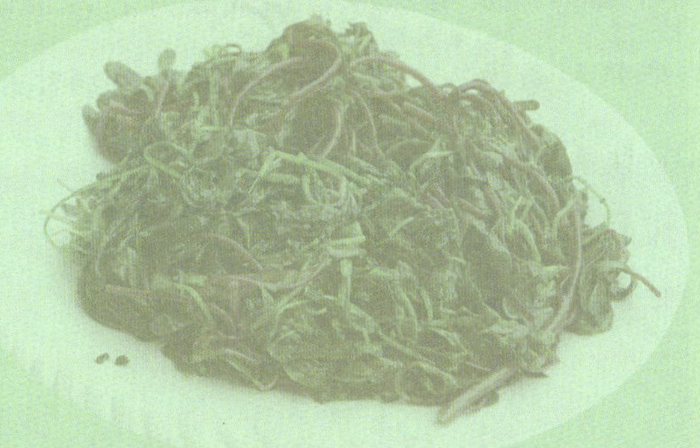

【食谱精选】

1. 雨花汤团

配方 黑芝麻、汤圆粉、可可粉、白糖各适量。

制法 黑芝麻炒熟，磨成粉，加适量水和白糖制成汤圆馅，待用。汤圆粉加水和少许可可粉和好，包入黑芝麻馅，做成汤圆。将汤圆下锅，煮熟即成。

功效 润泽肌肤、滋养头发。

用法 吃汤圆，喝汤。

2. 琥珀核桃仁

配方 核桃仁、芝麻、白糖、色拉油各适量。

制法 把核桃仁放入七成热的油锅炸成金黄色，捞起待用。炒锅内放适量白糖和水，小火熬开，倒入核桃仁，搅拌数下。把火关闭后，继续翻炒核桃仁直至冷却，撒上芝麻，即可。

功效 益肾乌发。

用法 作为点心食用。

3. 奶汁猴头菇

配方 纯牛奶、猴头菇、盐、太太乐鸡精、高汤、淀粉各适量。

制法 猴头菇洗净，切成大片，入沸水中煮熟，待用。锅内放适量纯牛奶和高汤，用盐和太太乐鸡精调味后，放入猴头菇，煮开后勾薄芡，即成。

功效 美发。

用法 佐餐常食。

4. 新西兰生鱼片

配方 鲤鱼、葱、姜、蒜、白萝卜、柠檬、香菜、西芹、芝麻、花生、红椒、糖蒜、盐、太太乐鸡精、香油、太太乐鲜味汁各适量。

制法 将鲜鲤鱼肉切成薄片，整齐地码入盘中。剔下的鲤鱼皮用沸水焯一下，捞起后切成片，加入西芹丝、红椒丝、香菜末、芝麻拌匀，用盐、太太乐鸡精调味后，装盘，作为生鱼的配菜。把葱、姜、蒜、白萝卜、柠檬、红椒、糖蒜切成细丝拌入生鱼片中，再用花生末、香油和太太乐鲜味汁调味，即成。

功效 美发。

用法 佐餐常食。

5. 鲍汁海参

配方 鲍鱼汁、海参、西兰花、香菇、盐、太太乐鸡精、高汤各适量。

制法 海参发开，和西兰花、香菇一起用沸水焯一下。锅内放入适量鲍鱼汁和高汤，用盐、太太乐鸡精调味，熬成浓汁，下入全部原料，小火煨30分钟左右，即成。

功效 美发。

用法 佐餐常食。

6. 桂圆莲子大枣粥

配方 桂圆肉、莲子、大枣、粳米各适量。

制法 桂圆肉、莲子、大枣等，放入粳米中，煮成粥。

功效 滋补气血，乌须黑发。

用法 每天2次，连服15~30天。

7. 首乌鸡

配方 鸡肉500克，何首乌50克，笋丁50克，料酒、精盐、味精、酱油、淀粉、花生油各适量。

制法 将何首乌放锅内，加适量水煮好，滗出煎汁备用。鸡肉洗净，切丁放入碗中，加入料酒、味精、精盐、淀粉上好浆备用。炒锅加花生油烧热，将浆好的鸡丁下油锅内氽炸，熟后倒入漏勺备用。锅中留少许底油，加入鸡丁、料酒、精盐、酱油、笋丁、首乌汁，快速颠炒，入味后用湿淀粉勾芡，加味精，出锅装盘即成。

功效 鸡肉有温中、益气、补虚的作用，它还含有多种丰富的维生素，有润肤的作用；何首乌可滋补肝肾、乌须发、悦颜色、延寿命，此菜是理想的健美菜肴。女性常食首乌鸡可以使头发乌黑油亮，容颜白里透红，显得漂亮年轻。

8. 何首乌黑芝麻红枣生发汤

配方 何首乌、菟丝子各3克，红枣5枚（剥开），黑芝麻粉2茶匙，黑豆粉1茶匙。

制法 将上述材料加水500~1 000毫升熬煮成汤。待汤水沸后，可加少许蜂蜜，约10分钟，即可饮用。

功效 对男性压力过大导致的脱发和女性更年期脱发有日常保发、生发之功，并可使头发乌黑亮丽。

用法 早、晚各服1次，12天为1个疗程，连服3个疗程。

9. 何首乌黄芪鸡蛋煲

配方 何首乌60克，黄芪、茯苓各20~30克，鸡蛋2个，六味地黄丸少许。

制法 上料加水500毫升同煮，鸡蛋熟后，去壳取蛋，再煮约5分钟。

功效 补肝滋肾。适用于气血虚体引起的须发早白、脱发过多、未老先衰等患者，对“虚不受补”者疗效更佳。

用法 吃蛋饮汤，早、晚各服1次。

三、改善更年期症状

【食谱精选】

1. 蜂蜜百合

配方 生百合50克，蜂蜜适量。

制法 将百合与蜂蜜拌和蒸熟。

功效 滋阴清心、除烦安神。

用法 临睡前适量服之。

注意事项 此方为治更年期患者的常用药膳。方中百合味甘性寒，具有清心除烦、养阴安神之功，为男女皆宜的药食佳品，李时珍引《日华子本草》说，百合能“安心、定胆、益智、养五脏”。与蜂蜜拌和蒸熟嚼食，味美甜润，对减轻或改善更年期患者的失眠烦躁、烘热汗出等症大有裨益。

2. 玄地乌鸡汤

配方 玄参9克，生地黄15克，乌骨鸡500克。

制法 乌骨鸡洗净，去内脏，将玄参、生地黄置鸡腹中用线缝牢，加水，文火炖熟，调味即成。

功效 补血滋阴、补肾平肝。适用于更年期肾虚引起的头晕目糊等的患者。

用法 作菜肴吃。

3. 菊花百合汤

配方 白菊花6克，干百合50克（鲜品加倍）。

制法 菊花略洗拍碎，干百合先泡胀，加水同煮，待干百合软烂，可加糖适量即成。

功效 养心安神、平肝潜阳。

用法 佐餐。

4. 甘麦莲枣汤

配方 甘草6克，淮小麦15克，麦门冬10克，莲子15克，大枣30克。

制法 将甘草、淮小麦、麦门冬三味药先煎汁取渣，用药汁煮莲子、大枣成汤即可。

功效 清心安神、养阴润燥。

用法 佐餐。

5. 怀山豆浆蜜

配方 怀山药30克，豆浆200毫升，蜂蜜15毫升。

制法 怀山药（河南怀庆产者佳）研成粉末，与豆浆同煮熟后，调入蜂蜜即成。

功效 本方有补充植物雌激素，调节内分泌、治疗更年期综合征、更年期后骨质疏松症的作用。其中怀山药、豆浆、蜂蜜都富含植物雌激素及钙，所以能治疗更年期综合征和骨质疏松症。长期食用无副作用。

用法 此为1剂。早、晚各吃1剂，连吃1个月以上。

四、增强性功能

【食谱精选】

1. 壮阳狗肉汤

配方 狗肉250克，附片15克，菟丝子10克，食盐、味精、生姜、葱、料酒各适量。

制法 将狗肉洗净，整块放入开水锅内汆透，放入凉水，洗净血沫后捞出，切成3厘米见方的块，姜、葱切好备用。狗肉放入锅内，同姜片煸炒，加入料酒，然后将狗肉、姜片一起倒入锅内；同时将菟丝子、附片用纱布装好扎紧，与食盐、葱一起入锅，加清汤适量，用大火烧开，文火煨炖，煮至肉熟烂。

功效 温肾助阳、补益精髓。适用于阳气虚衰所致的精神不振、腰膝酸软等患者。

用法 服用时，拣去药包不用，加入味精，吃肉喝汤。每天2次，佐餐食。

2. 冬虫夏草鸭

配方 冬虫夏草2~3枚，雄鸭1只，葱、姜、食盐各适量。

制法 雄鸭去毛及内脏，洗净后，放在锅内，放入冬虫夏草和食盐、姜、葱等调料，加水适量，以小火煨炖，熟烂即可（或将冬虫夏草放入鸭腹内，置锅内，加清水适量，隔水炖熟，调味服食）。

功效 补虚助阳。适用于久病体虚、贫血、肢冷自汗、盗汗、阳痿、遗精等患者。

用法 佐餐食。

3. 核桃仁炒韭菜

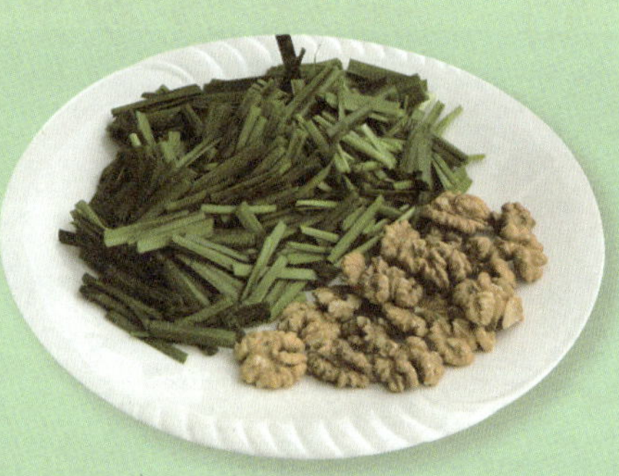

配方 核桃仁50克，韭菜、香油、食盐各适量。

制法 核桃仁用香油炸黄。将韭菜洗净，切成段后，放入锅内与核桃仁同翻炒，加入食盐调味即可。

功效 补肾助阳。适用于阳痿患者。

用法 佐餐食。

4. 雀儿粥

配方 麻雀5只，小米50克，葱白、料酒各适量。

制法 将麻雀洗净，细切，葱白切段。雀儿肉煸炒，然后加入料酒，稍煮，加适量水，下米煮粥，粥将熟时，下葱白及调料，煮一二沸即成。

功效 益气壮阳、强筋壮骨。适用于神疲乏力、腰膝无力、阳痿、早泄等虚损病患者。

用法 空腹食用。

五、防治骨质疏松

【食谱精选】

1. 芝麻核桃仁粉

配方 黑芝麻250克，核桃仁250克。

制法 将黑芝麻拣去杂质，晒干，炒熟，与核桃仁同研为细末，拌匀后瓶装备用。吃时加入适量白糖。

功效 滋补肾阴、抗骨质疏松。

用法 每天2次，每次25克，温开水调服。

2. 黄芪虾皮汤

配方 黄芪20克，虾皮50克。

制法 先将黄芪切片，入锅，加水适量，煎煮40分钟，去渣取汁，兑入洗净的虾皮，加水及葱、姜、精盐等调味品，煨20分钟，即成。

功效 补益脾肾、补充钙质、抗骨质疏松。黄芪擅长益气补脾，现代实验研究证实，黄芪有雌激素样作用，可有效地防止和减少绝经后妇女因缺乏雌激素而引起的骨质疏松。

用法 佐餐当汤食用。

3. 怀山豆浆蜜

配方 怀山药（干品）30克，豆浆200毫升，蜂蜜15毫升。

制法 怀山药研成粉末，与豆浆同煮熟后，兑入蜂蜜即成。

功效 本方有补充植物雌激素，调节内分泌，治疗更年期综合征、更年期后骨质疏松症的作用。方中怀山药、豆浆、蜂蜜都富含植物雌激素和钙，所以能治疗更年期综合征和骨质疏松症。长期食用无副作用。

用法 此为1剂。早、晚各吃1剂，连吃1个月以上。

4. 强筋壮骨排骨汤

配方 山药9克，骨碎补9克，川芎3克，麦门冬6克，桂枝6克，红枣9克，枸杞子9克，黄芪9克，排骨250克，食盐适量。

制法 将所有药材装入纱布袋中，与排骨一同置锅中，加水2 000毫升，炖约30分钟，至排骨熟后，加盐调味即可。

功效 有补益肝肾、强壮筋骨、活血通络的作用。适用于筋骨酸痛、腰膝酸软者。

用法 佐餐服用。

5. 补肾粥

配方 黑大豆、茯苓、薏苡仁各20克，优质米半杯，冰糖适量。

制法 将黑大豆、茯苓、薏苡仁打成粉后加入优质米煮成粥后，加入冰糖即可。

功效 益肾健骨。此粥是更年期妇女最佳补肾健骨的膳食，但亦需配合在阳光下多运动。

用法 每天2次，连服1个月以上。

6. 参芪炖鸡

配方 党参、黄芪各30克，母鸡肉150克，红枣5枚，生姜3片。

制法 党参、黄芪、母鸡肉、红枣、生姜一起放大碗内，加水盖严，隔水炖2小时，加盐调味。

功效 补脾益肾。防治中老年群体骨质疏松。

用法 食肉饮汤。

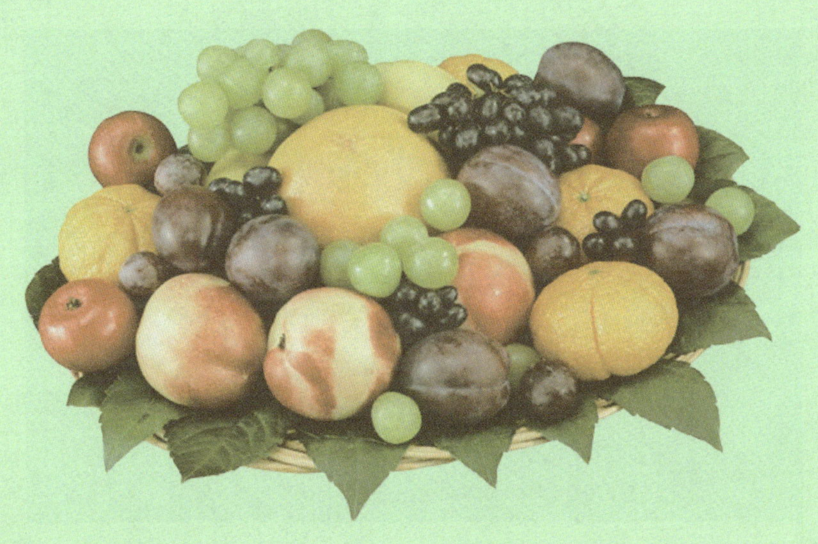